わたしたちは どんな医療が 欲しいのか？

Welche Medizin wollen wir?

人間中心医療を取り戻すための
提言とその理由

ミヒャエル・デ・リッダー◉著
島田宗洋／ヴォルフガング・R. アーデ◉訳

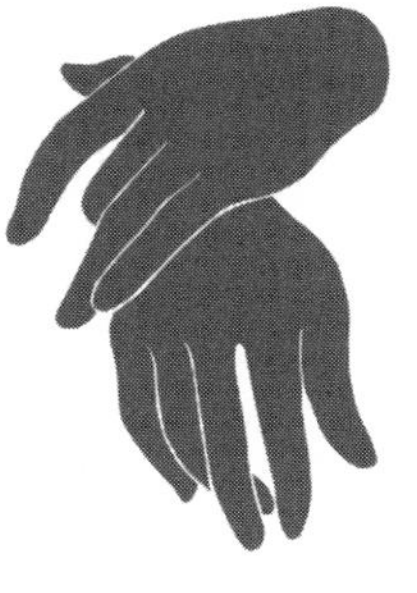

教文館

Welche Medizin wollen wir?

Warum wir den Menschen wieder
in den Mittelpunkt ärztlichen Handelns
stellen müssen?
by
Michael de Ridder

日本語版への序文

公益社団法人地域医療振興協会会長
（日本医学会前会長）
高久史麿

島田宗洋氏が友人のドイツ人医師、ヴォルフガング・アーデ氏の協力を得て翻訳されたミヒャエル・デ・リッダー著『わたしたちはどんな医療が欲しいのか？』（*Welche Medizin wollen wir?*）の序文を書くように依頼された。日本語訳されていた原稿は、約二二万五〇〇〇字に及んでいた。

著者のデ・リッダー氏は、三五年にわたって集中治療センターの最前線で活躍された医師で、その後は、ある緩和医療財団の理事長としてベルリンに新たなホスピスを建てられ、現在はその経営首脳であると同時に、講演や著述を精力的にこなしておられるという。本書ではその長年にわたる経験から生まれた医療へのお考えを率直に述べておられる。

私は一九九一年に東大の内科を辞任して以来、直接患者さんを診療する機会がないので、本書のような本の序文を書く資格はないかもしれないが、自治医科大学学長時代には地域医療の在り方に腐心し、その後、最近までその任にあった日本医学会会長として、医学界全般に深く関わって現在に至っており、医学・医療の在り方については常に大きな関心を抱いている。

島田氏は、私が二〇一一年七月に、知り合いの女性が都内の大病院から清瀬市にある救世軍清瀬病院のホスピス病棟に「筋萎縮性側索硬化症」で入院された際、その病院の院長を務めておられた。彼女には身寄りがいなかったため、人工呼吸器をつけて延命を図る道を選択しないで、緩和医療を希望されたからであり、主治医で神経内科医の加藤修一氏は「筋萎縮側索硬化症」の緩和医療では先駆者の一人であった。私が見舞った後で、間もなく彼女は亡くなられたが、島田氏はそのことをよく覚えておられてご依頼文の中に書かれていたこと、また、島田氏が同じデ・リッダー氏の『わたしたちはどんな死に方をしたいのか?』(*Wie wollen wir sterben?* 2010) を翻訳された際、私の大学時代の同級生である故・井形昭弘氏（前鹿児島大学学長）がその序文を書かれていたこと、また、私が東京大学の学生時代に四年間住んだ東大ＹＭＣＡの寮で一緒だった徳久俊彦氏（東大経済学部卒）の名前もご依頼文に挙げられていたこと、島田氏も後輩として同じ寮に四年間過ごされたこと、更に、私が座長を務めている日本医師会の「生命倫理懇談会」で講師としてお話をしていただいたことなどもあったので、一応、自宅に送られてきた翻訳原稿を読み始めてみたところ、その内容に強く引き込まれ、休日の一日を使って一気に読み終え、その勢いを借りて序文を書いている次第である。

本書について一言言わせていただければ、医師の自死幇助については日本とドイツとの間に少し相違がある点を除けば、本書に示されたデ・リッダー氏のご意見には全面的に賛成である。

特に、本書の第二章「独自の道を切り開く勇気」の中で紹介されているように、誠心誠意を尽くして患者さんの治療に当たっているW・ディスマン教授についての記述には心を打たれるものがあった。

デ・リッダー氏が本書の最後に述べられている七つの提言、すなわち、

1　より健康であるためにはもはや医療に頼ってはいけません

2　医療費の無駄遣いを減らしてより公正な配分を
3　将来の医師には幅広い教養が不可欠
4　将来の患者さんには自己責任が不可欠
5　医療倫理と専門性は患者さんの信頼を得るための基本
6　統合医療
7　医療は人間工学技術ではない

に、私は大いに賛同である。

この序文を書いている時に、厚生労働省が発表したわが国の公立病院と公的病院四二四の病院の評価が公表されて大きな話題になっている。診療実績が少なく非効率な医療を招いているとして、再編統合について議論が必要であるとする分析をまとめたものである。このような時期だからこそ、本書が、特にわが国の医療関係者に、幅広く読まれることを強く希望したい。

この本を、わたしのお手本となった三人の指導者に捧げます。

（今は亡き）ヴォルフガング・ディスマン教授
ディスマン教授は、わたしに共感能力と勇気を持って医学の道を歩むために模範となる生き方を示してくれました。教授は、踏みなれた道を離れて独自の道を切り開くことへの確信をわたしに与え、医学への情熱を伝授してくれました。

ローレンス・J・シュナイダーマン教授（カリフォルニア大学、サン・ディエゴ校）
シュナイダーマン教授は、徹底的に延命治療を行うことは患者さんの幸せとは一致しないこと、特に助かる見込みのない病気にはキュアを目指す医療よりも緩和医療が適切であることを教えてくれました。

インゲ看護師（シュレースビッヒ・ホルシュタイン州、ユーテルゼン）
インゲ看護師は、駆け出しの医師であったわたしの不安を取り除いて自信を与えてくれました。インゲさんは、ある夜勤の時に、睡眠薬中毒で意識を失った若い女性の胃の中にチューブを入れる作業を行う際に、わたしの手を支えて手際よくチューブを胃に導いてくれました。

目次

装丁　熊谷博人

医学は科学のみではないが、科学がなければすべての医学は空しい。

ローレンス・J・シュナイダーマン

健康とは、障害がないことではなく、障害と一緒に生きる力である。

ディートリッヒ・レスラー

知識が増せば、痛みも増す。

コヘレトの言葉一章一八節

プロローグ

それは、一九五七年のことでした。そのとき、わたしは九歳でした。何日も前から高熱が続き、咳が出て、頭痛もあってベッドに横たわっていました。母が看病してくれました。当時、中部ヨーロッパに再びポリオ（小児麻痺）が流行していました。ドイツだけでも、既に、数千人の患者が発生していました。わたしが通っていた学校でもポリオが疑われる生徒が何名か出ていたので、校長先生の判断で一週間前から授業を中止していました。わたしはデュッセルドルフの古典語ギムナジウムの一年生でした。

わたしの母は、冷静沈着で恐れを知らない性格の持ち主でしたが、以前よりは沈み込んでいました。何か心配ごとを隠せないでいる様子でした。その訳は、何年も経ってから母が教えてくれたのですが、息子がポリオに罹っているかもしれないと心配でならなかったからでした。

わたしは、毎日のように発汗浴をやり、母からヴィックス・ヴェポラップ〔メントール入りの塗り薬〕を寝る前に体に擦り込んでもらい、自家製の湿布を胸部とふくらはぎに貼りました。母は、わたしに肝油や蜂蜜の入った熱いお茶を与え、時にはグロック〔ラム酒のお湯割り〕を飲ませてくれました。汗を出して病気を治そうと考えて、厚い羽布団にわたしを寝かせたので、眼と鼻だけが布団の外に出ていました。わたしは、至福の境地をさまよっていました。台所からわたしの部屋まで、食器がガタガタする耳慣れた音や協奏曲風の音楽が聞こえてきました。重病だったにもかかわらず、幸福で高揚した気分でした。病状はなかなか改善しませんでした。

「このままではいけないわ！　S先生に診ていただきましょう」。こう言って母は真顔になってわたしの手を握りしめました。わたしは、既に五日間ベッドに横になったままでした。熱は相変わらず下がる気配はありませんでした。

S先生は、何年も前からわたしたちの「かかりつけ医」でした。S先生は、わたしたち家族のこと、とりわけ病弱であった父のことをよく知っていました。家からいくつかの通りを隔てた所に、S先生の診療所がありました。診療所の評判は上々で繁盛していました。S先生は、堂々とした人物で、髪の毛はまばらでしたが、犬の眼のようにしっとりとした優しい眼をしており、厚く膨らんだ唇と太った首筋が狭苦しいワイシャツの襟からはみ出していました。先生は、いつも非の打ち所のない服装をして、ピカピカに光った高価な英国製の靴を履いていました。愛想がよくて父親に相応しい堂々とした風采をしていました。母はそのことに気が付いていて、感服と畏敬の念を抱いており無条件に信頼していました。

家には電話がなかったので、母は直接診療所を訪れて受付係の女性に緊急往診の申し込みをしました。その女性は、先生の診察が終わったら往診に行きますと約束してくれました。母は帰り道でパン屋さんに寄って、先生の好物の生姜入りのクッキーを買いました。家に帰ってから急いでざっと部屋の掃除をすませ、コーヒーを沸かして、控えめに香水を振りかけました。

しばらくしてから呼び鈴が鳴りました。S先生が母と一緒にわたしのベッドの傍に立っていました。わたしが咳の発作を我慢している時に、S先生は、「やあ、君！」と眉を吊り上げて笑みを浮かべました。「重病でなければ良いと願っていますよ！　お母さんも心配していますよ」。母はS先生に感謝の気持ちを込めた目線を送りました。S先生は、古い蜂蜜色の革製トランクを開けて聴診器と舌圧子と耳鏡と腱反射用のハンマーを取り出してから、わたしが体を起こそうとするのを用心深く手伝ってくれました。それから、熱気を帯びているわたしの皮膚を刺激しないように、聴診器の冷たい膜に息を吹きつけて注意深く肺と心臓の聴診をしました。先生は、舌圧子を使ってわたしの喉を診ました。首と首筋辺りのリンパ節の触診をしました。耳鏡で耳の中を診て、ハンマーで神経反射のテストをしました。最後に、先生は自分の暖かい手を親しそうにわたしの肩に置いて、真面目な顔をして言いました。「右側の肺に肺炎のような音が聞こえますね。扁桃腺が腫れていて膿に被われていますね」。そして、母の方を振り向いて言いました。「まあ良くなるでしょう。ご安心ください。ポリオを思わせるような所見はありません。しばらく、ベッド上で安静を取りましょう。発汗浴をして、ペニシリンを一日三回服用してください。これからすぐに始めましょう。それから、扁桃腺の腫れに効くマレブリンを水で薄めてうがいをして、咳を止めるためにコデイン水を飲んでください」。S先生は、その後で、用意されたアームチェアに座ってコーヒーを一杯飲んで生姜入りのクッキーを美味しそうに食べて処方箋を用意しました。帰りがけに先生は、「メディクス・クラート、ナトゥーラ・ザナート」(Medicus curat, natura sanat.「医は治療をする、癒すのは自然」の意）とラテン語で言って「君は、ラテン語を勉強しているからこの言葉をドイツ語に翻訳できるかな?」と付け加えました。わたしは、きまりが悪くて顔が真っ赤になってどもってしまい、その後は疲れ切って枕に顔を埋めてしまいました。

遠い過去に沈澱している世界。このエピソードがあってから、既に五〇年以上の年月が過ぎ去りました。それにもかかわらず、わたしの記憶にしっかりと刻み込まれています。なぜならば、このエピソードには、たぶん、多くの患者さんにとって今ではもう望んでも適えられない貴重な体験と結びついているからでしょう。それは、病弱、虚弱そして人の助けを必要とする状況において、最も深くて確固たる人間としての欲求、すなわち、愛情のこもった心遣いや保護されているという思い、尊敬、安全の念と結びついているからでしょう。

序文　わたしたちはどんな医療が欲しいのか？——問題点の解剖

医療は大きな変遷を遂げました。ミクロのレベルからマクロのレベルに至るまで変遷を遂げました。医師像や医師の自己理解が揺すぶられています。医師と患者の信頼関係は、相変わらずたくさんの問題を引きずったままです。現代は、とりわけ良い医師にとって都合の悪い時代になっています。診療制度は、まるで痂疲《かさぶた》に覆われているような階級制度に支配されており、医師の教育は明らかに不足しています。診察現場では、患者さんへの共感よりも経済効率を考えるように日々圧力がかかっています。このような経済優先主義と患者さんの気持ちを配慮する心は、お互いに矛盾しており、そこには対立が起こる温床があります。それでは、著者はこの問題についてどのような考えを持っているのかと問われるでしょう。著者は、現在の医学や医療が憂慮すべき状況にあることをよく知っていますが、三五年間にわたって医療に携わって得た知識と自分自身の経験から考えて現在の医療が手のつけられない状況にあるとは考えていません。

脱皮

「わたしたちはどんな医療が欲しいのか？」この愚かな感じがする質問の答えは極めて明白です。その答えは、言うまでもないことですが、すぐ手に入る最良の医療です。このことは、火を見るよりも明らかです！　患者さんが思いやりのある環境の中で保護されて、できるだけ待たされないで、病気や苦しみからすっかり解放してくれるような医療です。しかも、それらを個人的にも納得のいく料金で、現在だけでなくこれからもずっと続いて提供してくれる医療です。

しかしながら「わたしたちはどんな医療が欲しいのか？」という問いをもう一度よく考えてみれば、そこには更に錯綜した疑問点が見えてきます。まず第一に、医療がここ数十年の間に大変革を遂げたという事実があります。この大変革は、一九世紀までの長きにわたって医学や医療の考え方と治療法を決めていた経験的かつ呪術的な考え方を、根本的かつ広範囲に剝ぎ取ってしまうような変革です。病気の治療体系「治療学」は、その黎明期においても科学的法則に一応は基づいてはいましたが、その治療学は現在では全面的に「科学的医療」へと脱皮していきました。

わたしはこの変革を、医療の「新たな脱皮」と名付けていますが、この変革は、まだ決して完成したわけではありません。実は、この変革の方向性も目標設定もまだ確定していません。むしろ、一方では、実にさまざまな期待や希望に酔いしれており、他方では、計り知れない懸念や危惧や脅威や脅迫とも結びついているのです。この発展段階初期の問題点は明らかです。それは、過去数十年の間に驚くほど進歩した予防医学、治療医学、リハビリテーション医学の研究成果にもかかわらず、健康政策、医療の任務、医師と患者の関係などについて、その将来に向けたオリエンテーションや保証が明らかになっていないので、先行き不透明感を拭えないということです。

マクロレベルの変化

現在の健康政策は、既に、個人のみならず社会全体に、まるで「がん」が浸潤していくように広がっています。言い換えれば、現代の医療は、世界各国に散らばっている一連の大企業と深く関わっています。ドイツでは、健康に関わる専門分野は約五二〇万人が働く最大の雇用者となっており、時が経つにつれて国内で最も大きな業界となっています。健康を最適化して維持し、職業能力を最適化して維持することが、個人個人の人生形成においてますます注目の的となっているのです(1)。

古典的な形で病気の治療を行うことは、もはや医療の専権事項ではなくなっています。将来的には、医療の目的は、健康を「グレード・アップ」して精神的にも肉体的にも健康な状態を保つことだけではなくて、人間の能力を高めることを目標にしていることは、明らかです。既に、個人負担分医療費(2)、美容外科*1や脂肪吸引療法や陰唇縮小術などは、明らかに医療の定義の問題に変化が起こっている兆しです。自己最適化の目的のためには、ひいては、わたしたちの遺伝的素質にまで介入することに賛成するだけではなく賛成しなければならなくなるのかもしれません。しかしながら、それらを完成させるためにどこまでやるかについては、まだ何も決まっていません。わたしたちは、自分の力で考えてその行方を定めていかなければならないのです。

自分自身の健康状態についてわずかしか知らないとか全く知らないことは、これまでは医学や医療には限界があるためだとされていました。知ることができても知らないことを選択していれば、今まではその知らない権利は保証されていました。しかしながら、先制医療（prädiktive Medizin）[3]の著しい進歩によって、とりわけゲノム計画の研究成果があがっているので、まもなくこのような権利を保証することが難しくなっていくのではないでしょうか。自分自身の遺伝的素質を根拠として、その素質が診断されて一定のリスクと結びついたならば、たぶん強制的にその遺伝的素質について知らされることになるでしょう。それは、個々の市民に、自分自身の生命について、更にその生命の終末期に至るまで自己責任で態度決定を行うことがますます要求されるようになっていくでしょう。たくさんの議論を経てどうにか獲得した患者の自己決定権は、間もなく権利ではなくて義務となっていくでしょう。その結果、このリスクは一部の市民にとっては「不吉な贈り物」になっていくのではないでしょうか。

個々の市民にとっても、その総体としての市民社会にとっても、健康政策のための財源は増える一方です。現在のドイツでは、その額は国内総生産の約一一％を占めており、アメリカ合衆国とスイスに次いで世界第三位です。老齢年金、教育資金、科学文化助成金、交通インフラの整備その他を勘案しつつ、医学・医療に必要な資金をいかに有意義に配分すべきか、いかに制限すべきかという問題に対して個人および社会レベルで答えていくことは大変重要な課題です。

ドイツ人の年齢構成は高齢化へとシフトしています。この事実は限られた財源をどのように福祉健康政策の配分に当てるかという問題に影響してくることに疑いの余地はありません。新たな配分は慢性病の患者さんや認知症老人の緩和医療と看護・介護に有利になるようにすべきであり、過剰消費が指摘されている急性期医療費への配分については、政治と社会が議論を尽くさなければなりません。

多くの人々は、医療費節減への圧力がかかっていることを嘆かわしいと思っています。この事実の背景には、人口年齢分布が高齢化型の分布となることに伴って、医学は進歩したけれども健康保険組合の収入が減少していることと、自己の利益を優先する健康関連事業者や医療機器提供者の参入を制限することができなかったことが相まって、病気の治療費が高くなってしまったことが大きな要因として挙げられます。

医療における経済効率化の動きは、医療に経営学的ルールを導入しただけではなく、むしろ公共保健制度の影響力の震央（地震の震源の真上の地表点）が移動したので、それに伴って社会情勢も変化したからだと考えられます。介護の財政的リスクは、病院、開業医、介護施設などの医療・看護・介護成果に応じて費用の担い手（保険）から支払われる点にあります。これらの資金移動は、それぞれ異なった資金調達を経て実行に移されています。従来の「後ろ向き資金調達モデル」によれば、すべての看護介護給付はさかのぼって支払われていましたが、現在では「前向き資金調達モデル」に変わりました。すなわち、以前の申し合わせによる予算から、固定価格、症例別一人当たり一括料金に基づく方式に変わりました。一〇年以上にわたって効力を発揮してきたこの改革の倫理的な意味については既に明らかになっていますが、この問題に光を当てることはほとんどありませんでした。このシステムでは、医師の治療方針の決定は、もはや患者さんの幸せと利益をもとにその方針が決定されるのではなくて、個人開業であれ、病院であれ、圧倒的にその時点での経済的枠組みの中で実行されています。この両者とも、生き残りをかけて営利を求めるように運命づけられており、財源の支出はできるだけ低くおさえるように強いられているのです。更に言えば、「後ろ向き資金調達」が医療成果に対する過剰支給のリスクを孕んでいる一方で、「前向き資金調達」は、支給不足のリスクを孕んでいます。この変遷は、医師と患者の関係に無関係ではないので、医師と患者の信頼関係の危機が生じることにほぼ誰も異議を申し立てることができないのです。

ミクロレベルの変化

今見てきたような大きな変化は、既に数十年前から同様の枠組みの中で起こっており、将来、その全体像を現すことでしょう。それを待つまでもなく、現実の医療のミクロレベルの姿や患者と医師の自己理解を見れば、既にその影響は如実にあらわれており、このことは肌で感じ取ることができます。急速に変化してきた医療現場の中心には、非常に大きな医療技術と薬学の成果の具体的な応用があります。それは二〇世紀後半から医学と医療の中に登場してきました。言うなれば、襲い掛かってきたと言っても良いでしょう。これらは、例えば、臓器移植、麻酔学、心臓病学、予防接種による病気の予防などの領域で顕著です。その一つの特徴は、治療の現場が、医師と患者の関係から知識とテクノロジーの関係へと移行していったところにあります。過去においてもそうでしたが、現在ではそれがなおさら明らかになっています。医師と患者は共にあまり重要ではなくて、それに替わって、病気とその治療が中心課題へと移行してきました。今では、一人の医師が患者さんの病状に対して何ができきるのかについては昔ほど深く考えていません。むしろ、現在の医療システムや医療チームが、わたしたちに何をしてくれるのかについて想いを巡らせているのです。その結果として、医師は健康関連事業の専門家と様々なテクノロジーからなる包括的で複雑な多職種チームの一部となっており、多数の中の一人のプレイヤーに過ぎなくなっています。以前のように、医師が医療の中心的な役割を担うことができなくなる危険にさらされているのです。

とりわけ、年輩の医師のあいだで広く普及していたパターナリズム的な医師の自己理解は、患者さんからの要求が増えるに従って、医師と患者の間に対立構造を生じさせてきました。現代の医師は、思いやりのある相談相手になるという新しい役割と向き合うことには非常に躊躇して、おどおどする他はありません。医師は、患者さんと同じ目線で話し合い、患者さんの自己決定に基づく希望を傾聴してはじめて患者さんから認められ尊敬されるのです。このような経験は、医師側の気持ちとしては、個人的には自己愛的な感情が害される（ナルシスムス侮辱）と受け止められる場合があります。これでは、社会における医師の役割の意味が少なくなるので、医師にとっては諦めと悲嘆がない交ぜになってしまいます。医師は、自らがモンスターのような巨大な医療産業の要求を実現するための補佐役に格下げされたと感じているのです。

良い医師にとって都合の悪い時代

アメリカ人医師ジョン・D・ラントスが自身の著書『まだ医者は必要ですか？』（*Do we still need*

Doctors?）で挑発的に疑問を呈しているように、なぜ医師が出産に関わったり眼鏡の処方をしたりしなければならないのでしょうか。[4]心臓カテーテル検査を上手に行うために医学部を卒業する必要があるのでしょうか。アメリカでは、この侵襲的検査を医師と同様上手にかつ廉価で行うために、特別に教育を受けた看護師に委ねる傾向が強くなっています。確実に麻酔をかけるために麻酔科の専門医が必要なのでしょうか。なぜ医師だけが患者さんの入院を決めたり、診察したり退院させたりすることが許されているのでしょうか。治療行為の質はどのように定義され、どのように判定されているのでしょうか。

ずっと以前から、若い医師の教育と専門医へ向けての再教育のやり方に批判がなされています。このこと自体、医学の奥義を習得するためにどのような前提条件が必要で、「良い医師」であるためにはどのような性格特性を持ち、何を習得しなければならないのかということがわかっていないという不安の表れです。大学入学共通資格試験（アビトゥア）の得点数が高い者から医学部への入学を決める以外に、数年前からは、入学待ち年数で入学を決めたり、口頭試問の成績で入学を決めたりしてきました。ドレスデン大学医学部選抜プロジェクトリーダーのマイク・ヘンゼル氏は「やはり入学資格試験の成績が上位の者が、国家試験の成績も良い」と思われると述べています。しかしながら、入学資格試験の成績と医師国家試験の成績は、両者ともたくさんの影響因子に左右されます。これらは、後に期待される医師となるための素質として本当に信頼できる要因なのでしょうか。医師の教育方法は、頭でっかちでなくて足が地についた教育へと全面的に変更しなければならないのではないでしょうか。技術万能主義の教育内容と教育方法がますます医学教育の主流となっていますが、これに加えて大至急必要なことは「コミュニケーションスキルセミナー」です。大学の医学教育は、ますます高等学校並みの履修科目が多くなっていることは見落とすことができない事実ですが、このことを非難する医学部の教員は少数派です。「荒野に呼ばわる者」〔洗礼者ヨハネ〕に耳を傾ける者がいないまま警告を発し続けるようなものです(5)。

医師になるための教育不足を認めて嘆く事情の背後には、教養不足があるのではないでしょうか。医師による治療や助言や決定は、もはや医学的知識と科学的知識のつぎはぎだけでは上手くいきません。医師は、もっともっと倫理や法律や経済の知識を診療に取り入れなければなりません。異文化圏からの患者さんがどんどん増えており、このような人々の病気に対する理解はわたしたちには想像もできません。この挑戦に対応できるようになるためにはどのような医師にならなければならないのでしょうか。挑発的に言えば、医師の教育には医学部前期課程試験[*2]の補充として哲学課程が必要ではないでしょうか。ほとんどの医学生が基本的な医療倫理について医学部教育課程修了時まで知らないのは恥ずべきことではないでしょうか。将来的には、幅の広い教養に加えて、特に哲学の教育を受けた医師が必要になるのではないでしょうか。「良い医師」は、同時に「教養がある医師」でなければならないのではないでしょうか。

医学教育における欠陥は、専門医への再教育にまで及んでいます。困った状況が三点あります。専門医になるためには、より経験があってその分野を極めている医師が付き添って指導してその成果をチェックする必要があります。このためには更に人材が必要ですが、二〇〇二年に病院の医療費決算に包括支払い方式〔〝まるめ〟〕が導入された際には、医師の再教育にかかる費用は考慮されていませんでした。医師の再教育は、病院医療にとっては副次的に生ずるものであり、病院の日常にとって必然的に伴ってくることですが、「教える・教えられる」という関係に独自の費用がかかるとは考えられていませんでした。

再研修教育において実行されるべき模範的な事柄は、特に、経験豊富な先輩医師による患者さんと医師の間のコミュニケーション教育、理想的には教養と説得力を備えオーラを持った先生によるコミュニケーション教育にあります。この教育は実際の医療にとっては高等教育分野です。しかしながら、この教育は、ドイツの医師教育と再教育においては大変稀なことです。一般的に言えば、病院助手はほとんど組織立った再教育を受けていません。病院助手は、患者に対して責任をもってルーティン業務を行うことさえできない場合があります。多くの場合、監督する者も手ほどきも受けていないので責任を全うすることができません。このことは患者さんのリスクと結びつくだけではなく、経験が足りない医師は経験のある医師に比べると、診断のために余計な検査をするので、更に追加のコストがかかってしまうのです。

もし若い医師が、場合によってはそれを習熟するのに何年もかかるような検査法により早く習熟して何年もの長い間その検査を行っていれば、その専門領域以外の専門的な重要事項について再教育を受ける機会はほとんどありません。しばしば、科学的理由や経済的理由で自分が興味を持っている分野にだけ没頭してきた医長が、配下の医師のキャリアを決定してしまいます。数年前のことですが、過去一二年間（！）にわたって実質的に内科の指導医として仕事をしてきたある医師が、彼が六か月間救急医療に従事したという証明書を書いてくれないかと、わたしに密かに頼んできました。彼は、自分が所属している内科では不可欠な医師であったので、部長の賛成を得られずにこの分野の課程を修了していないままでした。

多くの指導的な立場の医師は、同僚の頻繁な当直業務に加えて副業としての自分の学術的研究の手伝いをして欲しいと考えています。それは、自分の科の評判を高めるためであって普通はただ働きです。この余計な仕事は臨床に携わっている医師にとっては、決して面白い仕事ではありません。このことは、学生の進路決定にも影響を及ぼしています。二〇〇七年のある調査で明らかになったことは、医学の勉強を始めた学生の四二％は専門医としての修業を始めませんでした。二〇一〇年には、ドイツの病院の五五〇〇か所で十分な医師が配置されていませんでした。特に男性医学生や若手医師は、医師の仕事から逃げていることが注目されています。彼らは、例えば医学工学関係の企業とか製薬会社とか科学出版社など、同じくらいの収入が期待できて、負担が少なくて、家族と一緒に生活ができる職業分野へと眼に見えて移動しています。

とりわけ、臨床に従事している医師は、まるで石に刻み込まれたように完全に硬直しており、伝統的な健康政策の改革とは程遠い社会習慣に埋没しています。医師の仲間同士の助け合いは評価できる行為ですが、その一方で、医師の日常は、競争や階級制度的な考え方や為すべき仕事や義務をこなすことに忙殺されています。そして、公共医学教育とその再教育は、依然として一八世紀の終わり頃にペピニエール［プロシア陸軍軍医学校の愛称］[*3]によってその基礎が定められ、その後、病院に取り入れられたナポレオン時代の軍病院研修所のシステムがほとんどすべての病院を支配しています。この方式は、ピラミッド型の命令構造が特徴です。これは、階級制度が緩やかになっている今の時代では奇妙としか言いようがありません。そのようなシステムは、少なからぬリスクと危険性を孕んでいます。循環器病に重点を置く大きな内科の責任者に招聘された医師は、一五年間にわたってある大学病院の実験室で、不整脈の電気生理学研究に没頭していました。彼は同時に一六床の集中治療センターの責任を持つことはできません。重症の中毒患者やホルモン異常の患者や、がん患者や人工透析が必要な患者の診療に対して責任を持つこともできません。より高度な専門分野の責任はその分野の専門医に仕事を委ねるべきでした。

足りないのは時間、心のこもった配慮

ここに述べた欠陥や間違った方向に進んでしまった医学と医療の姿は、医師にとっても患者さんにとっても不本意な状態となっており、同時に克服し難い様相を呈していることは驚くに価しません。わたしは、既に何回も試みているのですが、医師や患者さんに聞いてみると、現状の病院医療では両者共に時間が足りないことが最大の問題点であるという答えが返ってきます。話し合いのための時間、最重症で孤独にさいなまれている患者さんを慰め励ますための時間、検査や手術について詳しく説明するための時間、不安や恐れを克服するための話し合いにふさわしい時間が足りないのです。

数か月前のことですが、聡明で教養を備えたある友人から、彼の主治医の報告書を翻訳してくれないかと依頼されました。その報告書は、大学病院を退院した後で彼の求めに応じて主治医からしぶしぶ手渡された報告書でした。彼は、貧血を示す珍しい病気を患っており、そのために脾臓摘出術を受

けていました。治療は正しく行われており、肉体的には何も病苦を覚えていませんでした。それにもかかわらず、彼の入院生活には何か気分を滅入らせるものを引きずっていたのです。「わたしは、医師に出会った記憶がほとんどありません。病気について説明を受けたこともありません。ほとんどの人が疲れていて憂鬱な顔をしていました。確かなことは、患者さんの入院生活には冷ややかな雰囲気が漂っていたということです」。

このような医師と患者のイメージは、人間性が色褪せているばかりでなく、患者さんが心から望んでいるにもかかわらず、医師が本来的に携えているべき人間性が失われていることに由来しています。医師には、十分な経験と生き生きとした人間性があって、患者さんのベッドの傍でしばらくの時間を過ごして、ただそこに居るだけではなくて共感や同情を示して、患者さんの友人として、水先案内人として、病気が浅瀬にぶつかって座礁しないように導くことができて、もし医師の能力に限界があって死が近い場合であっても、適切な言葉を見つけることができなければなりません。患者さんにとっても、医師にとっても、人間性が失われていることこそが現代医療の苦難の本質です。

わたしは、極めて個人的な見解ですが、現在の医学・医療のはるか彼方にある問題点について、「将来の医療はどうあるべきか?」と題してその答えを試みたいと思います。それは、暫定的で断片的なものに他なりませんが、わたしが、数十年にわたって得た医学的知識と診療経験に基づいた提言です。これを導いてくれたのは、この本に登場してくる数多くの患者さんとの出会い、その人たちの病気の経過、そしてその人たちの運命です。更に、わたし自身、医師としての実務体験から感じた問題点を批判的に検討するだけではなく、現在と将来の医療活動を批判的に分析するにあたっては、同僚が体験した問題点、わたしに協力してくれた看護師や介護士や病院を管理運営する医師以外のスタッフの実務の背後にある問題点、そして、選び抜かれた医学や医療関係の文献などを参考にしました。とりわけ、わたし自身が重病に罹ってそれを克服した体験や、その後も引き続いてわたしを苦しめている病気への自分自身の想いが、わたしの医学と医療に対する見解に大きな影響を与えています。このような経験から考えて患者さんの役割は何かと言えば、耐えること、従属すること、不安にさいなまれることです。同様に、現代の「大ボス」医師は、患者さんの利益に適うように真面目に誠心誠意努力すること、共感能力が不足していること、その独断的な振る舞いが批判されていること、そして、多くの人々が気づいているように、現代の「大ボス」医師が自分自身が完全無欠だと思っていることに気づくことです。

この本の最後で、自分自身の経験と専門的判断を通して、現在および将来の健康政策について七つの提言をしたいと考えています。これらが、多くの医療分野で観察されている専門的および倫理的な堕落を食い止めることに役立つことを願っています。現代の医療の中心には人間が置き去りにされており姿が見えなくなっています。このような堕落へのプロセスを阻止して将来性のある医療にすること、将来的には「人間性」が医業の中に多岐にわたって影響力を発揮することが求められています。要するに、この本の関心事は、医療の周辺に追いやられている人間を再び医療の中心に取り戻すことなのです。

第1章「もう一人でやっていけるでしょう！」——白衣の第一歩

「まだ死なせるわけにはいかない！」——医者になったばかりでほやほやの時に、著者は精神科の閉鎖病棟で非人間的で無分別な治療を体験しました。また、学生で右も左もわからない時に精神科隔離病棟の実習で非人間的な医療を体験しました。それは非妥協的で自己陶酔的な医療でした。著者は、自分の無力さを認めざるを得ませんでした。自ら選んだ職業に虚脱感を覚え卒倒してしまいました。疑念を抱き自らを恥じていました。また、著者が初めての当直をした時の破局を救ってくれたのは、他ならぬある経験豊富な看護師でした。

無防備な男性老人

老人の筋肉は萎えてやせ細っており、随所に古い皮下出血や引っ掻き傷がありました。男性看護師トロスカは、既に頭が混乱している老人の腕を容赦なくベッドの掛け布団の上に押さえ付け、いらいらしながらわたしに無言の合図を送りました。わたしは、激しく抵抗する老人の腕を点滴台に固定して新しい静脈カニューレを挿入する用意をしました。「この人には水分投与が必要だ。そうしなければ錯乱状態[1]になって死んでしまう……。この老人はもう三回も続けてこの忌々しい静脈カニューレ[2]を自分で引き抜いている。新しい静脈カニューレを入れて、手首を帯で固定しよう。もうこんな子供じみた馬鹿ばかしいことは終わりにして、まずはこの老人に分別が戻ってくるかどうか見ることにしよう！　おいぼれ爺さん！　そんなに反抗的にならないでね。これは一番上からの指示だから……。まだ死んではいけないのです！　こういうことは全部一番良いことなのです。わかってくれますか？　じっと我慢して動かないでください！　お願いだから、良い子だから……」。

トロスカ看護師は、左手の親指で老人の右手首を摑んで、もろくかさかさになった手の甲に青みを帯びて走る静脈の網目をピンと張らせてニトロスプレーを吹きかけました。ニトロスプレーは、通常は狭心症の発作の時に使う薬です。「わたしは、循環器科の先生からこの薬のことを聞きました。この薬は血管を広げる作用があるので、上腕をマンシェット〔動脈を圧迫する環状帯〕で締めてこの薬を使えば、静脈をよりはっきりと見ることができるのです」。トロスカ看護師は恩着せがましくつぶやきました。老人の腕にカニューレを挿入する準備はすべて整っていました。

苦しめられた老人は、体を小刻みに震わせながら、そのほとんどが疣贅《いぼ》と色素沈着で覆われた上体の力を振り絞って上半身を起こしました。恐ろしい針刺しから逃れようとして腕を回転させて抵抗しました。わたしの脳裏には「ラザロ症候群[3]」という言葉が過ぎりました。しかし、トロスカ看護師は全く妥協することなく「爺さん、静かにしなさい！　そうでないと痛い目に遭うよ！」と命令してルーティン作業を終えました。老人の前腕には静脈カニューレが留置されていました。

わたしが医師として〔現在は廃止された〕いわゆる研修医を始めたのは、一九七九年の四月四日でした。このことが起こったのは、ハンブルク郊外の地方病院の内科に配属されてから三日目のことでした。ある同級生は、医師という職業の第一歩となった小さい病院のことを、「辺鄙でちっぽけな病院」だと蔑むようにコメントしました。わたしは、意識的に小さな病院を選びました。なぜならば、学生時代のチューターがそっと教えてくれたからでした。彼は、「君が最初に仕事をする時には、小さな病院を選んだ方が良いと思う。そこで君がこき使われれば、大病院で名前もないような人間でいるよりもはるかにたくさんのことを、しかも、うんと早く学べるだろう。看護師さんらを頼りにしなさい！　一か月もすれば、大病院にいて将来の出世競争のために嫉妬深く専門的技能を得ようと汲々として、普通の技能を習得することをなおざりにしているような医師らと比べれば、はるかにたくさんの事柄を学ぶでしょう」と言いました。わたしはこのことを肝に銘じていたので、トロスカ看護師らに朝食をおごってやりました。そのこともあってトロスカ看護師は、彼独特のきさくなやり方でわたしの面倒をみてくれたのでした。

男性看護師のトロスカ君は、ベッドの向こう側で嫌々ながら哀れっぽく懇願している老人の腕をマットレスの上に押しつけました。老人は落ち着かない眼差しで懇願するようにわたしを見上げました。この老人の眼差しに答える準備はわたしにはできていませんでした。この老人の身に、何か残酷で無用なことが起きるのではないかという予感がしました。わたしは自分を恥じていました。わたしが新参者で病棟階級制度の中で一番下位にいたとしても、わたしが注射器から空気を抜く方法を知らなかったとしても、痛みのためにしかめっ面をして懇願をしている老人の両手をベッドのシーツで動けなくしてまで静脈カニューレを留置しなければならないなんて一体どういうことなのでしょうか。わたしは、もう何年も前のことですが、デュッセルドルフ・グラーフェンベルクの閉鎖的な介護施設で学生実習をしていた時のように大きな声で叫びたい気持ちでした。しかし、何かがわたしの声帯を締め付けていました。

ディーター・S君、治療抵抗性統合失調症

わたしは、今でもそのことをよく覚えています。ディーター・S君は二二歳でした。この二年間で精神科に入院を指示されたのはこれで五回目でした。わたしは彼の病歴を取り寄せてみました。診断は、「治療抵抗性統合失調症」。もう何年も前につけられた診断名でした。この若い男性を苦しませている不安と精神錯乱を解決する試みはすべて挫折していました。それでも、彼の治療をしようとする医師の不屈の野心は残っていたのです。医長は、朝の話し合いの時に声を振り絞って言い放ちました。「われわれに残されている手段は、インスリンショックだけだ！」この方法は、一時的な意識消失と痙攣を伴うけれど、短時間だけ喘いだ後で精神症状が和らぐことが期待できます。ディーター・S君は、他の二人の患者さんと一緒にこの野蛮な治療を受けました。S君は、何日も前から自分もこの治療を受けなければならないことを知っていました。絶望と底知れぬ不安が彼を襲っていました。わた

しに向かって「先生、助けてください」と嘆願しました。「あの人たちは、かならず注射器を持ってやって来て、わたしを打ちのめしてしまう！　お願いです。先生は、病棟の鍵がどこにあるのか知っているでしょう?」しかし、わたしにはそこまではできませんでした。彼の共犯者になることは許されませんでした。わたしが彼に同情したとしても、この不可能な要求だけは退けざるを得ませんでした。わたしは、彼とある約束をしました。治療中は決して彼のそばを離れないと約束しました。「見張っているよ！」と約束しました。

その日の午後はこんな風に過ぎていきました。医長は三人の男性看護師と一緒に、点滴用具、注射器、血圧測定用の革製マンシェット、そしてあるいは起こるかもしれない痙攣発作に備えて、舌を嚙まないように口の中に入れるゴム製エアウエイを用意して彼の部屋にやってきました。ディーター・S君は、真っ青な顔をして脅えた眼つきでベッドの片隅に座っていました。「いやだ、止めてくれ！」と囁きました。体中の筋肉が張り詰めていました。「止めてくれ、絶対に嫌だ！」医長は、物柔らかに微笑を浮かべて言いました。「ディーターさん！　わたしたちは五人で来ました」「だから、冷静になってベッドに横になってくれないか。三〇分もすれば全部終わるから」。そう言った途端、絶望したディーター君は、まるでベッドの角に張られた弓から矢が放たれて飛んで行くように、まるでエビが跳ねるように、部屋のドアをめがけて飛んでいきました。しかし、ディーター君は、男性看護師の腕の中に飛び込んでいたのです。看護師はディーター君を手際よく床にねじ伏せました。一人の看護師が、彼の胸の上に馬乗りになりました。もう一人の看護師は、彼の大腿部の上に、三人目の看護師は、思いっきり抵抗する彼の左肘を伸ばして医長が注射をしやすいようにしました。患者は、まるでラオコーン〔ギリシャ神話で大蛇に嚙み殺されたトロイアの神官〕のように窮地を脱しようと身をくねらせ、息を切らせて自分を苦しめようとする連中の腕や体にあらがいました。ディーター君の呼吸は途切れ途切れになっており、首や顔は青黒く変色していました。呼吸ができないほどだったので、ディーター君の頭から首に至る静脈はうっ血してまるでゴムホースのように膨らんでいました。彼は、助けを求めて大声で叫び唾を吐きかけ嚙み付きました。

　ディーター君の胸の上に悪魔のようにうずくまっていた男性看護師は、遂に腕を振り上げて彼の顔を殴りつけて「止めろ！　ディーター！」と怒鳴りました。その後一瞬静かになりました。医長は、既にディーター君の上腕にゴム管を巻き付けて静脈を浮き出させて注射の準備を終えていました。医長は、「最初に鎮静剤、それから、インスリン注射[*1]！」と言いました。

　わたしは、ドアと洗面台の間に立っていました。震えおののいたまま黙って立っていました。ディーター君との約束を守ることはできませんでした。この時、医療がいかに自己中心的で、非寛容で、思いやりがないかという想いがはじめてわたしの心の中に浮かび上がってきました。このようなやり方は権力者の儀式に過ぎず、患者さんの思いには無関心で冷酷無情なやり方でした。治療レパートリーの中に暴力行為そのものが取り込まれていることに違和感を覚えていたことは明らかでした。医長は、部屋を去る際に「君が見たことは患者にとって唯一利益になることなのだ。実際よりも恐ろしく見えるけれどその内に慣れるよ」と言いました。

　患者さんを良くするために、このわたしがこんなことをしなければならないのでしょうか。

わたしの目の前に横たわっている若者は、既に年老いていて無防備な老人のように見えました。この若い老人は、痩せ細った体で全身の力を込めて抵抗したのですが、間もなく諦めてしまいました。静かに、ほとんど身動き一つしないでまぶたを閉じて横たわっていました。若い老人の口の右端からは泡のようなよだれが流れ出ていました。これが穏やかな状態なのでしょうか。とんでもない！　デイーター君は、力の差が歴然とした試合に負けて打ちのめされて極度の疲労に陥っていました！　点滴の液が無常に淡々と体の中へ入っていきました。この若い老人が自分を拒否していることは、わたしにはよくわかっていました。他人からそのように仕向けられているだけです。わたしの頭をよぎったことは、この糖質を含んだ溶液は、自然な終わりを迎えようとしていた彼の人生の邪魔をしていただけではないかという想いでした。ここで起こったことは、自然な終末でもなければ平穏な終末でもありませんでした。それどころか虐殺の嵐が荒れていたのです。

生死を支配する？　一体どうしてこのような常套句が医療の世界で通用するのでしょうか。一体誰がこのような死に方を許す権限を持っているのでしょうか。不遜にもこんなことをして、一人の人間の人生の最後を無茶苦茶にすることが許されるのでしょうか。早すぎるかもしれないけれど、そんなことはしないで、苦痛に満ちた人生を全うさせてあげた方が良いのではないのでしょうか。

わたしたちは彼の虚弱な手関節にシーネ〔添え木〕を当ててベッド枠の横にある幅の広い紐に結びつけました。手かせは詰め物を入れて重くなっていました。ほっとしたトロスカ看護師は、彼の窪んだ頬を軽く撫でながら言いました。「さあ、これで大丈夫だ。今後はもう変なことは起こらないだろう！　これから一九フレンチの膀胱カニューレを入れれば、さし当たっての仕事は終わりだ！」わたしは、ぼんやりしたままトロスカの後に従っていました。

失　神――わたしの自己防衛

太り過ぎで苦しんでいる多発性硬化症[*2]を患っているG婦人のベッドに、わたしたちが歩み寄った時にトロスカ看護師が言いました。「普通は、女性に膀胱カテーテルを挿入するのは看護師の仕事だけれど、今日の早番シフトは、またしても看護師が二人足りません。病欠です！　若先生、内緒の話だけどね、今日は他ではない特別な日ですよ。ここではね、わたしにも時々良い日があります。今日は、わたし以外には女学生しか当番に入っていないし、あの子には、こんなことはまだ無理です。誰がやるのかって。わたしですよ。ちょっと見られない素敵なことをやってみせましょう。この老婦人の股間に手を伸ばすのです」。トロスカは勢いよく掛け毛布を跳ね除けました。「若先生にとっても、とにかく悪い話じゃあないですね……。早々と本物にお目にかかれるのだから。そう、頭が混乱して、病気で寝たきりで、失禁していて、死期がせまっていて……内科は、信じようが信じまいが老人のための医療です。長患い者の医療という訳です！　ここの患者さんのうちで、たったの二〇％だけが六五歳以下です。まあ、長い間こんなことをやる気があるかどうか考えてみてください」。

トロスカは、彼女の膝の下をつかんで折り曲げると同時に大きく股を開いて、わたしに掛け毛布を彼女の頭の方に引っ張るように合図をしました。仕事をし易くするためです。老婦人はすすり泣いていました。鼻を刺すような尿の臭気が漂ってきました。「女性の場合、尿道口はクリトリスの直下なので……ここに上手く管を入れましょう。ちょっと腰をかがめないと何も見えません！」　それから彼女に向かって言いました。「Gさん、今あなたの膀胱に新しい管を入れれば、おしっこが出やすくなりますからね。おわかりですよね？　そのまま両足を動かさないでくださいね。その方が早く終わりますから。少しの間の我慢ですよ！」わたしたちの頭が患者さんの太ももの間でほとんどぶつかりそうになりました。それから、トロスカ看護師は手袋をはめた左手で陰唇を左右に広げ、右手でゴム製の管を探り当てて尿道口に挿入しました。ゴム管は、消毒済でクリームを塗って移動処置台の上に用意されていました。「ここを見て……！」わたしが覚えていたのはそこまででした。その後、わたしは意識を失ってベッドの傍に倒れてしまいました。やっと正気に戻った時には、わたしは、看護スタッフ室のソファーに横になっていました。「ハロー！　感じやすい先生さま！　失神からお目覚めですか？　もう大丈夫ですか？」見上げると、実習の見習いをさせてくれたトロスカ看護師がにやにや笑っている顔が見えました。

　わたしの周りに沈黙が漂いました。きまり悪くて愕然となったわたしは、自分のまだしびれている手をつねってみました。ある病棟看護師が、物わかりの良い笑顔でわたしに一杯のコーヒーを持ってきてくれました。内科専門医になるための再教育の最後の一年を過ごしていたイラク人のマームド・K病棟医が、今しがた内視鏡検査を終えて帰ってきてタバコに火をつけました。「たいしたことじゃあないよ。ただ、君は神経が細いだけさ。君には耐性が必要だ。時間が経てばすぐに獲得できるさ。今日はこれで終わりにしよう。明日になればここはまた違って見えるさ」。彼は、緑色の眼をしていてまつげが長く、いらいらしながらもの柔らかに笑っていました。

　これがわたしの新しい病棟での初日でした。それは五時間半続きました。わたしはそれに耐え抜くことができませんでした。何もできなかったという気持ちのままわたしは意気消沈して帰路につきました。

疑念

わたしは、本当に正しい職業選択をしたのでしょうか。果たしてわたしにそれができたのでしょうか。男の子の跡継ぎが生まれたならば、その家族の伝統に相応しい職業は、例えば、神学者、法律家、芸術家、あるいは医師であるという背景を持っている家族の場合、どうすれば良い職業選択ができるのでしょうか。大学入学資格試験の点数が平均で2・4しかなかったわたしが入学定員の上限規定《ヌメルス・クラウズス》をすり抜けて入学希望者の多い医学部に何とか入学できたのはどうしてなのでしょうか。それは、わたしが同級生の親友であるグレゴール・S君と共謀して大博打を打ったからなのです。それは、臨床が始まる学期になってもわたしの良心の呵責となっていて、選ばれたエリートたちの中に不法に入り込んだという感情を引き起こしていました。自己疑念と自分を責める気持ちにつきまとわれていました。これは、傲慢な不当者に対して遅れてやってきた復讐だったのでしょうか。

グレゴール・S君とわたしは同じ運命の道を分かち合っていました。それは入学資格試験の成績がたいしたこともないのに医師という職業を選ぶという希望でした。医学部の座席を分配する本部は、わたしたちのことを考慮していなかったので、二人は、生物学の学籍登録という迂回路を経由する方法を試したのです。どこの大学でも、その基準には不透明なところがありますが、その大学の学生の中から少数の医学部学生を選別することが許されていました。その場合、志願者の適性を面接によって判断する方法が取られており、評価担当の人物によって入学適性が査定され評価されていました。大切なことは、通常は臨床分野の正教授が評価担当の人物となるのですが、その人物に何とかして気に入られることでした。わたしたちの場合、担当者が法医学のK教授であったことが重要な要素でした。この人物は、カリフラワーのような鼻をしていて、最初に会った時から、この人なら高い評価をしてくれるに違いないと予測させてくれました。わたしたちは、何度もこの友好的な老教授を訪れて「適性評価面接」を受けました。毎回高価なコニャックをお土産に持っていきました。乏しい予算しか持っていないわたしたちにとっては相当な出費でしたが、最終的には報いの多い投資となりました。タバコの煙と解剖標本が数えきれないほど詰め込まれて一杯になっている仕事部屋を去る時には「近いうちにまたいらっしゃい」と声をかけてくれました。教授は、最終的には風変わりな署名付きでわたしたちの出願申請書を受け入れてくれたのです。「この二人は医師になる人物に相応しい。今後の幸せを祈っている」。K教授の署名は申請書の右下縁からはみ出して途中で終わっていました。

わたしは、医師の仕事を諦めた方が良いのでしょうか。失神してしまって恥ずかしく思ったからでしょうか。わたしの神経は十分太くないからでしょうか。昔の自分自身に対する疑念がわたしを蝕んだからでしょうか。そんなはずはありません。わたしは、そのことを封印することにしました。もうそんなことが入り込む余地はありません。もうすぐ最初の夜勤が近づいていたのです。

「心配無用、もう大丈夫です」

最初の夜勤の日の昼に、わたしは、上司であるP先生から呼び出されました。「君はもう十分に経験豊かだ。そうだろう？　いつかは最初の夜勤がやってくる……君なら何とかきり抜けられるだろう……ところでね、わたしは、今晩、家内と一緒にハンブルクにオペラを観に行くことになっていてね。わかってくれるかね……いつもはなかなか一緒に過ごすことができないので、今回は煩わされることなくゆっくり過ごしたいと考えているのだよ……だから、わたしを呼ぶのは、どうしても駄目な時だけにして、できるだけ呼ばないで欲しい。思い切ってやってみるのもいい経験だよ。君と一緒に夜勤をするインゲさんは十分に経験を積んだベテラン看護師さんだ。では、初夜勤の成功を祈っているよ！」

思い切ってやってみろ？――わたしの気持ちは自信と不安の間で揺れ動いていました。上司の言葉は正当な信頼感の証だったのでしょうか。それとも、責任感の無さの証だったのでしょうか。もし、冷たい水の中に突き落とされたようにP医師自身か彼の奥さんが緊急事態に直面したら一体どうなるのでしょうか。

「先生、心配しなくても大丈夫ですよ！　月曜日から火曜日にかけての夜はどちらかと言えば静かです」。インゲ看護師は、四〇代半ばで外科医長の奥さんです。堂々たる体格をした女性で、その手は筋肉質で良い形をしていて、手の爪はきれいな卵形をして透き通ったネール・エナメルが塗られていました。縁なしのめがねをかけて、糊づけされた明るい青色の白衣を着て、束ねた髪の毛を上げてピンで留めていました。インゲさんはまるで慈母のようで、この世のものとも思えないくらい優しくて、美しくて、気力に溢れており、人を引き付けるカリスマ的な魅力を放っていました。

「もう、大丈夫です」と彼女は言いました。わたしは、その言葉に助けられてほっとした気持ちになっていました。彼女は、医師が初めての夜勤をした時に、駆け出しにもかかわらず過大な要求を突きつけられれば、実践的な臨床医学の基礎を手を取って教えて理解させたに違いありません。まだ何も知らない駆け出しの医師と比べれば十分な経験を積んだ看護師の方がよほど上手です。このことは彼女にとって当然のことであり、それは口のきき方にもあらわれていました。まったくその通りでした。

看護と介護は、現代においても病気の治療にとって最も重要な側面を呈しています。看護師や介護士は、自分たちの職業が、高度に複雑化した病棟の作業を円滑に進め記録を作成するために組織化されていることに嫌気がさしていると嘆いています。なぜならば、回復過程にある病気や治る見込みがない病気で苦悩の中で死への過程を歩んでいる患者さんに寄り添う姿勢が犠牲にされているからです。自らある方向に向いて共感しつつ支援をすること、これこそ生きた理想的なお世話の仕方であり、わたしの部屋のベッドからよく見えるところに掛けられている初期のピカソの絵画「科学と慈愛」(Ciencia y caridad, 一八九七年)が非常にわかりやすい例です。その絵では、死にゆく人の傍に座って時計の針を合わせながら、患者さんの手の脈拍を測っている医師がいて、その反対側には社会奉仕に携わっている修道女が立っている姿が描かれています。医師は周りとは無関係に患者さんの治療に気持ちが集中しているようです。患者さん自身にはあまり関心はなさそうです。一方の修道女は、死にゆく人をじっと見つめて患者さんと向き合っています。彼女は左手で子供を支えており、右手にはお茶のはいったお皿を持っています。

後に同僚となった医師の奥さんのイゾルデ・Hさんは、わたしにとっては看護師の鑑でした。体重は軽く、ほとんどエル・グレコの絵の女性のような体つきで、頬は窪んでおり、ふと何かを思いつくような眼つきをしていて、ブロンドの髪の毛を伸ばしてうなじで束ねて編んでいました。無尽蔵とも見える肉体的な頑強さと控えめな節度を備えていて、その顔には決して消え去ることのない穏やかな笑顔がありました。彼女が妊娠していることは知っていました。結婚してからは仕事を離れて六年間に五人の子供を産みました。彼女の夫は、その間、腫瘍学の分野で専門医となる準備をしていました。二〇〇九年になって彼女の夫がわたしに「看護師さんが一番喜んでくれるのは、笑顔の医師から『よくできましたよ！』とお礼をいわれることなのです」と言いました。

介護の仕事は、ずっと以前と比べればその職業像に多少の変遷があって、看護職の自負心はより強くなってはいますが、介護にせよ看護にせよ、いまだに観念的にも物質的にもそれに相応しい高い評価は受けていません。介護の仕事は依然としてキリスト教の隣人愛に基づいており、隣人に愛の奉仕をすることで神さまからご褒美をいただけるものと考えられています。自ら進んで自分を他人より劣った者とみなして自らを犠牲にするのです。医師が何をしようと考えているのかを感じ取って、問われる前にそれを見越してちょうど良いタイミングで正しい所見や相応しい器具を手渡すのです。重大で深刻な肉体的あるいは精神的な重荷を引き受けることができて、貧困や病気や悩みを直感的に理解して感じ取ることができて、もしも最重症の患者さんが死に赴くプロセスを歩んでいれば、それを察知することができるのです。看護師や介護士はこれらの特性や才能を持っています。その一方で、医師がこれらの特性を持っていることは稀です。

「患者さんが来たらすぐに呼びますから」。インゲ看護師は、わたしを差し当たって急患室から当直室に戻って休むようにと告げました。しかし、ベッドに横になって白衣から「内科救急処置」のポケットハンドブックを取り出すか出さないうちに電話が鳴りました。「ドクター、急いで来てください。若い女性が薬物中毒で運ばれてきました……まだ呼吸はしていますが、かなりひどいようです……。胃洗浄の用意はできています！」

こともあろうに、胃洗浄！　わたしは、今までにただの一回も胃洗浄を経験したことがありません。パニックに襲われました。手持ちのハンドブックから急患の項を探して急いでページをパラパラとめくりながら歩いていると、廊下を担架に乗せられて慎重に運ばれている脳卒中の女性患者とぶつかりそうになりました。その時、わたしは次のようなことを頭に叩き込もうとしていました。その若い女性患者さんを横向きにさせ、まずは嚥下反射を確認して、胃管を嚥下運動と同期させながら挿入する。空気を入れた注射器で素早く胃泡に空気を送り込んでその時に発生する音を聴診器で聞いて胃管が正しく胃の中に納まっていることを確認する。しかし、もしこの操作中に嘔吐が起こったらどうすれば良いのだろうか。吐物が誤って気道に流れ込まないだろうか。迷走神経反射を起こして心停止になるのだろうか！　もはやこれ以上のことは考えられませんでした。

「彼女の夫と二人の子供は大変興奮しています……。待合室で待っています。後で話をしてあげてください」。わたしはしり込みしました。時間が欲しい。できれば逃げ出したい。「ドクター、今です、こちらにいらっしゃい……ここに……胃管があります……わたしが助けてあげます」。インゲ看護師はわたしを元気づけるように微笑んでいました。

わたしは、絶望的な勇気を奮い起こして、胃管をその端から手をひろげた位のところで親指と人指し指と中指の間に挟んで、意識もなく担架に横たわっている患者さんの口を注意深く開けました。「さあ今ですよ、ドクター……」。インゲ看護師は、わたしの耳元で囁くように言いました。「彼女の喉頭をみてください……喉頭が上に上がれば飲み込みが始まります。その時に管を奥に進めてください。そうすれば喉頭蓋が閉じます」。彼女は、わたしの背後に立っていました。気がつかない間にわたしは自分の右手で患者さんの口に入っている管を持たされていたのです。患者さんが嚥下を始めた時と同じ瞬間に、彼女はわたしの手を穏やかに前に進めました。若い女性の顔には一瞬渋面が走りました。吐き気の前触れでした。「ドクター、上手にできましたね……管は正しく入っています……管は確実に食道に入っています！　気管には入っていません……管を持つ位置をずらしてもう一度前に進めましょう」。インゲ看護師は、わたしの手と彼女の手の動きを合わせ導いて彼女がまるでわたしの一部のようになって動いていたのです。「さあ、ドクター、胃洗浄を始める前に、管が正しい位置にあるかどうか確かめましょう」。空気を詰めた注射器を胃管の入り口に当ててゆっくりとシリンジを押しました。わたしは、聴診器を患者さんの右肋骨弓の下方に当てました。水泡が出る時に聞こえる雑音を聞いて、管が正しい経路を通ってその先端が胃の中にあることがわかりました。わたしはホッとして安堵の吐息を漏らしました。

第2章 「独自の道を切り開く勇気」——先達《せんだつ》と助言者

思慮深い医療行動や勇気ある決断は、本を読んで知識を習得すれば得られるものでもなければ、冷水に投げ込まれて学ぶことでもありません。若い医師には先達が必要です！ そして、ヴォルフガング・D教授は、著者にとってはそのような先達でした。教授は、説得力があって人を引きつける力を持っていました。教授の態度は、敬意と思慮深さに導かれた直感に基づいていました。その方法は、情熱に乏しくいつもの繰り返しのようないわゆるルーティン作業をする医師らとは全く違っていました。

巨人の肩の上で

若い医師が良い医師になるためには、どのように学べばよいのでしょうか。敬意と同時に愛情を込めて患者さんと向き合うためには、医師はそのことを誰から学べばよいのでしょうか。患者さんと面談をする場合に、型にはまったやり方ではなく、専門用語を使ったり知ったか振りをしたりしないで、まともな言葉で話すことを誰からどのように学べば良いのでしょうか。患者さんと注意深く接して診察をすることを若い医師に教えるには、誰が適しているのでしょうか。若い医師に医療機器の取り扱い方や、その能力の限界や、どのような予測できないリスクがあるかを教える時間をゆっくり取ることができるのは、誰なのでしょうか。本当に適切な検査と不必要で無駄な検査を区別することを若い医師に教えるのは一体誰なのでしょうか。延命だけが医療の目的ではないことを若い医師に教えるのは誰でしょうか。治療目的を、いつ根治医療から緩和医療に移行すれば良いのかを教えるのは誰でしょうか。患者さんの幸せは、どう考えても延命治療だけではないことを誰が教えてくれるのでしょうか。一言でいえば、人間的な医療を教えることができるのは誰なのでしょうか。

　インゲ看護師と出会えたことは、わたしの医師としての職業形成の中で本当に偶然な幸運でした。わたしは、患者さんのお世話の仕方、端的に言えば、常法に従った〔レーゲ・アルティス〕[1] 処置法ですが、体の内部環境を乱す可能性のある方法について学びました。その結果、わたしの心配は消えて自信がつきました。今でも、彼女の手が、安全に、しっかりと、それでいて優しくわたしの腕を導いて処置を遂行させてくれたことをよく覚えています。

　先達をもつことは、良い医師になるための困難な道程にとっては基本的に重要な備えです。医師としての思慮深い選択や態度や決定は、歩み始めたばかりの医師には、本を読んで習得できる訳でもなければ、しばしば行われているように上司から強要されて「冷水を浴びせかけられて」得られるものでもありません。それは、多くの場合、却って逆の結果をもたらします。若い医師は、自分で体験しなければなりません。実際に自分で息を吸うようにして体で覚えなければならないのです。患者さんの手当てをするには、経験を積んでいて若い医師に情熱を与えることができる医師によって、典型的な例が示されなければなりません。医師の影響力が、若い個性ある医師の教育形成に重大な意味があることを先達や助言者である医師は理解していなければなりません。これらは、現代の指導的な立場の医師の自己理解にはほとんど見出すことができません。現状は、彼らにとって後継者の育成はあまり重要な課題ではないので、その実務はより下位の医師の手に委ねられる場合が多く見受けられます。

本当の出会い

わたしの先達であり良き助言者は、ベルリンにある大きな病院の内科部長で、ベルリン心臓センターの発起人でもあったヴォルフガング・D教授でした。D教授は、医師仲間から高い尊敬を集めており、思いやりがあるだけでなく広い医学専門分野にわたって判断能力を備えており、ベルリン在住の患者さんに限らず多くの人々から愛されるオーラを発散している人物でした。

わたしが初めてD教授と出会ったときのことは、今でもはっきりと覚えています。冠動脈疾患を患っていた年金生活の元高等学校正職員であったGさんを入院させて病歴を取ったばかりのことでした。Gさんの部屋を立ち去ろうとしたときに、Gさんはわたしを後ろから呼びました。「あなたのボスに、わたしが個人負担の患者だと言っておいてくれないか。では、さようなら」と言いました。その折、Gさんは窓の外を眺めながらベッドカバーを片付けて、ナイトテーブルの上に置いてある新聞に手を伸ばしていました。Gさんは、すぐに主任教授の診察を受けることができないことを心の底から気に病んでいたのです。

わたしは、Gさんのことを知らせようと思ってD教授を訪れました。「二四号室に先生の個人負担患者が……」。教授はわたしを遮って言いました。「個人負担患者？　個人負担患者というのは誰のこと？　わたしは知らないね。聞いたこともないね。君はどう思う？」D教授は、わたしが困惑していることをほんの少し見過ごしてから、やや無愛想に話を続けました。「この病棟にはいろいろな保険に入っている人たちが入院しているけれども、すべての人たちは例外なくその病気にとって相応しい治療と看護を受けているのです……。わたしが言っていることがわかるかね？　君が言っていることにも配慮しましょう。しかし、ここではわたしたちの患者さんはすべてが個人負担患者さんなのだよ……」。わたしは、不意を突かれたように感じていました。その言葉と表情や身振りには何か愛情がこもっていて魅力的でした。かつてこのような話をする医師に出会ったことは今までに一度もありませんでした〔個人負担医療費には特別に教授への謝金が含まれているが、D教授はそれを医局の収入としていた〕。

教授の回診は、患者さんと医師の間のコミュニケーションの見事なお手本でした。普通に行われているような検査結果やレントゲン所見の検討や投薬計画だけではありませんでした。そういう事柄は、患者さんの頭越しに飛んで行くだけで患者さんには理解ができません。そのような話は、病室の外で話し合われました。教授の回診は、実際のところ人と人との出会いでした。それらの出会いは、患者さんたちの伝記を辿るタイムトラベルと似ていました。その中には、ベルリンのクロイツベルク地区からやってきたたくさんの「無産階級の人々や小市民」がいました。彼らは、しばしば気分が滅入るような宿命を背負っており、物質的に貧しく、教育からは縁遠く、長年にわたる失業、生業《なりわい》を持たないための社会的孤立、暴力体験……。このような人たちは、肉体的、精神的な病気に罹る前から、冷酷な人生体験の刻印を受けており、誰かに手を取って導いて欲しいと願っているのです。

一生シーメンス〔ドイツの電気機器メーカー〕で白熱電球の生産に携わってきた六八歳のTさんは、窓際の三人部屋のベッドの角でうずくまっていました。Tさんには子供はなく、数年前には奥さんも心臓移植待機中に亡くなってしまいました。Tさんは、既に若い頃から息切れに悩んでいました。「あの子は、あんな風だと楽しむこともできないし、長くは生きられないかも」。これは、彼が初めて学校に入った時に、伯母さんが母親に話した言葉でした。そして、Tさんは、この言葉は、彼が入院した時に、最重症呼吸器患者に特有のスタッカートのような途切れ途切れの話し方でわたしに告げた言葉でした。うずくまったままで指の爪と唇は紫色をしていて、鼻からは酸素の管が彼のベッドの傍で鈍い音を立てている酸素ボンベに繋げられており、彼は、夜も昼もまるで魚が水を必要としているのと同様に、酸素に頼って過ごさなければなりませんでした。診断は、「悪疫質を伴う最重症肺気腫」でした。一呼吸、一呼吸が大変な力業でした。脚はまるでマッチ棒のようでほとんど筋肉は付いていませんでした。何十年も病気と闘い抜いて、それにもかかわらず人生に執着して生き続けて来て、今や絶望しながらそれでも希望を持ってD教授を頼ってきたのです。

わたしたちは彼のベッドを半円形に取り巻いていました。以前から何回も何回も入院しており、今回も入院しているこの最も重症な患者にどのような治療ができるのでしょうか。過去に行われた治療法や薬物投与ではもはや改善を期待することはできません。教科書的な知識のように、この場合はこの方法、さもなければ次の方法というような一括的なやり方を超えた方法で、彼の命を次第に取り去っていく病気に対してほんの少しでも耐えやすくすることができる何らかの方法はないのでしょうか。

わたしはD教授を疑いの眼で見ながら、教授がどんなことを考えているのか察知しようとしていました。ほとんど気づかなかったけれども、教授は下唇を嚙んでいました。何か良からぬこと、何か普通でないことをたくらんでいるようでした。それから、当惑しながらも期待に胸を膨らませている助手たちを真面目な顔をして見回しました。

それから教授は考え込むのを止めて、わたしたちの患者さんと向き合いました。「Tさん、わたしたちには考えがあります」。そう言って教授はTさんの肩に手を置きました。「新しい試みをやってみましょう。きっとあなたによく効くと思います。あなたがまだ知らない薬を出してみましょう」。Tさんの顔に一瞬微笑みが通り過ぎました。Tさんは、D教授の手を握りました。教授もTさんの手を握り返しました。

医師と患者の関わり合い――これは双方にとって微妙な領域です。教授の考えは、厳密に言えば、診断上や治療上の必要性を超えています。果たして医師が患者さんに関わることが容認できるのでしょうか。医師が患者さんに関わることが患者さんの権利の侵害になるのはどのような状況なのでしょうか。医師側の考えが、患者さんの権利の侵害になるのはいつなのでしょうか。一方、どのような状況で関わり合いが正当化されて、医師と患者の同盟関係にとって必要なことになるのでしょうか?この同盟関係は、健康の回復へのプロセスにとって、更に、患者さんが病気と共に生きることにとって必要なのでしょうか？　ここでは、明文化された医師の行動規範は役に立ちません。ここで役に立つのは、用心深く、慎重に、敬意を払って、導き出された直感なのです。このことが暗黙のうちに両者の関係に妥当性をもたらすのです。

病棟の廊下に出てからＤ教授はわたしたちに自分の考えを打ち明けました。場合によっては、患者さんの利益のための勇気、既に踏み固められた道から離れる勇気が必要です。呼吸困難には疼痛と同じ性質があります。最近の『呼吸器疾患ジャーナル』（*Journal of Respiratory Disease*）に面白い症例報告が出ていました（Ｄ教授は、毎朝七時から八時まで自分の部屋でタバコをくゆらせてコーヒーを飲みながら、最新の医学雑誌の情報に眼を通していました）。「この患者さんに今日からモルヒネ[*1]を飲んでもらいましょう。ほんの少量です。モルヒネ二・五mgを一日二回、朝と夕に投与してみましょう。もちろん、その効果については厳密に観察してしっかり記録に残しておかなければなりません。このことについて、あなたたちはどう思いますか？」

わたしたちは唖然としていました。肺の病気にオピオイド（麻薬性鎮痛剤および関連合成鎮痛剤の総称）を使うなんて？　この薬物は、潜在的に呼吸抑制作用があるので、このような場合では適応がないのではないでしょうか？　しかしながら、Ｄ教授の期待は現実となりました。Ｄ教授は、勇気のある医師であると同時に確実な知識に基づいて考えを先に進めることができる偉大な思想家でした。モルヒネは、患者さんから痛みを引き離します。それならば、患者さんから息苦しさを引き離すことができないはずがないのではないのでしょうか？

数日後には、Ｔさんは以前と比べると見違えるようになっていました。見たところ相変わらず苦しそうでしたが、それでもTさんは笑っていました。「こんなに楽に息ができるなんてもう長い間なかったことです」。Tさんは、ふうふうしながら小さな声で囁きました。「みなさん、ありがとうございます」。

誠心誠意を尽くして

もしそれが患者さんにとって本当に利益が約束されているならば、患者さんのために考えられるすべてのことをする準備ができているだけではなく、加えて大胆で断固とした態度と一対となっている模範的な責任感——D教授は、このことを教授に選任された直後の一九七八年にある患者さんに対して立証しています。この患者さんはわたしたちの病棟にしばしば訪れて歓迎されていたお客さんでした。六八歳のS医師はノイケルン在住の「かかりつけ医」です。謙虚で愛想の良い人でしたが、かなり強情なところもありました。S医師は高血圧と不整脈を患っていました。この病気のせいで胸腹部にまたがる大動脈瘤ができていました。この動脈瘤は、破裂する危険性があったので、できるだけ早く手術をする必要性がありました。この手術は、いわゆる、胸腹部にまたがって延びている動脈瘤を胸腔と腹腔を同時に開いて、人工心肺装置を用いて、長く太く大きな動脈瘤を全部切除してそのすべてを人工血管で置き換えるという大変複雑な手術です。当時、このような手術はドイツでもほかのヨーロッパのどの国でもできませんでした。この手術ができるのは、アメリカのヒューストンにあるテキサス心臓センターだけでした。そこには素晴らしい革新的な心臓血管外科医のデントン・クーリー医師がいて世界の心臓血管外科のメッカとなっていました。

S医師は、このような大動脈瘤を持っていながら肉体的にも精神的にもかなり良いコンディションだったので、D教授は長い話し合いをした後で手術を受けるように薦めました。S医師は、手術を承諾しました（何年も経ってから、S医師はわたしにD教授との話し合いについて話してくれました。この話し合いで、S医師は嬉しくなり、すぐさま手術を受ける気持ちになったそうです）。

「すまないがこの電話をアメリカのヒューストンにあるテキサス心臓センターのデントン・クーリー教授に繋いでくれないかね？　で、ベルリンの地方健康保険組合理事長のMさんにも回して欲しいね」。D教授は、さりげない口調で秘書のGさんに告げました。

引き続き起こったことは、驚くべきことでありかつ喜ばしいことでした。S医師はいきなりヒューストンのクーリー教授から手術予定日を知らされ、またベルリンの地方健康保険組合は、全くそのような義務はないにもかかわらず、手術費用と旅費を出してくれることになったのです。D教授は、言葉巧みに論証しました。とりわけ健康保険組合のイメージを良くするために、際立って巧妙で賢い駆け引きをしたのです。D教授はこのことをメディアが取り上げるように働きかけると話を持ちかけたので、健康保険会社の責任者の譲歩を引き出して、費用を捻出させることに成功したのでした。抜群の人格を持った医師による今までに例を見ない感嘆すべき大博打が成功したお陰で、S医師は、更に一六年の長きにわたって、幸福な人生を獲得することができたのです。わたしは、そのことを知ってから親身になって世話をしてくれる情熱的なD教授の一面を学んだのでした。

D教授は、二〇世紀の七〇年代から八〇年代に広範な領域で広がりを見せたテクノロジーが医学の可能性を高めたことに確信を持つことに決してやぶさかではありませんでしたが、同時にその限界についてもよく知っていました。D教授は、自分が救命延命を主としている医師であるだけではなくて、それと同時に、今日「緩和医療」と呼ばれている領域の事柄も当時から実践をしていました。もう治すことができない病気には、いつかは逃れられない時期がやってきます。その際には、残されている人生の時間の長さにかかわらず、苦悩や苦痛症状を和らげることが治療の目的になります。「人間の生命の維持それ自体が目的となってしまえば、それは直ちに非人間的な行為になってしまう」。このことは教授の命題の一つでした。意味のない治療を行うことは、教授の意に沿うことではありませんでした。数えきれないほどの機会を通して、教授は助手たちに医学的治療の限界について認識するように導いていました。患者さんが特に危機的な状況にある場合には、常に次のような質問をしていました。「予定されている診断や治療方法は、最重症の患者さんにとって果たして本当に役に立っているのだろうか？　ただ単に苦しみを深めるだけで死に赴くプロセスを長びかせているのではないだろうか？」教授は、このような問いに対してはっきりした答えは多くの場合で困難であっても、医師の行為が反射的に行われることがないように、もっぱら延命のために奉仕するものにならないよう防ぐための質問でした。

　患者さんへの「ルーティン業務」は、慣例になっています。「ルーティン」という言葉は、D教授にとっては身の毛がよだつような言葉でした。「ルーティンという言葉は思考麻痺と同義語です」。教授が放った誠心誠意を尽くすという言葉を記憶にとどめているのは、わたしだけではないでしょう。その後、わたしはD教授のような誠心誠意を尽くして治療に当たる医師の姿に出会ったことがありません。この誠心誠意を尽くすという理念はしばしば引用されますが、D教授のように真面目にこの理念と取り組んだ医師を見たことはその後二度とありませんでした。一度決定したプロセスを一時中断すること、自分の振る舞いを批判的に問い直すこと、間違いや失敗を公表してそこから何かを学ぶこと、これらこそD教授にとっては模範とすべき座標軸でした。その座標軸の中にだけ医師としての行為の倫理的基礎を見出すことができるのです。

特に危機的な患者さんがいた場合、教授は何について話すべきかを心得ていました。D教授は、集中治療には拷問のような側面があることについて自分自身が休暇でスキーを楽しんでいる時に肋骨の複雑骨折を体験して知っていました。教授は、一四日間、人工呼吸器に繋がれていました。この経験は教授の心に深く刻み込まれており、同時に医師として心に深く刻みこまれた残酷な経験となっていたに違いありません。D教授は、このことについて何回も繰り返して話していました。患者は、裸で完全に動けなくされて十字架上にはりつけにされたようにまったくの運動麻痺状態におかれています。そうしなければ人工呼吸はできません。教授は、しっかりと鎮静されていない状態を何回も繰り返して体験していました。無防備のまま眼が醒めていれば、胸が受動的に膨らむのを体験しなければなりません。話したり叫んだりしたくても何もできません。かすかな声さえ出せません。自分の腕や脚を見ることはできても、何も感じることができません。まぶたを閉じることもできません。ベッドの頭ごしにシュッシュッと絶え間なく音を立てている人工呼吸器の音を強制的に聞かされるのです。完全に物体として扱われるのです。針を刺す、体を触る、回転させる、包帯を巻く、手や足の爪を切る。言葉をかけられても、誰もD教授の答えを期待して言っているわけではありません。このような責め苦は、D教授の眼には拷問以外の何物でもありませんでした。

「信じてください！　もしも可能なら自殺をしたでしょう」。これは、D教授が激昂して口走った言葉ではなく信頼すべき言葉でした。D教授は、自分が主宰する集中治療センターでも、このようなことが決してないとはいえないと考えていました。患者さんが不必要に苦しむのを見ることほど、教授を怒らせたり腹を立たせたりすることはありませんでした。朝の回診で人工呼吸を行っている患者さんのベッドで、最初に口をついて出てくる最も大切な質問は、「患者さんは、本当にしっかり鎮静されているでしょうね？」という問いでした。そして、他の患者さんについても、「この患者さんを普通の病室に移せない理由は何ですか？」といつも訊いていました。

「わたしの人生はここにはない」

D教授は、どこを取っても説得力があってうっとりとさせられるような医師でした。D教授と同僚の診療部長たちも、そのほとんどが、それぞれの専門領域の代表者として好感が持てて経験豊かで尊敬に値する人物でした。しかしながら、そのような人たちと比べて、例えばある外科部門の部長であったK教授は全く対照的でした。彼は頬がこけて無力性体質で、声が小さくて過度に用心深く、几帳面で、何か精神的に苦しんでいて諦めの境地にいるような雰囲気を醸し出していました。病院の官僚主義が度を越えていること、低いケース・ミックス・インデックス[*2]のこと、自分の部署の予算が乏しいこと、老朽化した麻酔器のこと、病欠とか妊娠して休んでいるスタッフの仕事を埋め合わさなければならないことなどについて、何回も何回も嘆き訴えていました。自由な時間があれば、彼は潜水をしたり写真を撮ったりしていました。ある時、わたしは専門的な質問で彼の執務室を訪れました。いろいろ話し合いました。彼はわたしに、紅海で撮った素晴らしい海底写真を眼を輝かせて感動に震えた声で見せてくれました。写真のアルバムを見終わったときに彼は言いました。「先生、わたしはね。できるものなら明日と言わず今日にでもこの仕事を辞めたいと思っているのだよ。君だってそうではないの？」わたしは黙っていました。わたしはそのようなことは全く考えていませんでした。彼は不幸せなように見えました。彼は、何かを間違えたに違いありません。どうすれば、何十年もの長い間、喜びもなく、感動することもなく、医師を続けることができるのでしょうか。

ソーシャルワーカーと結婚して一人の娘さんの父である同僚のK教授は、数十年間にわたって救急救命室で働いていました。几帳面で頼りになる同僚でしたが、平凡な人物で本人に言わせれば「無味乾燥に仕事をこなしているような勤務」をしていました。早出の時には、ぴったり午前七時半に出勤して午後四時には家に帰りました。自分の勤務時間が終わる直前で診察を後回しにできない場合とか、救命救急センターがフルに動いている場合だけ新しい患者さんの診察をしました。K教授は、勤務時間が終わりに近づくと白衣のボタンをはずして病棟のキッチンの窓の傍で時計を見上げてタバコに火を付けていました。ある時、病院を去る直前になって「わたしの人生はここにはない。わたしの人生は、ここのような痛みや悲惨のたまり場のような場所ではなくて、家族と一緒にいる家庭か趣味の地下室か運動場にある」と短い言葉を発しました。毎日毎日、自分の職務に何の喜びも見出せないで過ごせるなどということは、わたしには奇異なことでした。

第3章　わたしは「君」になれる？——人間性は習得できる？

医学教育の現場では、共感能力についての扱いは極端に排除されてきました。それに替わって登場したのは、病理像と客観的所見です。ここでは、患者さんは、場合によっては感情のない対象物として距離をおいて客観的に観察されるモデルの役割を演じます。わたしたちは、どうすれば共感能力を取り戻すことができるのでしょうか。どうすれば、患者さんと患者さんの苦しみを再び医療行為の中心に取り戻すことができるのでしょうか。著者は、病棟医であった時に共感について初めて直接的に自覚する体験をしました。

「おじいちゃん！　僕の声聞こえる？」

七九歳のKさんは、左脳の広範な血管障害、すなわち脳卒中で、既に一〇日前からわたしの病棟のベッドに横たわっていました。脳卒中とは、血栓によって脳の血管が閉塞した場合か、動脈硬化でできた血栓が、体の他の部分から脳の血管に飛んで血管を塞いだ場合か、あるいは、その血管が破れて出血が起こって脳の組織を圧迫した場合に発症します。数年前までは、閉塞した血管が自然に再開通する場合にのみ、症状が改善する見込みがありました。今日では、心筋梗塞の場合に閉塞した冠動脈を再開通させるのと同様に、薬物によって脳の詰まった血管を再開通させることができます。しかしながら、この治療は血管が詰まってから数時間以内に行わなければ効果はありません。

Kさんは眼を開けていました。しかし、入院した時から話をすることはできませんでした。Kさんが、果たしてどの程度周囲のことを認識できているのか、どの程度までわかっているのかについては、神経内科医でさえよくわかりません。Kさんは点滴を受けており、何種類かの薬が投与されていました。女性の理学療法士が定期的に訪問して、Kさんの筋肉の拘縮を防ぐために腕や脚を動かしていましたが、ほとんど改善は見られませんでした。Kさんのところには、毎日のように子供さんやお孫さんが来ていました。子供さんやお孫さんたちは、Kさんのことが大好きだったので、Kさんから何らかの反応を誘い出そうとして絶えず小声で話しかけたり撫でたりしていました。

病気に罹る前のKさんは、健康状態も良く容体も安定していたので、ご家族はなかなかこの重大な病状を受け入れることができませんでした。介護施設に入居することは決まっていましたが、その前に胃ろう造設を願い出ました。それに賛同したわたしは、割り当てられている三人の学生臨床実習生にこの小さな手術の準備を任せました。短時間の麻酔で内視鏡下でこの小手術を実際に行うのは、お隣の消化器科病棟の同僚でした。

この三人は、Kさんのような最重症患者をこれまで見たこともないし、診察をしたこともももちろんありませんでした。この三人にとっては、胃ろうを造ってから介護施設に移る予定のこの意識のない患者さんに、もう一度聴診器を当てて心臓や肺の聴診を行ったり、血圧を測定したり、尿が膀胱カテーテルを通って流れ出ているかどうかを確認したりするなど、Kさんのカルテを見てこの患者さんについて勉強することに興味を持つとは決して思えませんでした。むしろ、途方に暮れて困惑しているように見えました。コミュニケーションが取れない患者さんとどのように対応したら良いのか見当さえつかなかったのです。三人のうちの一人が患者さんの耳元で言いました。「おじいさん！　わたしの声が聞こえる？　聞こえない？　残念だね！」三人は笑いながら冗談を言い合いました。ちょうど、この三人が患者さんの部屋を出ようとした時に、ベッドと窓の間の壁に掛かっている絵に気が付きました。ベッドの上に横たわっているおじいちゃん宛に孫たちが色鉛筆で画いた絵があり、その上には字が書いてありました。そこには、「おじいちゃん！　元気になってね！　トーマスとイナより」と書かれていました。この三人は、その途端に冗談を言うのを止めて真面目な顔つきになりました。部屋を出る時には、もはや冗談などは言わなくなっていました。その瞬間、この絵を画いたお孫さんとこの高齢重症患者への「直接的な共感」が三人の学生にとって手の届くところまで近づいていたのです。

共感という言葉にはさまざまな意味があるので、なかなか理解しにくく謎めいたところがあります。この言葉は、哲学者、芸術家、神経学者やメンタルトレーナーを魅了しています。しかしながら、医師は、共感という言葉とそれが意味するところにあまり興味も好意も抱いていないようです。医師の義務は、患者さんとの関係において平静で冷静で沈着であることです。共感？　医師の中には、これを「妄想」程度の代物だと思っていたり、別の医師にとっては「アブラ・カダブラ」という呪文くらいの代物だと思っています。しかし、最近になって「共感能力ゼミナール」が医学教育の一環として開催されるようになり、学生もよく参加するようになっています。共感はわたしたちを助けてくれます。共感能力自身を知ることは、わたしたち自身の感情も知らせてくれるからです。「用いなければ忘れてしまう」"Use it or lose it" という古い格言には、まさに医師の教育にとって大きな意味があります。医師に共感能力の価値を教えることに早すぎることはありません。

共感能力は妄想などとは全く違います。この能力は、わたしたちが知覚している対象について単なる対象物以上のものを伝えてくれます。更に言えば、共感能力は、わたしは「君」になれるかもしれないという認識を呼び起こしてくれます。この認識は、同時に心情や感情の動きを呼び起こし、相手方にとっては助けを求めても良いという刺激を与えることになるのです。共感能力はヒューマニズムに基づく医師としての資質形成の基盤です。このことは、患者さんの治療やケアを使命とするすべての職業に当てはまるものでなければなりません。

早すぎた経験

それは一九五七年のクリスマスのことでした。わたしの両親が、三匹の金魚と数cmの長さのヘラナマズが入ったフットボール位の大きさの丸いガラス製の水槽をわたしにプレゼントしてくれました。わたしは嬉しくてたまらなかったので、クリスマスの最初の日の午前中一杯を、冬の太陽の光に照らされていた台所の窓敷居の前で過ごしていました。その水槽には、砂利、カナダ藻、凝灰岩が備え付けられていました。昼食の用意をしていた母親は、オーブンで焼き上がった若鶏をお祝いの飾り付けがしてあるテーブルに運ぶようにとわたしに言いました。ことが起こったのはその瞬間でした。鶏肉の入った熱い丼鉢をテーブルの上におこうとした瞬間、不用意にも窓の敷居の上のガラスの球形水槽に丼鉢が触れてしまいました。水槽は大きな音をたてて窓の敷居から床に落ちて砕けてしまいました。レンジと台所の戸棚との間にできた水たまりの中に、金魚やガラスの破片や砂利や水草が落ちていました！　隣の部屋から、二人の姉妹と父親が母親の短い叫び声を聞いて入ってきました。「金魚は大丈夫？　ガラスの破片に気をつけて！」わたしは取り乱していました。わたしたちは緊張のあまり黙りこくっていました。橙色の波形模様の床を這うようにして金魚を探しましたが、床の模様が邪魔になってなかなか見つかりませんでした。ほんの小さな水溜りの中で、空気を求めてあえぐようにじたばたして気付かせようとしている金魚をやっと見つけました。金魚は死からのがれることができました。しかし、わたしが気に入っていた小さいナマズは見つかりませんでした。ナマズに残された時間はせいぜい数分しかないことは全員がわかっていました。わたしの心臓はドキドキしていました。何回も、何回も、床をくまなく探しました。ばたばたともがいたり、ふうふうとあえいでいるナマズは見当たりません。自分では一五分位探したように感じていたので、そろそろ諦め時かと思っていました。しかし、わたしがテーブルにつかまって立ちあがろうとして眼が窓の敷居の高さになった時に、観音開きの窓の一方の下の排水溝でわずかに動いているものが目に入りました。ナマズです！　しかも生きているではないですか！　ひげを生やした小さな口を一杯に開けていました。わずかばかりの水がナマズの命を長らえさせていたのです！　家族がほっとしているのを背後に感じながら、わたしはナマズを注意深くスプーンに移して、ナマズが落ちないようにその上に手を置いて、サラダボウルの中にいる仲間たちのところに帰しました。

その時、わたしは生まれて初めて生きとし生けるものに対する深い連帯感を感じました。他の被造物について心配している自分に気がついたのです。他の被造物が死んで亡くなっていくのを受け入れるのは鳥肌が立つ思いでした。わたしは深い幸福感を味わっていました。同時にこの小さなナマズの命を長らえさせたことを少々誇りに感じていました。同様の瞬間を味わったことは、わたしのその後の人生の中でもほとんどありません。ひょっとしたら、この子供の時の小さなエピソードが、後にわたしが人を助ける仕事につく決心をするにあたって早い時期の刺激となっていたのかもしれません。

科学の報酬としての無感覚？

さて、医学の話に戻りましょう。医学教育の現実はどうでしょうか。大学では学生に科学を教えます。すなわち、客観性、先入観に捉われずに対象を冷静に観察するために、敢えて不必要な精神的距離感を教えます。その結果、特権を与えられた職業に就いているという自尊心を育んでいき、なおさら患者さんとの距離を大きくしていきます。このようにして、糊付けされた医師の白衣の力と医師の仕事机は、更に大きな砦となって患者さんとの距離は離れていきます。このような道を辿るならば、一体どのような不幸が待ち受けているのでしょうか。

職業教育の始めの頃には、少なからぬ数の医学生は病院での医学研修[*1]に高いモチベーションを抱いており、正真正銘の共感能力が沸々と湧いています。患者さんと向かい合って助けてあげたいと思っています。しかしながら、大学で勉強しているうちに、時間が経つにつれて、このような心の働きは追い払われてしまいます。医学生は、自分の感情を覆い隠すだけでなくて、更に自分の感情を抑え込むことを学んでいくのです。このようにして、時の経過と共に、或る種の心の平静さを学んだ結果、回り道をしないでまっすぐに無感覚になっていくのです。その原因は、解剖学とか分子遺伝学とか生化学とか生物情報学などの事実と過程にウエートをおく「死んでいる」学問に比重が置かれているからです。学生たちの注意と情熱は、必然的に病気自体と可視化された病理像とそのプロセスに焦点を当て続ける結果、人間全体に焦点が当たらなくなり、人間である患者さんそのものが置き去りにされるのです！

医師の教育は、まずは人間の死体から始まります。医師の教育は受け身の「患者」を解剖することが最優先されています。このことによって、観ることのほうが聴くことよりも優先されていきます。死体が苦痛や苦悩を嘆き訴えることはありません。死体は喋らないので、その声に耳を傾ける必要はありません。ここに医師の訓練の萌芽があるのです。ここに自然な感情の動きを見失う萌芽があるのです。このことは、自分自身を疎外することに他なりません。現象や画像の力は、その後の医師としての成長と歩みを硬化させてしまいます。現在の医学は画像や数字なしでは考えられません。医師は、超音波画像、レントゲン画像、ＭＲＩ（磁気共鳴画像法）、ＰＥＴ画像（がん検査）、内視鏡で直接的に視た画像や生体組織の顕微鏡画像などを見ることのトレーニングを受けて、医師としての物の見方を形成してしまうのです。これらは、構造、システム、プロセスを示していますが、患者さん全体の一部を示しているに過ぎません。決して全体を示しているわけではありません。患者さんが自分で体験し表現しているすべての事柄のほんの一部しか示されていないのです。

臨床医学では、ほとんどの場合で患者さんのことを「症例」と呼んでいます。症例の背後に隠されている人間については何も言いません。医学的な所見や医師の報告書は、客観的ですが無機質です。そこには、医師が診たり測定したりした事柄だけが表現されています。画像、カーブ、数字が病気そのものを示しているだけではなく、医師はそれらの所見から病気を理解し体験しているのです。診て測定した事柄が特別に重要なのであって、患者さんから告げられたことや話されたことはそれほど重要ではありません。病歴に耳を傾けることは、なかなか厄介で多くの場合時間がかかり過ぎます。眼は耳よりもより早く効率的です。今日の臨床の現場では効率こそが重要課題なのです。

個人個人の患者さんは、いわば「モデル」と見做されています。病院では、患者さんは教育目的の教材として見せる対象であり、病気を説明する役割も担っています。このことは現在も二〇年前も変わっていません。「二一八号室の患者の肝臓には、肝硬変による「粗大結節」があります。今見ておかないともう再び診ることはできないでしょう。この患者さんはすべての皮膚病変を備えており、手本とすべき所見です。「手掌紅斑」「クモ状血管腫」「エナメル舌」「メズサの頭」「女性化乳房」など何でも揃っています。この男性患者さんはすべての所見を示しています[1]」。

医長は、約三〇分前に、その男性患者さんに対して、三人の若い助手が約一五分間診察をさせていただきたいから許可を与えて欲しいとお願いをしていました。その数分後に、わたしたち四人は、患者さんのベッドの周りに医長と一緒に立っていました。医長は、無言で勢いよく患者さんの毛布を剝がしました。患者さんの両脚の毛が生えていない色褪せた皮膚と膀胱カテーテルが見えました。そのカテーテルは、両脚の間にある薄緑色の短い病院肌着でぎりぎりのところで覆われている性器から、ベッドの外側に吊るされている尿袋に繋がっていました。

「この著名な繊維性結節に触れてみてください。右の肋骨の下のこの部分です。肝硬変でこれだけ印象深く触れることは稀です！」わたしの隣の助手は、疑い深そうな様子で病気のために女性の乳房のようになっている患者さんの胸（女性化乳房）と特に両鎖骨下に数多くみられる小さな肝臓病由来の星印（クモ状血管腫）を診察しました。わたしの向こう側の助手は、はち切れそうに膨らんだ環状の皮膚静脈「メズサの頭」が臍《へそ》を取り巻くように走行しているのを診て驚いていました。わたし自身と言えば、不自然に赤くなった手の掌「手掌紅斑」に見とれていました。ベッドの頭側にいた女性の同僚だけがわたしたちの実物教材である患者さんとコンタクトを取った唯一の人物でした。彼女は、素晴らしい「エナメル舌」を見せていただいてありがとうございましたとお礼を言いました。

患者さんは、初めは困惑した表情でした。その後は、気分を害した様子で、自分の重症な病に由来するさまざまな徴候が点検されることに耐えていました。自分の体を触診したり指でさわって調べたりしている連中とアイコンタクトを取ろうとむなしい努力をしていました。

どうすれば共感能力を取り戻せるのか？

共感能力を伝授することはできるのでしょうか。それは天性の贈り物なのでしょうか。それともある種の器用さなのでしょうか。医師はどのようにすれば、より多くの共感能力を身につけることができるのでしょうか。この設問をもっと正しく表現すれば「今日、医師と患者さんの関係において、かつてなかったほど希薄になっている共感能力を取り戻すには、どのようにすれば良いのでしょうか？」と言わなければなりません。研究結果によれば、わたしたちの脳の構造とほとんどのシナプス〔神経のつなぎ目〕は子供の頃に発達を遂げますが、その後も認知能力と感情の働きは、新たなシナプスが形成されて徐々に変化を遂げ得るという説得力のある指摘があります。そのためには、豊かな人生経験を積んでおかなければなりません。数限りないほどの内容豊富な人生模様やその運命について、更には、虚構の世界についても眼を開いておかなければなりません。小説を読んだり、さまざまな物語に熱中したり、絵画の鑑賞に没頭したり、最終的には、新たな役割が課されたときに、そのことについていち早く対応できる力をつけて、自分自身の気構えを整えておく必要があります。

　例えば、トーマス・マン、マルセル・プルースト、フョードル・ドストエフスキー、最近では、クリストフ・シュリンゲンズィーフやヴォルフガング・ヘルンドルフの作品の中に出てくる偉大な苦悩者が病んだ病気についての歴史を読んでみればよくわかります。このような病跡学《パトグラフィー》の対象となった作品を読んでみて改めてわかることは、現在の医学が教える画像と数字でぎゅうぎゅう詰めにされている病像理解に加えて、病気と共に生きるというもう一つの世界、病気を体験するというもう一つの世界があることがわかります。それと同様に、このような世界自体が、その真実とその意義を主張することができる世界であり、主張しなければならない世界なのです。実際に体験した病気とその病気の客観的な所見は、お互いに排除しあうのではなくて、むしろお互いに補完しあう関係です。医学的な治療は、理想的にはこの両者を組み合わせて行われるべきです。なぜならば、このような組み合わせによってのみ、患者さんと医師の間に良好な関係が構築できるのであって、その結果として実りある治療が導き出されるからです。

ですから、患者さんとよく話し合いましょう。患者さんの声に耳を傾けましょう。無意味な日常生活からの逃亡を企てる青年を主人公とした小説『さようならウサギ』（*Rabbit at Rest*）を書いたジョン・アップダイクは、その小説の中で心臓発作の症状について描いており、更に、乾癬[*2]を持った愛人がどのような状態であったのかについて教科書よりもよく描写しています。講義はしないでください！　もっとディベートをしましょう、もっと感動しましょう！　医療の中で医師が感動を覚えることは、脳のドーパミン受容体について考えさせられるだけではなく、そこにはもっと重要な意味があることを悟りましょう！

医師の考え方はあまりにも二元論に偏り過ぎています。細胞の性質が悪性か良性か、検査結果の値が病的か正常か、高血圧か正常血圧か、健康か病気かといった具合です。しかしながら、良い医師は、アナログ思考を無視しません。良い医師の治療は、アナログとデジタルの両方の考え方を用います。科学的に考えるだけではなく、患者さんの病歴や患者さんの人生の物語を取り入れて考えます。合理的な判断と同時に直感的な理解を大切にします。

今後十年か二十年も経てば、いわゆる「ルーティン診断学」は全面的にコンピューターに委ねられていることを思えば、医師の共感能力の価値がいかに高い資質であるかが明らかになるでしょう。ＭＲＩにはコミュニケーション能力もなければ同情心もなく、人間的な顔をしていません。人間だけが心の動きを表現することができるのです。人間だけが共感能力を持っているのです。

わたしの女友達で患者さんでもあるアンネ・モルネヴェーク－コッホさんは、このような事柄のお手本となる生き方を示してくれました。何年も前のことですが、彼女の夫で哲学者で心理学者のクラウス・コッホさんは、長く厳しい闘病生活を経て自分で選んだやり方で死と対峙しました。この間、わたしは、彼女に寄り添っていました。彼女は、けなげに真っすぐに立っており、自分に割り当てられた運命を自ら心静かに受け止めて笑顔を見せていました。この態度は、彼女が夫の人生の終焉を受け入れていたということです。このお二人の死に方は、わたしを深く感動させました。このお二人が、自分の死と向き合った豪胆さと優美さはわたしにすぐに伝わってきました。そして、年齢を重ねるに伴って、わたし自身の考え方や医師としての死に対する個人的な態度を更に一新することができました。病気や死を避けることができないことを想えば想うほど、内面的な冷静さ、落ち着き、泰然自若とした生活態度が、わたしの心の中に育まれてきました。そして、現在わたしが望んでいることは、このことを他の人たちに伝えることなのです。

患者さんたちは、いろいろな形で自分の人生と自分の病気について伝えてきます。寡黙な人もいれば口数の多い人もいます。ある人にはむきだしの苦悩が顔に刻み込まれており、ある人は見かけは平然としているけれども実際には非常に大きな不安に襲われています。多くの場合、話された言葉よりも身体言語の方がより多くを物語っています。ある人は、不意に用件を切り出したり、前もって自分でインターネットや本で調べた診断名を差し出したりします。別の人は、もう自分は既に末期がんに罹っているので何をしても助からないとしょんぼりと話してくれます。

医師が患者さんの人格に関心を払うのは当然です。患者さんの心を察することを学ばなければなりません。それだけではなくて、今日、大都市の病院で働いている医師は、自分の患者さんが特殊な社会的文化的背景を持っているかどうか知っておかなければなりません。孤独な独居老人、長期にわたる失業者、同性愛者、性同一性障害者、薬物依存者、売春婦、日中は自由に行動できるけれど夜になれば刑務所に戻らなければならない囚人のことなど、社会的に冷遇されているグループの人たちについて知っておくことは、医療行為や助言を上手に行うためには必須の前提条件です。とりわけ、このことが一層大切な患者さんは、ロマやシンティ[*3]など異文化圏の患者さん、拷問の犠牲者、政治的抑圧を受けた経験を秘めている旧ソ連圏の患者さん、更に言えば、「ホロコースト」と出合った経験を持っている患者さんではないでしょうか。

Gさん、囚人六〇五九号

回診の後で医長がわたしに言いつけました。「この男性老人は原因不明の呼吸困難患者です。急いで入院させなさい。その後、すぐに手術室に入って胆のう摘出術を手伝ってください。レントゲン写真を持ってくるのを忘れないように!」

いつも、急いで、たくさんのことを同時によく考え、非のうちどころがないように行うこと! できるだけ質問はしないこと! 大切なことはいつも微笑んでいること! 医長は部下にそうすることを望んでいました。

患者さんは肌着とパジャマ姿でベッドの角に座っていました。初めから不信感を漂わせながら、わたしの質問に答えたり診察に応じたりしていました。その時には、わたしは何も気づいていませんでした。急いでいたからでしょうか。この間、患者さんは、わたしの一挙一動を入念に観察して聴診器と神経反射診断用ハンマーを疑い深くじっと見ていました。「先生、注射はしないでしょうね？」と眼を大きく見開いて不安げな声で尋ねました。わたしは狼狽していました。「今日は注射はしません。明日かもしれません。あなたの肺には水が溜まっています。注射をすればその水を体の外に出せるので息苦しさは取れるでしょう」。

「明日ですか？ どうしても注射をしなければいけないのですか？ 注射を止めることはできないのですか？」老人の声には、哀願するような響きがありました。「リンツの隣のハルトハイム[4]です。何のことかわかりますか？……生まれつきの癲癇《てんかん》持ち……何回も注射……」老人は躊躇しながら自分の左の前腕を見せました。そこには、囚人番号が刻み込まれていました。

老人の病室を出てから手術室に入り、手術中にハーケンを引く助手の仕事をするために手術着に着替え終わった時、ふと、わたしの頭をよぎりました。あの老人が、何を患って、どのような運命を脱出してきたのかが薄々わかってきました。あの老人を診た医師は、呼吸困難を理由に患者さんを紹介してきたのですが、実情は、あの老人にとっては、呼吸困難よりもはるかに底知れぬほど深い悩みは、注射に対する恐怖でした。老人の体には、注射ほど取り返しのつかない残酷な実験はないと刻み込まれていたのです。注射を行っていたのは医師でした！

「客観的所見」を重要視する教師らに訓練されて育った医師は、腹痛とか呼吸困難の症状が肝臓に由来する病気だとわかっても、患者さんのバイオグラフィー（生活歴）に由来する悩みや命に関わる病気であることを受け入れることはあまりありません。ある医師にとっては、自分の眼に見えていて、治療ができる病気の経過だけから診断を付けており、患者さんの全体像を度外視しています。アメリカの医師リチャード・J・バロンは、患者を医学的治療から村八分にしている状況を「患者さんは括弧の中に入れられている。そうしなければ治療ができないから」と表現しています[2]。病気であると告げられた患者さんの人生にとっては、病気の苦しみと病気の症状とを区別して考える必要があるのですが、このことが病気を克服するために決定的な要因であることを理解している医師は、ほんのわずかしかいません。

第4章　患者は顧客？——医療における古い言葉と新しい言葉

病気の体験に耳を傾けることと治療法についての知識を伝えることは別物です。人間的な医療にとって本質的な要素は、適切な言葉で正しく話をすることです。しかしながら、今日の医療は、専門用語と隠語をちりばめたような医療関係者の言葉に加えて、商売人が使うような特殊な言葉を使っており、経済優先のリスクにさらされています。この状況は、包括診療（〝まるめ〟）という見出し語に象徴されます。包括診療は、患者さんの診療を蝕んでいます。包括診療は、患者さんの尊厳を失墜させるだけでなく、医師と患者の理想的な信頼関係を損なうと同時に、医療が営利追求型へと移行していく先駆けの狼煙《のろし》です。著者は、このような人間の尊厳を傷つける屈辱的な新定義について至るところで体験しました。

「心電図（EKG）、それとも、心臓電流カーブ」

もう三〇年以上も前のことですが、医学の勉強を始めるに当たって、わたしは新しい医学専門用語を習得することに多くの時間を費やしました。専門用語の多くはラテン語に、その一部は古代ギリシャ語に由来しています（わたしは、ギムナジウムでラテン語とギリシャ語の授業を受けていたので、そのことが多少は役に立っていますが十分とは言えません）。

医学用語の概念や名称をドイツ語で十分正確に表現できるにもかかわらず、ドイツ語がほとんど用いられていないことにわたしは決して納得がいきませんでした。ドイツ語で言えば「心臓電流カーブ」がなぜ「エレクトロ・カルディオグラム」（Elektrokardiogramm）にならなければならないのでしょうか。なぜ「肺炎」が「プノイモニー」（Pneumonie）というギリシャ語由来の言葉でなければならないのでしょうか。まったく同じ意味なのに、なぜ「胆嚢炎」が「ヒョレチスティティス」（Cholezystitis）という舌を嚙んでしまいそうな言葉になるのでしょうか。病理医は、率直に「死後硬直」と言えばよいところを、なぜわざわざ「リゴール・モルティス」（rigor mortis）というのでしょうか。

言葉は何かを説明していますが、同時に言葉には表と裏があります。医師の父権的独断とか気取った態度が通用していた頃の古典的な例は、有り難いことに医師の自己理解が時代と共に変化してきたので、現在では稀にしか見かけませんが、その一方で、医学所見は、患者さんの前では暗号化され、医師の行動や振る舞いも暗号化されています。指導医は、回診の時に、わたしがある患者さんのべッドの傍で指示を出す際の振る舞いを見て、「イド・ミヒ・ノン・オプティウム・ヴィデトゥア」（id mihi non optimum videtur）というラテン語を使って「それは最適な方法とは思えない」と批判しました。この指導医は、ある患者さんの感情が動いて、そのあげく泣きだしたりした際には「アフェクト・インコンティネンツ」（Affekt inkontinenz, 感情失禁）というラテン語の言葉を好んで使っていました。患者さんが、自分の具合が悪いと大袈裟に訴えたり医療者に苦情を述べたりすれば、「アグラヴァティオ」（Aggravatio, 誇張症）と書き入れて、更に、「カーズス・アンテ・フィーネム・エスト」（Casus ante finem est, 死期が近い）ことを見定めた後で、それに続いて「テラピー・ヌラ」（Therapia nulla, 治療法なし）と書き入れました。

「ドル箱患者」と「みじめ患者」

医学を学び始める者は、誰でももう一つの別な外国語を熟知していなければなりません。ギリシヤ語由来の「アルテリエ」（Arterie, 動脈）と同じ意味のドイツ語は拍動する血管「プルスアーデル」（Pulsader）のことです。同様に、新たに病院で使われるようになった「顧客」（Kunde, お客様）には、何百年も継承されてきた「患者さん」（Patient）という言葉とは何か違った意味合いがあります。このようにして、「医師」は健康保険や、病院やメディアで使われる言葉によって「医療提供者」へと突然変異しているのです。

このような言葉の変化が何を意味しているかについては、今更深く詮索する必要はありません。何年も前から、西側諸国は、それぞれの健康システム政策に関連してそれに必要なコストをコントロールして抑制することに努力してきました。政治家や健康システムの専門家は、患者さんの医療を財政的に具体化して標準化することは避けられないと考えています。病院や開業医は、自らの仕事を事業とみなして、効率よく運営しなければならないと考えています。その結果、「ドクター」とか「お医者さん」とか「看護婦さん」とか「患者さんさん」というような古風な名称は、もはや時代にそぐわない名称になっています。

医療がその役割や課題を示すために使う言葉や概念は、それ相当の力を発揮します。それらは、人に何かを期待させたり、態度を変えさせたりします。例えば、医師と患者さんとの関係を考えた場合に、一方では、医業を生業とする者とそこに集まる人々という関係がありますが、他方では、営利を一義的に考えれば、患者さんは買い手であり、医師は売り手として振る舞っていることになります。このことは、関係者にとって不利な結果をもたらします。病気に罹って苦しんでいる患者さんにとっては、経済的なことはあまり大きなことではないのです（ドイツでは医療費はすべて健康保険から支払われており個人負担はほとんどない。従って、患者さんにとって医療費は重大な問題ではない）。従って、「顧客」と「医療提供者」は、お互いにかなり狭いレッテルが貼られた関係になっていきます。なぜならば、以前、この両者の間に築かれていた人間的、精神的、スピリチュアルな結びつきが希薄になるだけでなく、次第に軽視されていくからです。それが意味するところは、提供する側が用意している数多くの専門職、例えば、言語療法士、呼吸療法士、レントゲン技師と、医師という専門職の間の能力と資格の違いが見えなくなるからです。「提供する」とか「世話をする」ということ自体が何か交換可能な物になっており、加えて言うならば、前もって作られている品物のような感じがします。品物が意味するところは、それぞれの患者さんに人間として関わるダイナミックな意味でのお世話ではなくなっているということです。

新しい医療の風潮は、次のような単語を見れば、その全体像があらわになります。なかでも最も重要な特徴は、病院で行われている医療の評価と報酬の決め方、いわゆる「診断別症例群」（Diagnosis Related Groups）という言葉に現れています。その中心的な考え方は「症例別一括払い」であり、診断に即して病院の収益を決めます。このことは、ある一つの「基本的なケースの金銭的価値」と「相対的な金銭的価値」から算出されます。患者さんの容態や重症度によって高く見積もったり低く見積もったりします。最終的には、ケース・ミックス・インデックスによって、それぞれの病院が軽症例を扱っているのか重症例を扱っているのかを計算できるようになっています。

病院の収益状況にとって過小評価できないことは、最も収益が上がる患者さんの入院期間の設定です。診断が定まっている場合では、病院にとっては入院期間を有利に決めることによって最大の収益を得ることができます。「治療を行ったすべての事柄」について、コード化された原則を根拠に詳細にわたって記録を残しておくことが病院の生き残りにとって重要だからです。なぜならば、コード化に携わった医師の能力によって、収益の差が二〇％にも及ぶからです。病院としては、コード化に責任を持つ医師らに必要な教育をするためには、その医師の努力と時間を束縛することになります。その結果、患者さんに対して本来の医療を提供することがおろそかになっていきます。

医師の中でも、特に若い医師はコード化に習熟することによって盲目的に商人らしい隠語を身につけます。「花形疾患」とか「非常に重要な疾患」、例えば気管切開下に人工呼吸を行っている場合などを「ドル箱症例」と名付けるのはもはや普通のことです。それに反して、複雑な副診断が付いていない正常分娩などは「みじめ症例」と呼ばれていて、症例の重要度はわずかに〇・五四と低く評価されており、病院にとってわずかな収益しかもたらしません。長い治療期間が必要な場合とか、慢性疾患、老年病などで治療効果が見られない場合や、死に赴く病気を持った患者さんはすべて「みじめ症例」です。従って、このような疾患はこのシステムでは負け犬なのです。個人的な温かい思いやりや患者さんとの話し合いとかご家族との話し合いは極めて不十分な評価しか受けていません。

新しい報酬システムは二〇〇三年に導入実施されましたが、経済的な目的が達成されているとは言えません。病院経営にかかる費用は際限なく増加しています。「診断別症例群」のシステムを設計した人たちはそれぞれの病院の医療成果に透明性が与えられると望んでいましたが、その観測は実現しませんでした。このシステムを導入してから、第三の目的である医療の質は向上しましたが、このシステムの導入自体が医療の質を向上させたかどうかについては、専門家の見解によればどうも疑わしいということが判明しています。

屈辱的新定義

もしもわたしが病気になったら、お金を支払う顧客として面倒を見てもらうのではなくて、病気を患った人間として診てくれる人を望むでしょう。患者であるわたし個人に対して、最高の学問的知識を駆使してくれることを期待するでしょう。「患者中心医療」と口先だけで表明していても、実際には個人個人の患者さんの幸せよりも、むしろ、医療システムとその過程やそれに必要な費用に焦点が当てられているのです。「市場」とか「供給」とか「需要」などの言葉は、経済学の世界で用いられる言葉です。病院のカンファレンスや医学を学ぶ場合には、このような言葉を用いることはできるだけ避けるべきです。医師や看護職員だけでなく、患者さんの治療や世話に関わるすべての人々は、このような言葉を使わないようにすべきです。なぜならば、そのような言葉は、医療に関わる専門職を屈辱的な方法で新たに定義することになり、医師や看護師らが行う治療のエッセンスが危険なまでに過小評価されてしまうからです。

「患者層」についての話は、少なからず人間の尊厳を傷つけるものです。この言葉は、長い間、特に医師の間で、あるいは学会や再教育の場で使われてきました。一人の同僚は「わたしの教室の患者層は、もっぱら下層階級です」と言いました。ある病院チェーンの支配人は職員総会〔医療部長、看護部長、病院管理者で構成される〕で、ある医療最高責任者に対して「あなたの病院の患者層のケース・ミックス・インデックスは企業平均を下回っています」と不機嫌そうに言いました。

患者層について語る人々は、意識するしないにかかわらず、既に医療に経済性を優位に置く考え方にひれ伏しています。奇妙なことに、弁護士の世界では「訴訟依頼人層」、政治の世界では「市民層」とか「有権者層」などの独特の言葉がありますが、それらの言葉はほとんど、むしろ使われていてもよいのに実際には使われていません。しかしながら、病気に罹った人たちを「患者層」に分けて、まるで品物のように扱って個人が見えなくなるようにすることは侮辱です。人間の品位を傷つける行為です。巨大な病院チェーンでは、医療行為は、経済効率の渦に飲み込まれており、尊敬に満ちた言葉使いの痕跡はほとんど失われてしまいました。

医療とその対象となる患者さんとの関係が、いかに危機的な状況に陥っているかは、患者中心医療という言葉から既に明らかでしょう。患者さん中心医療以外の医療などがあるのでしょうか。自分の眼をこすってしまうほどです。一体、医師中心医療とか、検査中心医療とか、技術中心医療などがあり得るのでしょうか。患者さんが中心であることは、医療の本質に内在しているのではないでしょうか。それ以外に何か別の医療があるのでしょうか。そのような医療などある訳がありません。

「医師は患者さんのためにあるのであって、患者さんが医師のためにあるのではない！」この言葉は、医学史家で同時にオットー・ビスマルクの侍医であったエルンスト・シュヴェニンガーが一九〇六年に著したモノグラフ『医師とは！』[1]の中に読みとることができます。今日では、「医療の質の指標としての患者中心主義」とか「医師と患者さんの関係」と題する博士論文や講演や雑誌記事が洪水のようにあふれています。医療の自己理解の基本要素であるべき「患者中心主義」に関する研究がことさら多く行われています。医療行為は、患者さんの人柄や性格を無視してはありえないし「患者さんの幸せ」と「客観的病状」とを切り離して考えることはできません。しかしながら、このような傾向は広範囲にわたっており、残念ながら、これらの言葉使いが医療およびヘルスケア関係者の現状を如実に物語っているのです。

「顧客に注意《カベアト・エムプトール》！」——医療と信用

医療は営利事業と化してしまいました。古いローマ時代の原理である「顧客には用心が必要！」[*1]という言葉が医療現場において一層あからさまになっています。かつては「顧客」ではなくて「患者さん」でした。注意すべきことは、大した検査や手術でなくても、それぞれについて患者さんに説明をしなければならないということです。

この場合、しばしば医師側に十分な時間がないことと深い関係があります。現実は、多くの場合、治療をする医師が患者さんとの話し合いをしないで、患者さんは説明書を読むだけになっています。その大きさは小冊子大になっていることも稀ではなく、更に、患者さんはそれを読んでサインをしなければなりません。この小冊子の持つ本来の意味は、患者さんに適切な情報を提供し助言を与えて不必要な不安を取り除くことです。しかしながら、現実は、医師と病院の免責を確保することが一層前面に出ています。説明書を読んでもらうことによって、医師の責任を患者さんの負担にすりかえているのです。治療リスクへの責任を患者さん側に移しているのです。

このような状況がもたらす致命的な結果は、医師や看護スタッフが、常軌を逸した量の書類や情報や業務に追い回されて、患者さんの治療や看護に使うための時間が犠牲になっていることです。なぜならば、法廷では記録されている事柄だけが効力と持続力を発揮するからです。

九一歳の老婦人が、脚の静脈血栓を取り除くために、わたしたちの病院に二日間入院しました。翌日の午前中には、いつものように前もって訪問介護サービスの事務所に電話で知らせておいてから退院してもらいました。退院後三日経って、患者さんが大腿骨頚部骨折を患って立ち上がることもできずに部屋の中で横たわっているのを介護スタッフが発見しました。この訪問介護サービス事務所は、退院について病院からは何も知らされていないと主張しました。この件は刑事訴訟となり、法廷では双方の供述が対立しました。裁判官は、その時の担当医に対して罰金刑の判決を下しました。判決の決め手となったのは、実際に電話をしていたことは二人の看護スタッフの証言によって明らかでしたが、最終的には医師の責任において訪問介護サービス事務所に知らせた情報が公式記録として残されていなかったからでした。

珍しい合併症を含めて十分な説明が前もってなされずに行われた治療の結果、悲劇的な結末を迎えた例があります。五二歳の男性で、わたしが病棟で担当した患者さんでした。彼は、心臓の急性冠動脈狭窄を患っていました。心臓カテーテル検査を行う良い適応があったので検査は適切に行われました。検査が終了する間近になって、右眼の中心動脈に塞栓症が起こり回復不能な失明状態になってしまいました。これは非常に稀な合併症でした。患者さんには、前もって検査に関わる合併症について情報提供がなされていましたが、この特別に稀な合併症について、つまり眼の中心動脈塞栓症が起これればその後は失明に至る可能性があることについては十分な説明がなされていたかどうか定かではありませんでした。このことについて記載した書面が存在しなかったことは確かでした。患者さんは裁判に際して、もしわたしがこのような危険性があると知っていたら検査に応じることはなかったでしょうと明言しました。裁判長は、この合併症について十分な説明がなかったので、この合併症が運命的と考えるわけにはいかないと考えて、最終的には記録がなかったことを根拠に患者さんに高額の慰謝料を支払う判決を下しました。

医療が細分化されて可能な治療法が増える一方で、患者さんの治療に対してますます経済性への配慮から医療に法律が介入するようになり、その傾向はもはや食い止めることができなくなっています。このような傾向は、医師が自分の責任を回避する傾向に拍車をかけています。このことは、医師と患者さんとの信頼関係を維持する雰囲気を保つことには役に立ちません。むしろ、その逆に、このような傾向によって医師と患者さんとの間の信頼関係は切りくずされています。笑止千万なことです。

何百年も前から、医を商売と考えて金儲けに夢中になっている医師たちは、公の場で激しく非難され辛辣な批判にさらされてきました。このことについては、モリエールの戯曲やツルゲーネフの小説にも登場しています。このようなタイプの医師は、自分の職業を裏切っているのです。このようなタイプの医師が再び蘇ってくるならば、その医師は、治療者でも助言者でもなくてプロバイダーかセールスマンと呼ぶべきではないでしょうか。自分の能力を顧客に提供することだけを医療の中心に据えて自らを売り出すならば、続く世代の医師にとって医療の魅力はどこにあるのでしょうか。そのようなことになれば、科学的な事柄を専門的に見抜くことができると同時に正真正銘人間中心主義者で何事にも左右されない想像力を持った真の頭脳は、医療から遠ざかってしまうのではないでしょうか。

第5章　システムエラー、過大な要求、倫理感の喪失

――なぜ患者さんは損害を被るのでしょうか？

病院の日常では、患者さんが間違った診断や治療によって残念な結果になることは枚挙にいとまがありません。その結果、どれほどの学習効果が生まれているのでしょうか。新しい医学用語で問題提起をするならば「医療の質的マネージメントの効果はどこにあるのか？」となります。ほとんどの場合、欠陥システムを修復することが最も重要なステップとされていますが、この場合、個別調査をして責任の所在を突き止めることにはあまり注目していません。著者は、このような考え方には問題があると思っています。著者自身の経験から考えて、いかなる悲劇的な結末であれ、そこには個人特有の専門的または性格的な未熟さが関係していると考えられます。医師としての職業についてやっと三年が経過した時、著者は集中治療センターの新参者でした。その時に、ある致命的な決断をしてしまいました。

どの失敗でもチャンスなのか？

　ある五五歳の男性患者さんが、はっきりしない胸部症状を訴えて救命救急センターを受診しましたが、「心臓ノイローゼ」と診断されて家に帰されました。その一二時間後、この患者さんは、別の救命救急医によって広範な心筋梗塞と診断されて、救命救急センターに入院させられていました。既に循環動態は悪化しており、即刻冠動脈造影が行われて閉塞した冠動脈にステントが挿入され、一命を取り止めました。しかしながら、長時間にわたって心臓の筋肉に血液が流れていなかったので心筋には重い障害が残りました。

　腹痛で病院を受診したある老人男性が、開腹手術を受けました。しかし、手術では膀胱に尿が溜まって膀胱の位置が高くなっていたことがわかっただけでした。実際は〔カテーテルを尿道に入れて〕導尿をするだけで良かったのです。

　めまいと高血圧で入院した七二歳の女性に、降圧剤の「メトプロロール」の代わりに、間違って免疫抑制剤「メトトレキセート」が処方されました。メトプロロールは毎日服用しますが、メトトレキセートは週に一回の服用で良かったのです。薬の取り違えによって、患者さんはメトトレキセート過剰投与による中毒症状に陥っていましたが、それに気づくのが遅すぎたのです。この薬が原因で重症骨髄障害を併発し、この女性は三週間後に亡くなりました。

　三二歳のトルコ人女性が下腹部痛で病院を受診しました。救命救急センターで四時間待たされた後で女性は意識を失って倒れてしまいました。緊急手術を行ったところ、腹腔から二ℓの血液が吸引されました。内出血の原因は子宮外妊娠の破裂でした。この患者さんは生存しました。

ポーランド人のドライバーが、自動車事故を起こして型通りに病院に引き渡されました。しかしながら、どこも悪くなく、見るべき外傷もありませんでした。ある看護スタッフは、「この患者さんは放心状態であった」と記録しました。それにもかかわらず、救急外来の女医は、「追突事故後ショック状態」と診断して患者さんを退院させました。その八時間後にこの患者さんの息子が「父親が混乱している」と言って再び病院を訪れました。神経内科医に相談して頭のCTを撮影したところ、脳の視床領域の出血と診断されました。視床出血が追突事故の原因でした。この患者さんは要介護状態になりました。

或る七八歳で病弱な男性は、特別養護老人ホームに住んでいました。転倒を繰り返して、既に四回も入院を繰り返していました。転倒の原因は、血圧が「七〇／四〇」と低かったからと考えられました。ホームで医師から処方されていた二五種類の薬の中の五種類は降圧剤でした。思い切って薬の量を減らしたところ、血圧は正常に戻って転倒も起こらなくなりました。

或る土曜日のことでした。四八歳のアルコール依存症の病歴があったけれども現在は禁酒中のリウマチ患者さんが腰痛と腹痛を訴えて来院しました。同時に高度の炎症症状を伴っていたので、病棟に入院させました。患者さんの痛みは続いており、加えて嘔吐をしていました。病棟担当医は、看護師から患者さんを診るよう要請されていましたが、患者さんがアルコール依存症であることを理由に診察をしませんでした。病棟担当医は、何回か痛み止めの薬を投与するよう看護師に電話で指示しました。最終的には、モルヒネの投与を指示しました。医師が初めて集中治療センターに移されている患者さんのところに来たのは、入院後三八時間（！）も経ってからでした。遅過ぎでした！ 患者さんは亡くなりました。離婚をした妻が死体解剖を拒否したので、死因はわからずじまいでした。

病院が医療事故と判明している件について、勇気と誠実さを持って院内に公開周知させて対策を立てていたならば、どのような病院でもこのような多かれ少なかれ医療ミスによる死亡事故が起こっていることについて話すことができるでしょう。

間違いから学ぶ、どのような間違いもチャンスである、宝物としての医療ミス……この国の医療は、約一〇年位前から医療ミスに対する感受性を失っています。その規模については誰にもわかりません。このことが考慮の対象になっていなかったことは、誰もほとんど信じられないでしょう（アメリカでは一九九〇年代の終わり頃から「過誤に学ぶ」運動が始まっています）。ドイツ地域健康保険組合の連合体が作った科学研究所が二〇一三年に行った調査の結果によれば、病院に入院している一〇〇人中の一人で何らかの過誤が起きており、治療を受けた一〇〇〇人に一人（〇・一％）は、その結果、自殺しているとの結果が出ています。ドイツでも、年間一九〇〇万人が治療を受けていますが、その内の一万九〇〇〇人が医療ミスで致命的な結果となっています。この数字は、交通事故による死亡数の約五倍に相当します[1]。

どの病院でも何らかの形で医療ミス対策を行っています。医療ミスカンファレンスを定期的に開催してみたり、その地域や更に広域のリスク報告システムに参加したりしています。それらの活動は、患者獲得競争の中で不利益を蒙る恐れがあるとか恥ずかしいからなどの理由で行われており、多くの場合で有利な品質保証マークを得るために開催されているのです。

患者さんの安全を確保するための研究によれば、既に一〇年以上も前から数多くのリスクファクターが確認されており、医療ミスに関連して一定の役割を果たしています[2]。例えば、医師と患者間の言葉の壁（言語障壁）や職員の労働条件の問題があります。医学的治療法についてのガイドラインの有無、申し送りのための回診や治療法チェックリストの組織化の有無、更に、医療機器の取り扱いガイドラインの整備、これらのリスクファクターは、指導スタイル、リーダーシップ文化やスーパービジョン〔アドラー心理学を用いたカウンセリング〕などのチームとしての要素を考慮する必要があります。とりわけ、一緒に働いている人々各自の特質、知識、能力、注意力、肉体的精神的な状態と深い関係があります。

医療ミスを防ぐためにあらゆる努力をしたとしても目に留まることは、将来的に医療ミスを避けるための最も重要な一歩は、「システムレベルでの避けうる弱点とか医療安全面での欠陥」であるというドイツ連邦医師会幹部会と社団法人・患者の安全のための同盟に共通する立場表明の考え方です[3]。この立場表明では、個人的要素についてはあまり注意を払っていません。その理由は「個人的なミスとその原因を暴いて白日の下にさらすことはできるだけ避けたい」という意向が働いているからです。「システムエラー」と「組織の欠陥」を是正することがいかに高く評価されても、わたしは、個人的な要素の方がはるかに大きな意味があると考えています。これは、決して犯人捜しであってはなりませんが、個人的な要素は、医師という専門職に対する人間としての適性と深い関係があります。その医師の性格とか倫理についての基本的な立ち位置とか、コミュニケーションの心構えとその能力とか、その人が確かな知識を持っていて非合理的な傍流医療に捕らわれていないかなどと深い関係があります。どのような医療改革もこのような事柄には手が届かないし触れることさえできません。システムレベルの見直しもこの疑問を払拭することはできません。

良い医師とは？——あるべき姿と現実

わたしは、同僚医師たちの専門性や性格的な適性について個人的に評価していました。当然、わたし自身についても同じように評価をしなければなりませんでした。わたしは、自分が鏡に映された自分の姿をじっくりと見ることに耐えなければなりませんでした。医師として働いた約三年半の経験を積んだ後で、わたしに見えてきたことは、自分はせいぜい並みの凡庸な医師であって「良い医師」になるためには更に長い道のりが必要だということでした。そのことを意識したのは、内科集中治療センターの助手として勤務していた最初の頃でした。わたしにとっては、この経験は医師として成熟するための決定的な時期でした。ある時、非常に危機的な状態の女性患者さんと向き合うことになったのですが、彼女を前にして、わたしは完全に失敗しました。Tさんが、彼女自身のことや彼女の人生の最期について詳細な記録を残してくれていたことに恩義を感じています。このことが、わたしの負担を少しばかり軽くしてくれたからです。

わたしは、新参者として半年の間、早朝勤務の二番手として集中治療センターに動員されていました。経験を積んだ同僚の監督下に、わたしは人工呼吸法と人工蘇生術を習得しようと努力を重ねていました。何回か太い血管を穿刺《せんし》することが許されました。しばしば刺しそこねて、大なり小なりの血腫を作ってしまいました。先輩は、虚脱した肺を再び拡張させるのに吸引器の扱い方を教えてくれました。集中治療センターで普通に使われる薬の量をどの位にすれば良いのかについても習得しました。循環器の病気の点滴療法に習熟しました。心電図の異常所見を正しく見出して解釈できるように忍耐強く教えてくれた同僚には感謝しています。ベテランから多くの知識や技術やこつを受け継ぎました。これらは、大都市の病院の一六床の内科集中治療センターを上手く自主的に対応するためにはどうしても必要な事柄でした。今では、わたしは十分に一番手になる時期がきていました。

それでもたくさんの疑問点がありました。何回も、何回も、食道出血を繰り返すアルコール依存症の病歴を持った患者さんに、何回も、何回も、大量の輸血を繰り返し行って延命を図ることに本当に意味があるのでしょうか。広範な肺炎を患った八八歳の女性を集中治療センターに入院させるべきでしょうか。ある介護施設から送られてきたパラセタモール〔非ステロイド性鎮痛消炎剤〕の中毒に陥った自殺企図老人に集中治療センターが備えている手段をすべて動員しなければならないのでしょうか。その老人を死なせてあげても良かったのではないのでしょうか。

このような場合またはその他の場合で医療行為に意義があるのかどうか、わたしの頭の中にはあれやこれやの疑問が渦巻いていましたが、当時のわたしは集中治療については初心者だったのでこれらは二の次の疑問でした。最優先すべきことは医療技術でした。つまり、わたしは、何回も食道出血を繰り返しているアルコール依存症の病歴を持った患者さんの食道の出血を止めるために、適切なタイミングで上手にバルーン・カテーテルを留置することができたのか。その老婦人に確実に気管内挿管ができたのか。パラセタモール中毒の患者さんに、その中毒治療薬であるアセチルシステインを適切な間隔でしかるべき量を投与することができたのか。ここでは、取り敢えずその手ほどきを受けること、職人技を覚えること、機器の扱い方に習熟することが重要であって、それによって「人間という機械」の生命を維持することが肝要でした。つまり、一覧表、公式、検査結果、正常値を頭の中に蓄えて、いつでもどこでも思い出せるようにしておくことが重要でした。更に加えて、同僚や上司の回診で合格点を取らなければなりませんでした。当面、彼らに認められることが集中治療センターの助手連中の一人として、自尊心と組織の中での将来展望を得るために必要でした。ヴォルフ・パーキンソン・ホワイト症候群の患者さんの複雑な不整脈を再び正常の脈拍に戻すためにどのような薬物を使えばよいのでしょうか。敗血症からショックに陥った患者さんの腎機能を回復させるためにどのようなことができたでしょうか。肺線維症の患者さんに装着した人工呼吸器の吸気圧を正しく設定できたでしょうか。このような類いの課題にすべて合格することができたでしょうか。骨の折れる夜勤の後で朝の回診を巧みにやって見せて意気揚々と家路につくことができたでしょうか。

Tさんの呼吸促拍

救命救急センターにいた時から知っている六二歳のTさんは、やせていて、小柄で、綺麗な、ロマの女性で、縮れた黒髪がふさふさとしている印象的な美人でした。さざ波のような黒髪には細い白髪が混ざって光っており、その黒髪は首筋のところで一まとめに結ばれていました。高い頬骨にはなめし皮のような黄色い皮膚が張っており、奥深い眼窩からは緑色の目が優しそうに輝いていました。この賢い老婦人はオーラを放っており、まるでピューティア〔ギリシャの神アポロンの女神官。予言のオで知られた〕のようでした。

彼女は、病院のすぐ近くでつましい生活を営んでいる大家族のお祖母さんとして君臨していました。彼女が、再び喘息の発作を起こして救命救急センターで治療を受けなければならなくなった時には、しばしば、何人かの子供や孫が彼女の側で深刻な表情で黙って寄り添っていました。彼女は、もうどうにもならない時にだけ助けを求めてきました。先日会った時は、公園のベンチの背もたれを両手で抱えるようにして息を切らせていました。通行人が助けを申し出ても頭を横に振って「大丈夫です!」と断っていました。

今回、救命救急センターの当直医は、テオフィリンやコルチゾン〔副腎皮質ホルモン〕やいわゆるベータミメティカ〔ベーター刺激剤〕とか酸素吸入療法などを行っても呼吸困難が改善しなかったので、彼女を集中治療センターに送りこみました。皮膚は、高度の酸素不足のために湿っていて鈍く輝いていました。ベッドの上で胡座《あぐら》をかいて、両腕で体を突っ張って座っていました。話をすることもできません。彼女の気管支系統は、ほとんど腫れあがっているに違いありません。ぐったりと疲れ切っていましたが、それでも感謝の気持ちを込めて微笑みながらわたしの顔を見上げていました。

喘息発作は、既に一時間半も続いていました。わたしは不安でした。しかし、同時に挑戦状を突きつけられているようにも感じていました。この危機的で耐え難い状態を取り払うことができるのでしょうか。わたしは彼女に特別な親近感を抱いていました。救命救急センターで同僚医師が行った治療法以上に効果的な方法は人工呼吸以外にはありませんでした。

息の詰まったゼイゼイ・ヒューヒューという呼吸音は、まるで空気を高い圧力で狭い隙間から押し込んでいるようでした。治まる気配はありませんでした。脈拍は毎分一四〇の頻脈、さざ波のような筋肉の震えは体全体に広がっていました。これは紛れもなく血中テオフィリン濃度が限界に達していたか超えていたかもしれない徴候でした。わたしは、コルチゾン二分の一gをもう一度注射しました。引き続いて気管支拡張剤で気道を広げて呼吸しやすくするためにサルブタモール・スプレーを噴霧して彼女の後ろ側にまわりました。気持ちを落ち着かせるように言葉をかけながら、不安と呼吸困難で血液循環が悪化しないようにしてあげたいとの思いから彼女の胸の両脇に手のひらを当てました。喘息発作の場合、鎮静剤は呼吸中枢を抑制するので適応はないと考えました。しかし、彼女はこの状態をいつまで耐え抜けるのでしょうか。今日の電話待機当番のD先生と、この患者さんに人工呼吸器をつけるべきかどうか相談をすべきでしょうか。

致命的決定

そうこうするうちに、彼女はマットレスの上で腕をのばしてベッドの足側の縁を両手で摑んでひざまずきました。何とかして少しでも上手く呼吸をしたかったからです。喘息患者さんには戦う本性があります。もっと正確に言えば、時間の経過とともに、溺死する人と同じように、空気を求める以外に生き延びる意思も力も動員できなくなっていたのです。

わたしは、もう二度と引き返せないある決断に辿り着きました。これ以上の医療ミスは後悔しても後悔しきれません。何をやっても良くならないので堪忍袋の緒が切れてしまったのです。治療をしたいという熱心さと忍耐力の欠如が相まって事態は悪い方向に向かっていました。わたしは、人工呼吸を行う決心をしました。G看護師は、重症呼吸障害の患者さんの場合ではいつもそうなのですが、既にすべての準備を終えていました。準備は万端でした。気管内チューブが彼女の声帯の間を通過した直後にTさんの心臓は停止しました。わたしは、彼女が、まさにわたしの両手の間で死んでいったことをはっきりと感じ取りました。わたしは、彼女の顔をじっと見ました。生命の鎖がそこで切れた瞬間を見届けたのでした。絶望的な気持ちから行った心肺蘇生術は予想通り挫折しました。意気消沈して不安でした。恥ずべき敗北を喫したので、その後数週間にわたってリスクの大きい処置を一人でするることを避けるようになっていました。

夢の中に何回も彼女の顔が出てきました。今でも出てきます。いつも微笑んでいます。その微笑みが何を意味しているのか今になってもわかりません。

どうしてこんな破局を招いてしまったのでしょうか。自信があり過ぎたのでしょうか。確かにそれもありました。人工呼吸のやりかたを習得しただけで、急性呼吸困難患者を確実に助けるのに十分なことができると信じていたのです。しかし、急性喘息発作を起こした患者さんの場合、迷走神経を刺激すれば、反射的に心停止を招くことを考えに入れていませんでした。体に最大級のストレスが加わった状況では、既に経験上知られているように、喘息発作ほど激しい肉体的なストレスがかかっている場合、迷走神経は咽頭とか喉頭がある領域に操作を加え、特別敏感に反応して心停止を引き起こす可能性が高いのです。喘息発作を起こしていると血中の酸素濃度が低くなっているので、蘇生術が挫折する可能性が高くなります。

わたしはこのことを知っていましたが、残念なことに人工呼吸を行う条件を正しく絞り込むことについては経験不足でした。血液中の酸素分圧が五〇㎜Hg以下に下がっている場合があります。これは、患者さんがどのくらい消耗しているかを知る重要な所見であることに間違いありません。Tさんのことを振り返って見れば、この両者を合わせ考えれば人工呼吸を行う必要はなかったのです。――どれほど、彼女が消耗しているように見えたとしても、消耗していたのは患者さんではなくてわたし自身でした！ わたしは、彼女が置かれた状況に耐えることができなかったし、耐えようともしなかったのです。それだけのことでした！ 患者さんが喘息重積発作に耐え抜く力とエネルギーを、わたしは過小評価していました。何よりも大きな間違いは、この重症呼吸困難患者さんを自分の力で上手く治してみせるという御し難い功名心に駆られていたことです。やるべき方法はただ一つ、D先生に電話をかけるべきでした。

「いつ電話をしても良いですよ！」後ろで控えている経験を積んだ医師がまだ十分に経験を積んでいない現場の医師が困っている場合、個人的に電話をして助言を求めることは今ではドイツのどこの病院でも普通に行われています。しかしながら、まだ十分に経験を積んでいないプレイヤーにとっては、正しいタイミングでいつ助言を求めれば良いのかということが極めて大切なのですが、その助言を求めることが難しいのです。プレイヤーにとって難しいことは、それが「自分の競技場」の外にあることです。多くの若い助手は「自分に力が乏しい」ことを認めたくありません。馬鹿な質問をしたと思われないかという不安、こんなことのために夜間に上司を起こしてしまえば、上司による自分の評価が下がるのではないかという不安を覚えるのでしょう。わたしは、助手たちに呼びかけました。「呼んでください！ 安心して呼んでください！ 患者さんの病状にはどんな質問でも馬鹿な質問などはありません！ なぜなら多くの患者さんが、不慣れな医師が馬鹿な質問をする勇気がなかったために死んでいったからです。もしあなた方が、荷が重いと感じているにもかかわらず夜間にわたしに電話をしなかったり、昼間にわたしに患者さんのところに来るように頼まないならば、わたしはあなた方に良い評価を与えません」。

わたしはTさんの死亡診断書に「自然死」と書きましたが、本当にこれが正当化できるのか、長い間、心が落ち着きませんでした。彼女の死は、むしろ〔医療行為が原因で生ずる〕「医原性」のものだったのではないでしょうか？ わたしが犯した医療ミスで死んでしまったのではないのでしょうか？ 自然死ではなかったのではないのでしょうか？ 彼女の死は、わたしの不適切で行き過ぎた治療行為と功名心のためであって、実は避け得た死だったのではないでしょうか。

わたしは、その中心人物を奪われた家族と長い話し合いをしました。家族は、悲嘆にくれていましたが、それでも彼女の死を宿命と受け入れていました。わたしが話した「改善の可能性がない喘息発作」の向こう側に医療ミスがあったことをうすうすなりとも気付く様子はありませんでした。わたしには、そのことを言い出す勇気も気骨もありませんでした。病院や診療所では、この他にも毎日のように多くの間違いや医療ミスが起こっており、医療の雑踏の中に埋没しています。わたしの場合もそのことが知られることもなく、法的責任を問われることも損害賠償の対象にもならず、何の影響もありませんでした。

例外的精神状況の謎

医療ミスが起こりやすいのは、救命救急センターと急患入院の場合です。そこでは、他の治療領域よりも頻繁に医療ミスが起こっています。他の治療領域では、医療ミスが発見されることがないので、その後に影響することもありません。なぜならば、一度退院した患者さんの運命は、一般的には患者さんを退院させた医師にはわからないからです。わたしは、救命救急センターの指導医として、呼吸困難の原因を十分明らかにしないまま（たったの数時間だけ救急処置をしただけで）早すぎる退院をさせた患者さんのことを回り道を経て偶然に知りました。その患者さんは、同じ日に他の病院の集中治療センターに肺水腫を起こして入院していました。

救命救急センターには、いろいろと不十分で行き届かないところがあり、そのことが原因で医療ミスが起きています。その原因として、そこで働く人の配置が不十分なことがあげられます。ここでは、しばしば、最も若くて経験の浅い医師、あるいは病棟で認められていない医師が働いています。彼らには誰かに相談する機会があるとは限りません。時間的なプレッシャーがかかります。治療環境が慌ただしいので、患者さんの病歴はしばしば不完全な聞き取りになります。全く不明なこともしばしばあります。その原因は、言葉のバリアーでコミュニケーションが困難であったり、患者さんに意識障害があったり、ショック状態であったり、精神的に異常な状態があったりします。次の例は、この問題が明らかになった一例です。

一見したところ、経済的にも地位にも恵まれた状態にある五一歳の男性Pさんが、救急車で救命救急センターに運びこまれてきました。スーパーマーケットのレジ係の女性が急報してきたのです。「何だかさっぱりわかりません。レジの後ろにしゃがみこんで、助けを求めて大声でうめき声をあげて、手で胸とお腹をひっきりなしに叩いていました。患者さんが救急車から下りないようにするのに大わらわでした」。

落ち着きのなさは、救命救急センターにいた時でもどうすることもできませんでした。何をたずねても、励ましの言葉も慰めの言葉も役に立ちませんでした。「どこもかしこも痛い！ 誰か助けてくれ！ もう死にそうだ！」激しく抵抗しながらも採血はさせてくれました。血圧も測りました。心電図も撮りました。心臓の鼓動は乱れてはいませんでしたが、脈拍は非常に速くなっていました。血圧はやや高い程度でした。低血糖になれば、しばしば異常行動が見られたり協調性がなくなったりしますが、既に救急車の中で血糖値を計っており、低血糖はありませんでした。

入院係のD医師は、患者さんとコンタクトを取ろうとして強い鎮静剤の注射をしました。しかし、これも失敗に終わりました。患者さんは、催眠状態に陥っていました。D医師は次第に忍耐力を失っていき、入院病棟とつながっている救命救急センターの看護師にこの患者さんを預けました。「ともかくこの患者さんは目覚めなければなりません。Pさんは、例外的な精神状況に陥っています……Pさんは麻薬をやっていた可能性もあります……。検査結果がわかったら教えてください！ もし患者さんが正気を取り戻したら、すぐに精神科の医師を呼んでください。その医師は徹底的に精査をすべきです」。

いつの間にか精神科医も顔を出していました。しかし、Pさんは、その時点で心臓外科専門病院に移されていました。手術も終わって集中治療センターに入っていました。その間に何があったのでしょうか。

実は、催眠状態から目覚めたPさんは、担架から降りて以前のようにうめき声をあげながら入院病棟の廊下を幽霊のようにさまよっていました。その時、実質的な医長格の循環器科医師H先生が目を留めました。H先生は、午後の回診に参加するために循環器科の検査室から集中治療センターに向かう途中でした。何と幸いな巡り合わせでしょうか。H先生は、集中治療センターに行くためにはどうしてもその途中にある救命救急センターの入院棟を通り抜けなければなりませんでした。後でH先生が話したように、この痛みに苦しんで混乱状態の患者さんは不安だったのです。落ち着きがなく焦燥感を覚えていて、両手で自分の首を抱きかかえたり、胸と腹をとんとんと叩いたりしながらあちらこちらと呻きながらうろついていましたが、この出会いがきっかけとなってコンタクトが取れました。Pさんは、ある男性看護師の助けを借りて近くにあった循環器科の検査室に連れて行かれたのです。

H先生は、初めは自分が思っていた診断が当たるとは予想していなかったのですが、心臓超音波検査を行った結果ドラマチックな所見が白日のもとにさらされたことが信じられないほどでした。左心室から出る大動脈起始部に始まって縦方向に走る裂け目に血液が潜り込んでいました（大動脈解離）。この裂け目は、胸部大動脈から腹部大動脈に伸びており、やっと骨盤内の左右の大腿動脈分枝部で終わっていました。この状況では、胸やお腹に引き裂くような痛みが走るだけではなく「例外的精神状況」もはっきりと説明することができます。

命を助けるためには手術しかありません。人工心肺の助けを借りて裂け目の入った大動脈をすべて人工血管と取り換えなければなりません。この手術は、手術の中でも最も時間がかかるだけでなくて最も危険な手術の一つです。

Pさんは、三〇分も経たないうちに救急患者として心臓血管外科専門病院に救急車で移送され、即刻手術が行われました。開胸術直前に血圧が低下しました。その後八時間にわたって行われた手術中にも、何回も何回も血圧が低下しました。Pさんは、何とか手術に耐えて生き延びたものの、血圧低下が続いたために回復不能な広範囲にわたる脳障害を起こしており、そのために自分では何もできなくなっていました。

ここでも良い治療がなされなかった原因は経験不足でした。もっと迅速に診断がなされていれば、良い治療結果が得られた可能性は高かったでしょう。診断を下す入院担当医がもっとねばり強く対応して失敗を避けていれば、このような間違いは起こらなかったでしょう。もし、患者さんが鎮静剤の注射で眠っている時間を利用して、入院担当医がレントゲン検査やCTなどの画像診断を行っていれば、その時間は正当化されたでしょう。鎮静の意味も深まったにちがいありません。

決定的なことは、入院担当医のG先生は、誰が見ても専門的知識に不足しており、二五年間も病院で働いているにもかかわらず医師という職業に適していない同僚であったということです。G先生はまるで兵役義務が終わって除隊するのを待っている兵士のように、年金生活までの時間を数えていました。内科専門医の試験を受けようともせず、あまり周囲から好かれておらず頼りがいのない医師でした。試験を受けなかったのは内科専門医になるために勉強するには労力がかかるからで、時々「早く帰ってビールでも飲みたいよ」と言っていました。実際、彼はアルコール問題を抱えていました。

そのために、数回にわたって解雇寸前まで行きましたが、従業員代表委員会が抵抗したので、すべて実現しませんでした。そこで、彼がいた科の科長は、もはや病棟では働かせておけないと考えて救命救急センターに左遷したのです。そこで彼は何の喜びもない生活を送っていたので患者さんのためには全然役に立っていませんでした。

この同僚の場合は、医師としての資質が問われると同時に医療ミスと無関係ではないと考えられます。「高齢の助手の中には、病院の中で昇進の道を閉ざされている医師が少なからずいます。より高い地位への名誉欲が不足しているにせよ、運に恵まれなかったにせよ、既に得た地位に満足していたにせよ、彼らの地位は医長の段階で終わっています。また、何人かの医師は、医師の職業を天職と考えているのではなくて、むしろ生計を立てて家族を養うための単なる仕事と考えています。そういう人たちの人生の喜びは、医師の仕事ではなくて、別の場所、つまり家族と一緒にいる時とか、趣味を楽しんでいる時なのです。このような態度は、ぎりぎりルーティン業務に対応できるだけです。それが意味するところは、たとえ医療ミスが起こらないとしても普通ではない危機的な治療状況が起こる可能性が高いということです。

宿命的な競争——それも患者の負担で！

ある病院の指導的立場の医師であったL教授は、まったく別な形で医療ミスの対象となりました。教授の教室で医長として働いていたK女医は、ある日の夕刻、仕事部屋の事務机で頭を机の上にうつ伏している教授を発見しました。教授の前にはバルビタール（鎮静剤）を含んだ睡眠剤と一緒に半分残ったワインの瓶が置いてありました。教授は眠そうで混乱していました。教授は、その数日前に、個人的に非常に辛い状況にあることを女性医長にはじめて打ち明けていたのです。これを聞いたK女医は大変ショックを受けました。そして次に何が起こって何をすべきかわかっていました。教授は、睡眠剤を最高三〇錠服用していましたが、アルコールと一緒に飲んでいたので薬の作用は更に高まっています。K女医は、緊急に助けを必要としていることはわかっていましたが、教授が自殺未遂者として仕事仲間からさまざまな不名誉な憶測を呼ぶことを避けたいと考えました。それによって危険を冒すことになるのは重々承知していましたが、K女医は、教授を支えるというよりも引きずるようにして、何の妨害に遭うこともなく、病院の通用口を通って自分の車に乗せることができました。そのようにして教授はわたしたちの救命救急センターに運ばれてきました。錠剤を飲んだための劇的な症状はまだ出ていませんでした。R先生によって行われた最初の内科診察では、循環動態や呼吸状態は安定していました。しかし、薬の量や飲んだ時期については、L教授が混乱していて言葉が不明瞭だったので、正確な情報を得ることはできませんでした。教授に代わってK女医ができるだけの情報を提供しました。R先生は、診察をしながら血液も採取してバルビツレートの血中濃度を調べるために検査室に送りました。その結果は中毒レベルでした。胃洗浄を行うには薬を飲んでから既にかなりの時間が経過しているので医学的適応はないと判断しました。更に、R先生はL教授の容態が危険な状況ではなかったので、K女医と申し合わせて集中治療センターに移して観察をする必要はないと考えました。差し当たっては入院病棟で診ることにして、勤務中の精神科のF医師に助言を求めることにしました。

F先生は、とりわけL教授が同僚であると同時に高名な患者さんなので、落ち着きのない救命救急センターに留めおきたくなかったので、精神科の閉鎖病棟に移して引き続き様子を見るよう提案しました。内科のR先生は、睡眠剤中毒の患者さんは内科の病気なので、やっとのことで体と命を取り止めたばかりの自殺志願者を精神科医の手に任せるわけにはいかないことを理由に、精神科のF医師に患者さんを預けることに二の足を踏んでいました。それにもかかわらず、内科のR医師はその責任を自分が引き受ける気構えまではなかったので、精神科の同僚の申し出に従うことをすべて嫌がっている様子でもなくて、この微妙な状況にある患者さんを手放すことでむしろこの愉快とは言いがたい状況から逃れることができると考えていました。そこで、R先生は妥協策を考えました。患者さんを引き受けるために、最初に行ったバルビツレートの血中濃度測定に加えてその一時間後にもう一度バルビツレートの血中濃度を測定して、その結果を見てから患者さんの現在の中毒程度と今後の経過を予測して、この患者さんを精神科病棟に移すかどうか判断をしようと考えたのです。

バルビツレートの血中濃度は、急速にではないけれど明らかに上昇していました。このことはL教授が大量の薬物を飲んだに違いないことを示しており、今なおバルビツレートが血中に吸収され続けていることを意味していました。中毒の重症度は、まだ正確に判断することができない状況でした。

L教授自身は、当面は深い眠りに陥っており、開眼するためには非常な努力が必要でした。脈拍数、血圧、呼吸数などの循環動態はそれほど心配する必要はありませんでした。呼吸はやや浅くなっていましたがとりあえずは大丈夫でした。「精神科医だってつまるところは医師なのだから、血圧を測ることだってできるし、呼吸状態を観察することもできるって訳さ！　君たちだってそれ以上のことはしていないでしょう！」と精神科のF医師は内科のR医師に向かってそう言いました。

この言葉は、いささか森の中で口笛を吹いて自分を勇気づけているかのように響いていました。F医師は精神科の上司の待機医師であるP医師に電話を入れました。P医師は、この患者さんを受け持つべきだと強調しました。まもなく、P医師はこの患者さんを自分で引き受けると言いました。L教授は、結局のところ個人患者さんで仕事以外でも知り合いです。P医師は、既に病院に向かっている途中だと言っていました。内科医のR医師は、精神科の同僚の恐喝的な要求に、もはや耐えられなかったので、この二人の精神科医に、患者さんの状態が悪くなったらすぐに集中治療センターに連絡を取るように約束させてL教授を手放しました。

その数時間後の午前三時頃になって、シナリオ通りの致命的なことが起こりました。L教授が精神科医の世話になってからちょうど四時間が経過した頃に、当直の男性看護師がトイレに行っていた時に、突然L教授の心臓が止まったのです。すぐさま、集中治療センターから蘇生チームがやって来て蘇生には成功しましたが、患者さんの意識がなくなってから既に八分が経過していたので、L教授の意識は回復しませんでした。教授の脳は、長いあいだ酸素不足が続いた結果、重度の障害状態に陥っていました。L教授は、覚醒昏睡患者（植物状態）として八か月のあいだ生き延びましたが、集中治療センターを離れることができないまま肺炎に罹って亡くなりました。

この場合、一体どこに医療ミスを求めれば良いのでしょうか。その原因は、何であったのでしょうか。わたしの考えでは、アルコールと一緒に服用したバルビツレートが原因の重症中毒であったことに疑いの余地はありません。わたしの考えでは、血液中のバルビツレートの濃度に関係なく、この患者さんは、絶対に集中治療センターで厳重な監視下におかれなければなりません。そうすれば、高い確率でL教授は命拾いをしたことでしょう。そのようにならなかったのは、内科側にも精神科側にも、共にバルビツレートとアルコールの混合中毒がどのような経過を辿るのかについての理解が不十分で、決断能力が低いままうぬぼれと結びついて致命的な結果となってしまったのです。このような治療法は、バルビツレート中毒に特有な所見とその結果を踏まえた治療法ではありません。意図したか否かにかかわらず、この治療基準は医師らによって無視されました。その理由はこの患者さんが同僚であって、更に加えて著名な医師であったからです。

この避けることができた医療ミスは、その家族によって不注意が原因で起こった殺人であるとして訴訟に持ち込まれました。罰金が科せられ、未亡人に五桁の慰謝料を支払う判決が言い渡されました。

「誤りは人の常」と言います。医師も間違えます。本当に運命的な医療ミスもあります。例えば、処方された薬を初めて服用した直後にアレルギー性ショックを起こす場合とか、必要があって規則通りに行われた心臓カテーテル検査の間に起こった脳塞栓症《のうそくせんしょう》などです。しかしながら、ここで取り上げたケースは、システムが要因であったか個人が要因であったかは別として、避け得る医療ミスです。過去一〇年の間に専門誌や一般誌でたくさんの医療ミスがとりあげられており、個々の病院においても監督官庁においても医療ミスを減らす努力がなされてきました。しかしながら、この眠れる巨人の眼を醒ますことができているのでしょうか。この問題を信頼できる程度まで定量化することはほとんど不可能です。明らかになっていない医療ミスの数は暗闇の中です。

明らかなことは、現状ではもはやこれらを甘んじて受け入れることはできないということです。医療ミスはなぜ起こるのでしょうか。そして、それに対して何を行うべきなのでしょうか。わたしたちは、知識だけは持っているのですが、実際には実行に移されていません。

余談　診療ガイドライン――治療法は自由？　恣意？

この患者さんの場合、拘束力のある治療指針に沿った治療が行われていれば、たぶん別な経過を辿っていたでしょう。もしも「睡眠剤中毒治療ガイドライン」が存在していたならば、L教授の治療に当たった医師らにとっては貴重な指針となって人命救助に貢献したかもしれません。ガイドラインとは、その中心に「科学的証拠に基づいた医療」(Evidence Based Medicine, EBM) という概念があります。この考え方についての論争は一九世紀半ばまで遡りますが、この考え方が世界中に広がって患者さんの治療の質を確保し、医療ミスを防いで患者さんの安全のために役立っていることには大きな意義があります。ここでは、この問題をやや詳しく取り上げてみたいと思います。

EBMの概念を創出したパイオニアの一人であるアメリカのディヴィッド・サケット医師は「EBMは、患者さんの医療をどのようなやり方で行えば良いのかを決めるにあたって、現在のところ最も誠実で明確で理性的な外部証拠を示したものである。EBMを実践することには、体系的な研究から得られた可能な限り最善の外部根拠を用いて個々の専門家の判断を統合した成果を実践するという意味がある」と述べています[1]。

EBMは、ドイツ人医師の間でもさまざまな議論を呼んでいます。一部の医師は、ガイドラインに支配された医療と患者さんの幸せは、お互いに両立しないばかりか、ガイドライン医療は患者さんを大切にして質の高い医療を提供しているドイツの医療を「とんでもない代物」に打ち砕いてしまうのではないかと脅威を感じています。シュテファン・ザーム医師は、多くの同僚医師を代弁して「治療の判断基準をガイドラインに任せるような医師は、自分の脳のスイッチを切ることに他ならない」と断言しています(2)。

ガイドラインに反対する一部の人々によって非常に激しく行われた批判を要約すれば次のようになります。すなわち、このようなやり方の医療では、医師は患者さんに無慈悲で非情な犠牲を払わせます。その犠牲とは、ガイドラインに注ぎ込まれた大規模研究の知識を患者さんに対して無条件に盲目的に適用するところから起こってくるものです。個々の患者さんには、特徴的な病気の症状やその病気に独特な病態に加えて非常に個人的な精神的苦痛があるのですから、そのような状況の患者さんに手を差し伸べるには、自律と自由に最大の価値を置く担当医師が自主的に治療方針を決めるのが最も良い方法です。治療指針の方向付けをガイドラインに任せることは決して受け入れられるものではありません。

わたしはこのような対極的な物の見方には説得力がないと思います。なぜならば、このような意見は、EBMの考え方と矛盾しているように見えるけれども、実際は矛盾していないのです。医療は、それがガイドライン医療に由来するものであれ、大学教育に基づいた経験によるものであれ、個々の患者さんの幸せのために用いられるべきです。EBMに依拠したガイドラインの目的は、その時代の臨床研究の知識水準に基づいた証拠を熟考した上で良心的に個々の患者さんのお世話に役立てることです。一体誰がサケット医師が自身で設定した目的を本気で疑問視することができるのでしょうか。

数多くある治療ガイドラインの中には、目的が全く明らかになっていなかったり、全体として見れば実際の治療法に比べてより科学的で確実な振りをしているだけのものがたくさんあります。これらは、しっかりと公表して専門家の眼で批判を加えて修正すべきです。

ガイドラインが、実際の知識水準よりも遅れをとっているという指摘は当たっています。ガイドラインが必然的に医療の進歩の後を追っているからには、それは進歩の産物に他なりません。それ故に、ガイドラインは、誰が主張するとしても、反論のための反論をしている限りその価値はありません。医療は、ある分野では非常に早く進歩しますが、他の多くの分野では非常に緩慢な進歩しか見られません。そのような分野の医療水準は、時代が変っても実際にはあまり変り映えがしないことは言うまでもありません。

少なからぬ数の医師らは、ガイドラインは診療の自由という貴重な財産を根こそぎ奪ってしまうと公然と非難しています。わたしは「あなたがたは、現在流行っているような身勝手な治療法の範囲がもっと広くなることを望んでいるのですか？」と問い返したいのです。

ある人は、ガイドラインを評して「料理のレシピ本医療」だと軽蔑しています。実際、ガイドラインには料理のレシピのようなところがあります。ガイドラインは、身近にあって有益な点で音楽のスコア（総譜）と比較しても良いと思います。音楽作品は作曲家によって作曲され、オーケストラの指揮者によってその指揮者の解釈に基づいて演奏されます。その演奏は、楽譜のように固定しているところと実際に演奏された音楽では、指揮者とオーケストラ自身の自由裁量の余地があります。理想的には、作品に忠実なところと指揮者の解釈とが相まって全体として完成された作品になるのです。

経験や判断力、病院での実務や大学の考えに支えられた従来の科学的な診療のやり方とEBMに支えられたガイドライン診療を比較して、まるで何か別物であると考えるのは決して当たっていません。「医師の職業倫理要綱」の中に書き記されているように、両者共患者さんにとって最良の利益となることが義務づけられており、更に医療は科学をその基礎に置いています。「医師は科学的な水準を遵守し、研究を促進し、最新の知見を手に入れ、それらを適切に用いる義務があります。医師は、これらが科学的な証拠及び医師としての経験に基づいた正しい知見であることに責任を持たなければなりません[3]」。別な言葉に言い換えれば「医療の中に科学的証拠を見出すだけではなくて、医療の実際にそれらを可能な限り取り入れることは医師にとって高い倫理的要請であり義務です」。

まさにここにこそ、現代医療の大きな欠陥が隠されています。新しい科学的知見を医療の現場に移すプロセスは遅々として進んでおらず、満足すべき状況には至っていません。病院やその他の公共施設で得られた知見や知識を現場で患者さんの治療に生かすことは、その次の段階へ移していくための基本的なプロセスです。これらは、患者さんのお世話をする臨床現場に導入するプロセスですが、このプロセスはあまりにもゆっくりしていて組織化されておらず、更に多方面の利害関係に操られており、加えて医師の自主性と診療の自由によって制限されています。その結果、医師の行動様式にはかなりの質的な差異が生じます。それには、新しい医療概念だけではなくて、既にあって確認されている医療概念も含まれています。

このような欠陥を補うためにEBMという概念が生まれてきたのです。EBMは、フライブルクにあるドイツEBMネットワークが明らかにしているように、健康の担い手である医療の質と適性の両者を改善して患者さん個人個人の医療成果を適切なレベルにまで引き上げるための手段であると評価されています。ガイドラインは、臨床の基礎的判断にとって代わるものでもなければ、医師の責任や患者さんの意思にまで踏み込むことはできません。

医師が、ガイドラインのコンセプトをもっと広範囲の現場で利用できる状況になればいくつかのことが得られるでしょう。患者さんの診療レベルは全体として高くなるでしょう。診療により広範囲な統一性がみられて、患者さんにとって役に立つことでしょう。医師は、患者さんからより高く信頼されるでしょう。その結果として、医師という職業に満足感を抱けなくなっていた多くの医師らにとっては、医師の評判が上がるだけではなく、自分が医師という職業についていることに満足感を抱くようになるでしょう。とりわけ、医師がガイドライン情報を持っている場合、医師の負担軽減と自由行動の余地を与えてくれます。治療が上手くいって患者さんの信頼を獲得できることの意義は非常に大きいばかりでなく、医師にとっては、今までは影の領域であった患者さんとの話し合いの時間も増えます。

最後にあまり目立たないことですが、集中治療センターの二人の患者さんについて説明しておきたいと思います。これは臨床現場ではよく起こっていることですが、誰にでも気がつくような欠点ではありません。しかしながら、ガイドラインは、この欠点を取り除く信頼できる手段であることを示している例です。アルコール中毒と頭蓋骨損傷は、ガイドライン賛成者にとって宣伝効果の大きい存在です。「わたしたちは以前からずっと間違いをしてきた結果がこの経験なのです」。

これらは、わたしの病院の集中治療センターでは、昔から当たり前のようにやっている臨床行為です。ルーティン業務というあまり感心しない言葉がありますが、この言葉が意味しているようにアルコール中毒患者さんであれば、適切な臨床記録とその臨床経過観察を犠牲にして、例外なくアルコール反応テストを行っていました。

アルコール反応は、アルコール中毒患者さんがどの程度のリスクを背負っているかについてはほとんど役に立ちません。生活習慣、体質、年齢、アルコール以外に中枢神経系に作用する薬物を服用しているかどうか、その他のファクターがより大きな意味を持っています。わたし自身も、次のようなアルコール中毒患者さんを経験しました。この患者さんが集中治療センターを訪れた時点でのアルコール反応の結果は一dℓあたり四・九mgでした。意識は正常で循環動態も安定していました。公園のベンチから病院に運び込まれましたが、六時間後にはすっかり目が覚めて自分の脚で歩くことができるようになり、職員にお礼を言って再び立ち去っていきました。この時のアルコール反応は三・〇mgでした。一方、クラス旅行先で集中治療センターに飛び込んできた一六歳の女生徒のアルコール反応は一・四mgでしたが、循環不全と呼吸停止が差し迫っていたので集中治療センターでの治療が必要でした。

このことから何を学べば良いのでしょうか。アルコール中毒症は、ほとんどの症例で既往歴や身体所見を洗い出して診断しなければなりません。血液中のアルコール濃度は、診断を確定するために貢献する訳でもなければ医療処置を決定するのに役立つ訳でもありません。実は、もし医師が血中濃度値だけで何かを判断するならば、それは医師に偽りの安心感を与えるだけであって、役に立つどころか患者さんにとって致命的な結果に終わる可能性もあります。実際は、アルコールを飲んだ患者さんの意識状態とその経過だけが中毒症状の深さを知る尺度であって、それによって患者さんが呼吸停止状態になるのか、あるいは食べたものが胃から逆流して誤嚥する危険があるのかを見分けることができるのです。アルコール濃度の結果が実際に役に立つのは、労災や、アルコールを飲んだ後の交通違反、混合中毒、事故原因がわからない意識障害などの場合で、これは実際に必須な検査なのです。

「血中アルコール濃度の測定は、裁判上の理由でのみ必須である」という議論は「わたしたちはいつも間違いを繰り返していた」と言っているようなものです。血中アルコール濃度が二・九㎎の男性患者さんが、入院棟の泥酔者収監室の簡易ベッドの上で誰にも気づかれずに死んでいました。胃の中の食べ物が間違って気道に逆流したことが原因で心臓停止に至ったと考えられました。この患者さんのケアについては裁判で争われました。その経過中、裁判官は患者さんの血中アルコール濃度には大した意味を見出していませんでした。裁判官が問題にしたのは、むしろ病院が患者さんの経過観察をきめ細かく正確に行っていたかどうかという点でした。入院時に、患者さんについて十分な診察がなされて十分な所見が取られていたのでしょうか。意識状態や患者さんの反射作用や血圧や呼吸数はどうだったのでしょうか。泥酔者収監室ではこのような臨床所見はどの位の間隔で取られていたのでしょうか。この点でアルコールを飲んだ患者さんに対してとるべき臨床プロセスに重大な構造的欠陥があったことは言うまでもありません。

同様な欠陥は、脳頭蓋骨傷害が疑われた場合、すなわち脳震盪《のうしんとう》や頭蓋骨裂傷の場合で見られます。そのような場合、頭蓋骨のレントゲン撮影は三方向か四方向から行われますが、実は何年も前から実際に頭蓋骨損傷が存在する証拠を明らかにすることができていません。既に一九八七年に医学誌『ニユーイングランド・ジャーナル・オブ・メディシン』（*New England Journal of Medicine*）に掲載されている大規模研究論文によれば、多くの場合、いくら頭骸骨のレントゲン検査を行っても、臨床別リスクグループに分類した場合、多くの患者さんではレントゲン検査は必要ではないことが明らかになっています[4]。そのような患者さんに放射線を浴びせるのを避けることができます。そうすれば相当の医療費を抑制することができます。

患者さんの診療のためのガイドラインは、多くの場合、専門学会によって示されており、たくさんの疾患像を提供してくれます。これらのガイドラインは合理的に熟考された医療処置法を示しており、いつでも改訂できるので新しい知見が得られれば古い知見は無効になります。有名な糖尿病学者である（故）ミヒャエル・ベルガーによって「権威者の誤謬」と名付けられたような信頼をおけない不慣れな儀式に替わってこのガイドラインが登場するのは当然のことです[5]。その一方で、ガイドラインは若い医師らにオリエンテーションと臨床的判断能力を磨く機会を与えてくれます。ガイドラインは、医療における規律ある思考方法を育ててくれます。医療技術や医療機器を使用する医学的な適応があるかないかを決める際の注意深さや臨床所見を取る際の良心的な態度、記録や病状の経過を診る際の良心的な態度を育ててくれます。その結果、患者さんをより意識的に目的意識を持って診ることになるので、どの患者さんにとっても利益をもたらします。医師の負担も職員の負担も軽くなり、相当な費用削減効果も生まれます。つまるところ、医療にガイドラインを持ち込むことは、個々の患者さんを見失うことさえしなければ、明らかな進歩であることに疑いの余地はありません。それどころか、ガイドラインに従うことは医師にとっては倫理的な義務です。

第6章　冠動脈とカテーテル——心臓病学の正道と邪道

著者は、心筋梗塞を患いました。完全にノックアウトされてから初めて気が付いたことは、あまりにも長い間、医師は不死身であるという幻想に捕らわれていたことです。著者は、最近の二〇年間で血管病変の治療法が大きく進歩したお陰で、幸いにも命拾いをしました。このような心筋梗塞は、何をもたらすのでしょうか。患者となって著者が気づいたことは、自分の行動様式を根本的に変えなければならないということでした。著者が医師として気が付いたことは、心臓が悪ければためらいもなく心臓カテーテル検査を行ったり、その他の不必要な侵襲的医療が行われていることでした。医師のピラミッド型の階級制度を克服して「良い医療を実践する」ように変えなければなりません。それにもまして重要なことは、心臓病にとっては予防が最大の関心事であるということです。

ドイツ人に典型的な病気

ドイツでは、イギリスとかフランスなどの他の国々と違って、心臓と血管の病気が以前からずっと特別な注目を浴びています。この国では、「低血圧」とか、「循環衰弱」とか、「循環虚脱」などと自己診断することは一般によく行われています。近隣諸国では、これらの自己診断は気分的な異常だけで病気に相当しないと考えられています。例えば、低血圧はイギリスでは「ドイツ病」というレッテルが張られており、イギリス人医師らは鼻をうごめかしてドイツ人医師を小ばかにしています。実際は、低血圧はむしろ平均寿命を長くする良い作用があります。

この国で、心臓と循環について異常とも言えるような注意が払われている背景には、一九世紀初頭に強い影響力を示したロマン派の自然哲学者（例えば、フリードリッヒ・ウイルヘルム・シェリング）が医療に及ぼした影響があります。詩人ノヴァーリス（本名フリードリッヒ・フォン・ハルデンベルク 一七七二―一八〇二）などのドイツロマン主義者は、啓蒙的理性に一方的な優位性を与え、「聖なる心臓」に対して感情や情緒が住む玉座を与えたばかりではなく「あらゆる人間的な精神活動能力の統一体」としての理想的なシンボルにまで過大評価をしました[1]。

心筋梗塞は二〇世紀の末期から西側諸国の代表的な病気となっています。この病気は、第二次世界大戦後のドイツ社会が直面した病気でした。敗戦による深刻な打撃によって自尊心が深く傷つけられたその敗北を乗り越えなければならなかったドイツ社会は、再び立ち上がる潜在能力を持ってはいましたが、その社会にとって必ずしも有益とは思えないやり方で立ち直っていきました。発展と成長、出世と経歴、個人の利益が個人生活を形成する上で決定的な影響を持つような社会になっていきました。それは、アルコールやタバコの消費量が増えカロリーの多すぎる栄養物を摂取するなど、しばしば健康にとって有害な生活習慣をもたらしたのです。これまでには知る由もなかった豊かさが実現しました。その一方で、この状況は数多くの疾患を生み出すことに一役買っており、脳卒中や冠動脈疾患が増加しました。その中で最も深刻で重症な病気は心筋梗塞です。

心筋梗塞は、二一世紀の初めまでは血管病の最重要疾患として死因統計の先頭に立っていましたが、現在では「がん」が最重要疾患に取って代わって「すべての病気の王」[2]となっています。心臓血管系の病気は、西欧諸国ではその頂点を越えたようです。がんは、総人口の中で高齢の人々が増えている社会の到来と共に、その頻度が高くなっていきました。その一方で、心臓血管病変にはより効果的な治療ができるようになっています。ドイツでは、心臓病学の地位は断然高く、とりわけ心臓血管病変の治療費はここ数十年間ですべての医療費の中で最も高く、今日でも毎年四〇〇億ユーロの金額が費やされています[3]。

医師であることを忘れなさい！

「心筋梗塞」は、わたしの眼には非常に危険でドラマチックな病気であると同時に、どこにでも見られる味気のない病気でもあります。わたしは、この病気は「間違った生活習慣」がもたらす代表的な病気であって、自分の健康の価値を大事にしない人、健康の価値をどのように評価したら良いのかわからない人、自分自身と自分の人生をコントロールすることができない人、表面的な目標を慌しく追い求めて自分の生活に用心深い注意を払ったことがない人だけが罹るものだとわたしは確信していました。

ところでわたしは「正しい生活」をしていたと主張できるでしょうか。わたし自身は、今までずっと意義深い充実した生活を送ってきたと思っていました。不思議なことに、そのような生活態度で自分が神秘的な方法で不死身であるかのように感じていました。わたしが熟知している血管病変の危険因子に対しても、既に免疫ができていると思い込んでいました。他人には当てはまっても自分には当てはまらないと思っていました。このようにして、わたしは長い間自己欺瞞に陥っていましたが、そのことについては薄々感じていただけでした。まるで青天の霹靂のように、自分とは関係がない筈の心筋梗塞に襲われた時には本当に狼狽してしまいました。強いショックを受けて自分が恥ずかしくなりました。

この一年間は多くの仕事をこなして充実していました。二〇〇二年になって、病院は救命救急センターの指揮を完全にわたしの手に任せてくれました。それまでは救命救急センターの医長として内科の主任医長の指揮監督下にあったのでその指示に従わなければなりませんでした。説明義務も課されていました。わたしは、以前は病院の「不潔な裏庭」のように思われていた救命救急センターを、指揮権限を発揮して数か月かけて集中治療センターの意識改革を行いました。病院内での救命救急センターのステータスを高めて本来の意義に相応しい場所であると認めさせました。究極のところ、すべての入院患者さんの半数以上が救命救急センターを経由して入院するという状況であれば、患者さんが救命救急センターで得る最初の印象は、職員の人間性の高さと病院の能力の高さを左右します。ここで働いている医師らは、初期診断と初期治療を行いその後は適切な専門分野に患者さんを割り当てているのです。

それは二〇〇三年一二月一九日のことでした。わたしは、予定の休暇に入る三日前から心は浮き浮きして準備に大わらわでした。自分の部屋に戻って、一人で夕食を取り、机を片付けて、旅行カバンに荷物を詰めました。翌日には、既に一週間前から妻と娘が滞在しているケープタウンへ飛ぶつもりでした。この休暇を数日前から楽しみにしており、妻と娘に再会して疲れを癒したいと思っていました。幸せな気持ちに浸っていました。ラジオからは、ベートーベンのピアノソナタ「ディアベッリの主題による変奏曲」が流れていました。

旅行カバンに数枚のTシャツを詰めようとして再び屈み込んだ時に、軽いめまいに襲われました。毛穴から冷や汗が出て胃の周辺のくぼみから焼けるような痛みが湧き出てきて胸骨の裏側に向かって上がっていき、首と肩に向かって放散していきました。その直後に胸部全体と腹部全体にまたがって鉛のように重い圧迫感が広がっていきました。どうしようもなく破滅的な症状です。額には冷や汗がにじんでおり、これまでに一度も経験したことのない本当に惨めな衰弱感に襲われました。浴室で吐きました。もう死ぬのかという思いが頭をよぎりました。

やっとの思いでベッドに辿りつきました。不意打ちのように襲ってきたこの耐え難い状況が、また不意打ちのように去って欲しいと願っていました。もちろん、それと同時に、心筋梗塞とか大動脈瘤破裂などの血管の大惨事か、少なくとも重症狭心症発作をわたしは疑っていました。自分の手首の動脈に触れてみました。脈はほとんど触れない位です。血圧は下がっています。ニトログリセリンという薬は、狭心症や心筋梗塞の場合に医師または看護師が患者さんの口の中に吹きつける薬で救急処置ケースに常備されていますが、わたしの頭の中をよぎったのは血圧が更に下がるといけないから今はニトロを使ってはいけないとの思いでした。意識不明になり……、部屋にはわたし一人だけです。パニック状態に陥っていました。

わたしは、恐怖と不安の中で自分の気持ちを落ち着かせようとしました。自分をコントロールしようと試みました。何年も前に中断していた自己トレーニング法が蘇ってきました。自分と自分の体に話しかけなさい……眼を閉じなさい……内なる自分を見なさい……深呼吸をしなさい……落ち着きなさい……大丈夫……でも、駄目でした。何の役にも立ちません。ぐずぐずしないで今すぐ医者を呼ばなければ……救急医を……一一二番に電話……一人で……でも何かが嫌がっている……患者さんにはなりたくない……まさか自分が患者さんになるとは……わたしは、自分の緊急事態を認めたくなかったのです！　他の人間より賢いと思っていた医師ではなかったのか。……自分が不死身であると感じていたにもかかわらず、実際は、毎日、毎日見ていた患者さんたちと同様にわたしも病気に罹る人間であることは十分知っていた筈ではないのか。恥ずかしくないのか。ばかばかしい！……五〇代半ばになっていてもタバコを吸っていました！

わたしはスポーツタイプではないけれど……。昨日はプールで八〇〇ｍも泳いだのに……わたしは、時折、良心の呵責を鎮めようと口実を探していました。胸には激痛が走って息ができません！　こんなことになるとは全く知る由もありませんでした。今、自分にこんなことが起こるなんて誰も予告してくれなかったではないか。後ろからこっそり襲いかかって来るなんて！

それから、わたしは今まで決してやったことがないことをやりました。ベッドの上で、大きな声で情け容赦なく自問自答しました。「お前は、お前が何年も前から治療したり世話をしたりした人々の一人ではないのか……その人々は、のっぴきならない事情で、一〇年来救急医をやっているお前を呼んだのではないか、だからお前も、救急医に頼らなければならない！……わからないのか！　抵抗するな！　受け入れろ！　心筋梗塞で閉じてしまった血管をできるだけ早く再開通させねばならないことぐらいお前はよく知っているではないか。そうすれば閉塞した血管領域の心筋は死んでしまうことはない……そう、今すぐ心臓カテーテル室の手術台の上に横たわりなさい！　お前が医者であることを忘れなさい！　今、お前は患者さんだ！」

効果はありました。わたしは、自分を説得したのでしょうか。それとも確信したのでしょうか。

「胸の痛みが止まらない……わたしは内科医だ。救急車を送ってくれないか！」わたしは中央救命救急センターの操車係にそう伝えました。その一〇分後、酸素チューブが鼻に付けられて、心臓の薬が投与されました。「それでは出かける前にモルヒネを二アンプル注射します！　良いですか？」わたしはうなずきました。その数秒後、わたしは雲の上を浮遊しており、救急車の内部はまるで水槽に変身したようでした。車の屋根のトップライトから出てくる青色警告灯の反射光は、頭上を越えてリズミカルに回っており、いつも聞き慣れている割れんばかりの救急車のサイレンの音も軽やかで優美なメロディーに様変わりしていました。仲間の医師が遠くから言っている言葉が聞こえてきました。「後壁梗塞ですね」「心臓カテーテル室には一報を入れておきました」。冷や汗は消え去って快適な暖かさに変わっていました。不安と恐怖は跡形もなく消え去っていました。まるで望遠鏡を逆さまにして見たように胸の痛みも遠くに退いていました。

わたしたちは、既に病院に到着しており、モルヒネの効果は減少していました。わたしは、自分の眼を疑っていました。心臓カテーテルの控え室でクリスチャン・O先生が友好的な態度でわたしの不幸に心から同情を示して挨拶をしてくれました。O先生は、K病院で一緒に仕事をしてきた気心の知れた同僚でした。O先生は早い時期から静かな功名心を持って心臓病学に専念しており、今では指導的な医長としてW病院の循環器病棟の主任医長代行をしていました。

わたしの周りで二人の看護師が心臓カテーテル検査の準備をしていました。その間にわたしはカテーテル台に上りました。O先生は、「先生は、もうすべてご存じですが、一応説明をして同意をいただいておかねばなりません。この手続をはぶく訳にはゆきません」と言って、これから行うカテーテル治療について説明をしてくれました。わたしは再び不安になりました。カテーテル台の上で頭を挙げて座ろうとしました。O先生はわたしの不安を鎮めるような声で指示をしました。「S看護師さん！　もう少し鎮静をしましょう。ドルミカムを一〇mg投与してください」。わたしは奇妙な感覚麻痺を感じましたが、決して不快ではない無感動で無関心な状態に引き込まれていきました。カテーテルの先端が鼠蹊部《そけいぶ》に刺し込まれたことにも気が付きませんでした。カテーテルの先端はわたしの心臓の冠動脈に届いているに違いありません。下から見上げる狭い視野にO先生と看護師たちが見えて、何か話し合っているのが聞こえてきました。手術用の帽子を被り手術用のマスクをしているので、誰なのかは見分けが付きません。上の方で何やら声を潜めて話をしていました。その視線は、モニターの波形を追っていました。わたしの体の上方で、注射をしたり、ゾンデを使ったり、注射器のアンプルを切ったりしていました。血圧の波形がスクリーンの上に色とりどりにあらわれていました。

——突然O先生は手を休めました……。

……わたしは再び落下していきました……。頭から真っ逆さまに底知れない色鮮やかな絢爛たる光の大聖堂へ……どんどん早く……耳には叩きつけるような風が音を立てて響いており、バロックのオルガン曲の力強い和音と織り成して……顔には笑みを浮かべて……今までに全く感じたこともないような幸福感で一杯になったり……肩越しに見える機械に写っている映像がどんどん小さくなっていくのが見えたり……両手を大きく開いていたり……そう、突き落とされたり、飛んだり、急降下したり、浮かんでいたり……いつも希望と夢の中にいたのですが、決して試してみたことはありませんでした。今までは、怖くてできませんでした。

しかしながら、突然に、バンジー・ジャンプで急降下した時に足首の関節に支えられた体のように、深みに向かった夢心地の飛翔は終わりました。唐突に物凄い吸引作用が働いて、猛り立つように跳ね返されて、わたしは再びカテーテル台の上に戻っていました。

わたしは、O先生が穏やかに笑っている顔を見つめました。「安心してください。すべて上手くいきました……。心室細動が起きたので五〇Wで除細動を二回行いました……。心臓のリズムはすぐに回復しました。先生もよくご存じのように、これは心筋梗塞の急性期では稀なことではありません」。

わたしの心筋梗塞の影響はまずは限度内でした。一時間半後には閉塞した右冠動脈はカテーテルによって二か所にステントが留置されて再開通していました。幸いなことに、わたしの心臓の筋肉に悪影響は残っていないようでした。心臓超音波検査の結果、心筋の働きはほとんど正常に保たれていました。

退院直前の負荷心電図も満足の行く結果を示していました。

わたしは医学の進歩の恩恵に預かりました。これには疑いの余地はありません。この進歩は、高度で効果的な救急医療システムがあって初めて可能になったことで、加えて急性心筋梗塞に際しては現代医学ではこれ以上に説得力のある手段はありません。二時間の間閉塞していた冠動脈を開存させるために、鼠蹊部から挿入したカテーテルを冠動脈まで進めて、血管内網型ステントを留置する方法は、最近、数十年に見られた医学の偉大な成果です。心臓カテーテル法とその後の心臓病学の華々しい進歩、例えば埋め込み型除細動器の登場は、特別に卓越した医学的地位を築いていました。

今日、血管病変は完全に予防できるのか?

もし、わたしが二〇年前に心筋梗塞患者になっていたら、どのような治療を受けていたでしょうか。一九八〇年代のはじめ頃、わたし自身は心筋梗塞の患者さんにどのような治療をしていたでしょうか。最も恐れられていた合併症である心室細動は、既に一九八〇年には集中治療監視下で四八時間以内には電流インパルスを用いて治療することができるようになっていました。わたしもまた、この放置すれば致死的な心室細動を電気ショック療法で肉体的後遺症なく治していました。

しかしながら、二〇年前の医学は、心臓のポンプ機能を大幅に改善して、理想的な場合では、完全に修復するような手段をまだ持ち合わせていませんでした。この手段は、心筋梗塞後の生活の質にとって決定的な要因です。動脈硬化による血栓で閉塞された冠動脈を心臓カテーテル法を用いて素早く心筋への血流を再開させるのです。当時の集中治療は二週間の入院と絶対安静によって患者を保護するにとどまっており、ゆっくりと着実に理学療法を行って体重を減らし、ベータ・ブロッカーを投与することくらいしかできませんでした。病院で始まったリハビリテーションの後は、温泉療法に移って五〇歳以上の人の場合では年金生活に入りました。しかし、職場を失ってしまったので人生の意義が消え失せ鬱状態に陥ることも稀ではなく、そのこと自体多くの心筋梗塞患者さんに心筋梗塞を再発させるリスクを孕んでいました。

当時、心筋梗塞の再発を防ぐ方法は、ほとんど研究されておらず、今日では、心筋梗塞の二次予防と言われています。理想的には、ニコチン禁止に加えて肉体的トレーニング、瞑想・ストレス解消訓練、特別なカロリー制限療法（「地中海料理」）や副作用の少ない特殊な薬物療法が行われています。薬物療法の目的は、持続的に血圧を下げて心臓の負荷を減らすことで、新たな冠動脈の血栓形成を防いでLDLコレステロール値を減少させるために決定的な貢献をしています。LDLコレステロール（いわゆる「悪玉コレステロール」）は心臓の冠動脈の動脈硬化に直接的な役割を持っているのです。

血管の閉塞状況によっては、閉塞の程度に応じて心臓の機能低下が見られます。「心不全」状態です。その症状は、肉体的な能力が制限され、疲れ易くなり、諸臓器にうっ血が生じて組織に水分が溜まり、脈拍が乱れて不整脈となり、遂には寿命が短くなります。このような状況を避けようとする努力が実った結果、心臓カテーテル療法が用いられるようになったのです。

心筋梗塞に罹ったことで、わたしにどんな変化が起こったのでしょうか。わたしは、心筋梗塞をどのように噛み砕いて消化したのでしょうか。これほど自尊心を揺すぶった出来事はこれまで一度も経験したことがありませんでした。自分が心筋梗塞に罹るなどとはあり得ないと思っていました。突然、病気によって純化された謙虚さのような感情がわたしの考えの中に生まれてきました。ある意味で、自分の人生の現実を新たに見直すことになったのです。突然、自分の命に限りがあることを実体験して初めて知りました。それ以来、このことはわたしの頭から一度も離れたことはありません。その一方で、自分の人生の価値をより高く評価して用心深く作り上げなければならないという気持ちになりました。このことがわかってからは、わたしの人生の過ごし方には決定的な変化が起こったのです。

わたしは三〇年もの間絶え間なく空気のように吸っていたタバコを直ちに止めました。想えば、心にやましい習慣でした。驚いたことに、何の禁断症状も出ませんでした。不眠症にもならず、神経衰弱にもかかりませんでした。心筋梗塞を起こしたその時から、指の間にタバコを挟むことは二度とありません。正直なところ、わたしが最も恐れていたことは「ものを書く」ときにタバコなしでは書けないのではないかということでしたが、これも心配ありませんでした。実際のところ、もうタバコは必要なかったのです！　わたしは、タバコを止めたことがこのような思いもかけぬ広範な効用を持っていたことにうろたえました。能力も向上していました。集中力や記憶力が良くなりました。階段を二段跳びしたり長い距離を走ったりすることも、以前より一足飛びに楽にできるようになりました。重症気管支炎や、何週間も咳が続いて窒息の恐怖で夜中に飛び起きたりすることは、既に過去の話になっていました。それればかりではありません。日頃悩まされていた自責の念や自己否定感は克服不可能だと思っていましたが、このような気持ちは消え去って自尊心と幸福感に変わっていました。以前のタバコなどの依存行動を打ち負かしていました。わたしは強くなったような気がしていました。自分には価値があるとの感覚が高まってきました。

規則正しく運動して体の血のめぐりを良くすることがわたしにとってまさに生理的要求となっていました。それをしっかりやっていなければ、気分や健康を損ないます。運動は、病気を予防するだけではなく、それ以上に薬やその他の治療法に比べても遜色のない働きを持っており、とりわけ「血管の病気」や「がん」などの数多くの病気で既に明らかになっています。

心筋梗塞の誘発要因となったほど高かった血圧も、規則正しく体を動かしてしっかり薬を飲んだので下がっていました。同様に、高かったＬＤＬコレステロール値も一四〇位から六〇と七〇の間にまで下がっており、アメリカ心臓協会（American Heart Association, ＡＨＡ）の厳しい基準を満たしていました。

コレステロールの値が低下することを考えればわかるように、良い食生活習慣を保つことは心臓病の二次的予防に不可欠ですが、なかなか困難な課題です。多くの同時代の人々と同様に、わたしもこの点についてまったく対処できていなかったし、今でもよく対処できていません。わたし自身が、原則、助言、推奨が混乱していることから抜け出すために努力して得たことは、単純明快な二つの事柄でした。それは、カロリーを制限して肉食を減らすことでした。このことを説得力を持って根拠付けるものは、イデオロギーでもなければ動物についての倫理的な考察でもありません。むしろ単純に生物学的なことです。人類は、元来草食動物であって肉食動物ではありません。肉食動物は、肉を嚙み砕くために尖った歯で咀嚼して、早く消化して排泄するために短い腸を持っています。暑いときには、余った体温を発散するために犬のようにハーハーと呼吸をします。そしてビタミンCを自分で作り出します。それに対して、草食動物は蹄《ひずめ》があって平たい歯を必要としており、植物を嚙み砕いて炭水化物を排泄するために長い腸を持っています。暑過ぎるときには汗をかきます。そして、ビタミンCを外部から取り込みます。

肉食動物にどれだけ多くのコレステロールと脂肪を食べさせても、決して動脈硬化を起こすことはありません！ 例えば、犬を例にとって考えてみましょう。その餌に一〇〇gのコレステロールとそれと同じ位の量のバターを食べさせたとしましょう。この量は、西欧諸国の人々が毎日とっている量の二〇〇倍に相当します。それでも、犬が動脈硬化を引き起こすことはありません。その一方で、草食動物の飼いウサギはまったく異なった振る舞いをします。飼いウサギに少量のコレステロール（二gのコレステロールを二か月間）与えただけで、高度な脂肪プラーク形成〔動脈硬化〕が認められます。アメリカ心臓病学会誌 *American Journal of Cardiology* の編集者は、このような状況を「まずわたしたちが彼らを殺すが、後で彼らがわたしたちを殺す」と辛辣かつ的確に要約しています。[4]

心筋梗塞を患ってから既に一〇年以上が経過しました。苦痛もなければ再発もありません。それどころか、以前に比べて肉体的にも精神的にも能力が増しています。わたし自身にとっても患者さんにとっても、血管の病気は、常に生活習慣に気をつけて薬を飲み続けさえすれば他のどのような病気と比べてみても御し易い病気なのです。もしそうしていれば、長い年月を経てでき上がった血管病変が破局を迎えて心筋梗塞に至ることを避けることができます。このことを熟知して注意をしている国民はほんの少数です。冠動脈疾患を患った少数の患者さんだけが、この知識を個人的な生活設計に取り入れようとしているのです。このように間違った展開を招いた背景には、ドイツの心臓病専門医らに大きな責任があります。彼らは、患者さんの利益ではなくて、ほとんどの場合自分の利益を求めました。彼らは、急性心筋梗塞のカテーテル治療が疑う余地のない成果を挙げたことと、ドイツ心臓病学会の支援を受けてここ数十年にわたって高価な技術的治療法のとりこになっていました。既に、しばしば批判されているように、この考え方は予防医学にはほとんど注目することはありませんでした。既に一九八〇年以来、アメリカ心臓病学会（American College of Cardiology）が倦むことなく強調してきたように、この予防医学の考え方は、まさに心臓病に関わる医師の中から支持者が現れてその意義が強調されなければならなかったのです。締めくくりの声明文には次のように記されています。「これまで循環器の医師に課せられていた課題と並んで、自分が関わっている患者さんに、注意深く、力を込めて、手間ひまかけて、予防医学の考え方を理解してもらい、それを実行に移すように努力して、循環器の医師こそが〝予防医学の擁護者〟になる使命が課せられています[5]」。これは、心臓病に関わるドイツの医師らがおおよそ顧みることなく放置してきたアピールでした。

「胸痛？　即、心臓カテーテル検査？」

三四歳の既婚者Tさんは小学校の先生でした。わたしは、彼と何回か話をしたことがあり診察もしていました。Tさんは強い不安感に捕らわれているようでした。Tさんの言葉によれば、学校の授業が終わるお昼頃になると輪の形をした胸部痛とほとばしり出るような強い汗と吐き気が「まるで青天の霹靂のように」襲いかかってきたそうです。救急隊は、校長先生にせかされてこの患者さんをわたしたちの急患入院係に連れてきました。その前にTさんは自分の生徒と激しい口論をしたそうですが、その事は普段と比べて特別変わったことではなかったし、今までにこのような症状が起こったこともなかったと付け加えました。Tさんには、医者の隠語で言えば「空っぽの既往歴」で、過去に何ら特別なことはありませんでした。Tさんの家族にも特別なことはありませんでした。診察をしても、心電図や血液の検査をしてみても、これと言って注目すべき点はありませんでした。Tさんは時々たばこを吸っていましたが、血圧や体重は正常でこのような異常な痛みを説明できるような冠動脈疾患を疑わせる所見はありませんでした。これまでに得られた所見からは、この患者さんの病気を診断することはできませんでした。今後どうすれば良いのか見通しは立っていません。急いで原因を解明しなければなりません。わたしは、外来診察のほうが良い方法だと考えました。わたしは、同僚にセカンドオピニオンを求めることにしました。そこで、最近D教授の後任として招聘された循環器科の新任教授であるK先生に、この患者さんの病状をどのように評価すべきか尋ねることにしました。

五〇歳になったK先生は、既に髪の毛は薄く白髪も増えていましたが、話に聞いたところでは数か月前までは大学の地下研究室で不整脈の研究をして過ごしていた先生でした。K先生は、非正規教授という医長の立場に留まるのではなくてもっと尊敬される高い地位である大学病院の正教授、少なくとも大きな市立病院の主任医長になりたいと望んでいました。これはドイツの大学病院にいて大学教授資格を持っている多数の医師に共通している宿命です。その集団の中の大多数の医師は大病院の指導的立場の人物と人間関係がある訳でもなく、その中でも極めて少数の医師しか大学病院の教授になることはできませんでした。

K先生はそれをやり遂げました。K先生はわたしの協力もあってこの名高い市立病院の循環器科主任医長に招聘されました。それは幸運なことでした。実は彼の競争相手の一人が第一候補にリストアップされていたのです。長い間指導者が欠員となっていた病院にとってもその職員にとっても大変残念なことですが、その人は文字通り最後の瞬間に就任を辞退してしまいました。K先生は二番手の候補者だったのです。K先生は二番手であることを苦々しく思っていたと同時に彼の功名心を煽っていたのでしょう。

わたしよりほんの少し若いK先生は、二人が最初に出会った時には喜びに顔を輝かせながら、わたしの肩をポンと叩いて自分がその地位に就いたことをわからせようとしました。実際、K先生が就任してから数か月の間、何か新しい計画とかセンセーショナルな計画が公示されない日はありませんでした。その中には――当時のわたしは病院の運営に直接的な責任を持っていましたが――、K先生の厚意でその運営責任を任されていた救命救急センターや入院決定に関わる部署をK先生の責任部門としておく提案も含まれていました。これはK先生の人柄に起因するもので、その人柄から発生したとんでもない尊大で前代未聞の要求でした。わたしは、これらを冷静に断固として拒絶しました。K先生は、医学の多くの分野について十分な経験を備えているとは言えないにもかかわらず、内科集中治療病棟の運営権限を持っていました。それでも「自分がやれば不可能なことはないし、すべてが上手くいくはずだ」と信じていました。K先生は、眼の前の話し相手に対していつも勝ち誇ったような笑みを浮かべており、それは取りも直さず彼の修辞学的能力が限られていることを示していました。

同僚の医長仲間の多くは、K先生には同僚に対する距離感が欠けていることを潜在的に不気味だと感じており、どちらかと言えばK先生に会うことを避けていました。このような状況なので、病院の理念とその将来像を決定するK先生の試みは熟考が欠けており中途半端で消化不良な発想でした。

このような状況にもかかわらず、病院内のK先生の立場は強固でした。その一つは、この病院では伝統的に循環器関係の部門の患者さんがそのほとんどを占めており、病院の収入の比較的大きな部分が循環器科関係部門の貢献に拠っていたからです。その他にも、内科集中治療病棟と病院の救急車の活動はK先生の部署だけが運営していたからです。消化器内科や感染症内科も内科集中治療に関わるよう要請されており、両科の主任医長もそのために可能な限り手を尽くしたのですが、K先生の影響下にある病院の経営管理部門は彼らに耳を傾けてくれませんでした。明らかに、K先生は自分が権力の座を諦めることなどは夢にも考えていませんでした。

わたしがTさんについてK先生に共同診察を依頼してから約三〇分後に、K先生が入院待機病室に姿を現しました。「やあ、ところで患者さんの状態はどうですか?」とK先生は忙しそうにわたしに尋ねました。わたしは、K先生の部屋のドアのノブを下げながら「患者さんは初めて胸の痛みを覚えた三四歳の小学校の先生で、……」と患者さんの病状の説明を始めました。そうすると、わたしが「胸の痛み」という言葉を口にした途端に、K先生は半分開いたドアの内側で足を止めてわたしの腕を摑んで言葉を遮り「胸の痛みだって? あなたにとって何が問題なのですか! その患者さんを検査台に乗せなければなりません。すぐに心臓カテーテルの予約を取りましょう。今日はまだ予定に空きがあるはずだ。心電図や血液検査の結果はもうわかっているでしょうね」と理解できないようなことを言いました。そう言ったか言わぬうちに、当たり前だと言わんばかりに自分の首を振りながら心臓カテーテル検査室がある隣の集中治療センターに消えていきました。わたしは唖然として憤慨したままずぶぬれになったプードル犬のようにその場に立ちすくんでいました。

胸の痛みにはさまざまな原因が考えられます。生命の危険にさらされる場合もあれば無害な場合もあります。時折、鑑別診断に役に立つ適切な検査方法を決めることに難しさを感じます。確かなことは、肺塞栓と並んで心筋梗塞が主要原因だということです。心筋梗塞ではできるだけ早く心臓カテーテル検査を行って、閉塞した血管を再び開通させなければなりません。

それに反して、わたしの患者さんには心電図にも血液検査の結果にも心筋梗塞の兆候はありませんでした。だからと言って冠動脈の急性血流障害を完全に否定することはできません。そこで、わたしはこの症状についてK先生の判断を知りたいと考えたのです。K先生は症状についてまったく何も尋ねないし診察をしようともしないばかりか、心電図や血液検査の所見に十分注意を払おうともしないで、わたしの眼の前で専門分野での「価値のある良い医療」を否定したのでした。K先生は、患者さんに対して即座に心臓カテーテル検査を行うよう薦めることによってドイツでも高く評価されているアメリカ心臓協会のガイドラインを無視したのです。

患者さんの胸の痛みの原因を明らかにするためには、わたしが理解しているガイドラインによれば、まずは急いで負荷心電図を撮るかもっと良い方法は負荷をかけた上で心臓の超音波検査（ストレス心臓超音波検査）を行うのが適切であると書かれています。わたしは、患者さんの病像をその他の検査方法を駆使して徹底的に調べました。この時点では、心臓カテーテル検査まで行う必要はないという結論に達していたので、患者さんはわたしの説明に納得してくれました。患者さんの不安は和らぎました。患者さんにはひとまず退院してもらって、胸の痛みの原因は心臓内科の開業医に調べてもらうことにしました。その日の午後には、友人の循環器科医に頼んで正確な診断に必要とされるストレス心臓超音波検査の予約を取りました。その翌日、この友人と協議して明らかになったことは、冠動脈の病気の疑いは覆って「負荷高血圧」が胸の痛みの原因であると判明しました。

K先生はTさんに心臓カテーテル検査を行うよう薦めましたが、わたしはそれには従いませんでした。そのことに瞬時の迷いもありませんでした。この行為は、K先生に明白な異議を唱えることになります。そもそも初めから敗者でした。K先生の薦めは命令同然なので、わたしがそれに従わなかったならば、K先生は経営者側に連絡して、結果的にはスキャンダルになったでしょう。たとえわずかではあっても病院にとって重要な「心臓カテーテル検査件数」を減らしたことになるからです。このことは病院の経営戦略に対する侮辱だからです。しかも部署長の女性からは救命救急部門の責任者であるわたしに対して「グレーゾーンで利益を上げなさい」という要請があったばかりでした。その意味するところは、外来で十分に治療ができる患者さんでも入院させて治療をしなさいということです。病院に空きベッドがあるということは、すなわち、主任医師会議でしっかりと言い渡されているように、次は自分たちの番であるという法則に従って、すべての病院は、残念ながら容赦なき生き残りをかけた戦いに勝ち抜くことを強制されているので、この都市では患者さんを交互に追いかけて奪い返さなければならないのです。最も経営状態の良い病院だけが生き延びるのです。誰も負けることを望む者はいません。誰もが勝ち組に入りたいのです。

「グレーゾーンで利益を上げなさい」という言葉は、患者さんの経済力を利用し尽くしなさいという意味です。診断や治療に適切で必要不可欠なことに限らないで不必要なこともやりなさいという意味です。そのこと自体は特に憂慮すべきことではないかもしれません。しかし、不必要な検査や手術を行って患者さんに不必要なリスクを背負わせることになれば、更にそれによって職員と医療機器を拘束するならば、それは倫理的に考えて問題があります。そのような乱用は決してあってはなりません。

余談　「画像力？　思考力？」*——心臓病学の野生繁茂

「病院は生き残りのために戦っている」。これは新しいことではありません。この言葉は、あたかも債務者の開示宣言のようにあからさまに口にされています。わたしが勤務していたある都市の病院に当てはまることは、その他の大都市にも田舎にも当てはまります。このような野生繁茂は、ドイツの保健衛生制度の主たる特徴でしたが、現在でもそのままです。既に数十年も前から秩序を作るための手段を講じなければならないと叫ばれています。

例えば、ドイツにおける制御できないほど肥大化した心臓病学の代表格は、数十年前から行われている侵襲的心臓病学〔治療において身体を傷つける手術や処置を行う〕に基づくものです。心臓カテーテル検査法の導入以来、この検査はそのガイドラインに沿って医学的適応がある患者さんに限って行われているわけではなくて、必要性のない患者さんにも行われており、その患者さんが不利益をこうむっている可能性もあります。

五〇歳のトルコ人女性Aさんが、一九九五年五月以来続いている労作時胸痛のためにわたしたちの病院のD教授が率いる循環器病棟に入院しました。心臓の超音波検査を含むさまざまな検査結果から、心筋の病気の可能性が強く疑われましたが、数日後に行われた心臓カテーテル検査で心臓の冠動脈造影と心腔容積の測定を行った結果、最終的な診断が明らかになりました。彼女の冠動脈には病的な所見はなく、冠動脈疾患は否定されました。しかしながら、彼女の心筋と心室中隔筋を含む心筋全体が病的に肥大しており「閉塞性肥大型心筋症」（Hypertrophen Obstruktiven Kardio-Myopathie, ＨＯＣＭ）の診断に相応しい所見でした。この病気は稀な病気で、多くの場合遺伝性の心筋疾患ですが、冠動脈疾患とよく似た症状を示します。この病気には薬物治療が行われますが、その効果はしばしば限定的でした。更に家族歴の調査結果から、彼女の家族の中にも同様の病気を患っている人がいることが判明しました。このようにして、Ａさんの病気とその症状は明らかになりましたが、患者さんと医師は、薬物によって胸痛を抑えることしか望めませんでした。

初めのうちは薬物治療が奏功しましたが、多くの患者さんの経験からわかっていたように、その効果は長続きしませんでした。この病気の人は、何回も入院を繰り返して薬の量を増やしたり他の薬を試みたりしなければなりませんが、彼女の場合も同様の経過を辿りました。何回も何回も胸痛発作に襲われ、その都度入院を繰り返していました。最初の入院は一九九五年でした。その後二〇〇三年までに合計四回入院をしましたが、毎回同じ病院の同じ循環器科で、既に正確な診断がついているにもかかわらず、同じように心臓カテーテル検査が繰り返し行われていました！　四回も検査して新たな所見が見つかったことは一回もありませんでした。これは予想された通りでした。

それでは、冠動脈造影心臓カテーテル検査に合理的かつ正当な根拠があるのはどのような場合なのでしょうか。ドイツ心臓病学会のガイドラインによれば、それは「臨床症状に加えて非侵襲的な検査を優先的に行った上で、更に有意義な検査を行えば症状や予後を改善することができる場合」です。このガイドラインが当てはまるのは、冠動脈閉塞が原因の急性心筋梗塞、冠動脈がほとんど閉塞していることが原因の不安定狭心症です。この両者の場合、直ちに冠動脈を再開させて心筋への血流を確保しなければなりません。

このような急性の心筋血流障害以外には、どんな疾患がガイドラインに該当する疾患なのでしょうか。これを評価するには、ドイツ心臓病学会が一定の基準を定めているとは言っても、実際にはほとんどが検査に携わる医師の判断で行われています。この一群の疾患は、安静時狭心症の患者さんです。ドイツでは、一六〇万人から三二〇万人の患者さんがこの病気で苦しんでいます。この人たちには、動脈硬化病変があります。このような患者さんでは、一本または数本の冠動脈に動脈硬化病変があって、肉体的な負担や精神的な負担があった場合にのみ胸痛が発症します。ここで、二つの重要な問題が提起されています。第一に、この病気は（例外は別として）負荷心電図、ストレス心エコー検査、心筋シンチグラフィ検査のような非侵襲的検査法を用いて診断することができます。従って、侵襲的検査を行った場合に必要な費用の七五％を節減できます。第二に、これらの患者さんは、冠動脈拡張術に引き続いて冠動脈ステントの留置を行わなくても、生活習慣を変える（タバコを止めてニコチンを絶つこと、運動をすること、食習慣を変えること、薬物治療を行うこと）という保存的な治療法で十分な生存期間を手に入れることができるのですが、心臓カテーテル検査を受けた患者さんの中でこの病気が占める割合は何と五〇％以上という現実があります[1]！

閉塞傾向が考えられる冠動脈のすべての狭窄部分を、薬物やバルーン・カテーテルを使ってできるだけ早く、しかも完全に狭窄部を広げてステントを入れて開通させれば、心筋梗塞を予防することができるのでしょうか。答えは否です。決してそうではありません。心筋梗塞になることと冠動脈壁がコレステロールの沈着で次第に狭くなってくることを簡単に結び付けるのは正しい考え方ではありません。

冠動脈狭窄が発生するには複雑な要因が関わっています。動脈の壁にはコレステロールを含んだ細胞が沈着していて、それが動脈壁の肥厚や血管の狭窄をもたらすことは十分考えられます。しかしながら、そのまま安定していればあまり危険を伴うことではありません。言い換えれば、動脈の内腔表面が細胞層でなめらかに覆われていて、それ自体が無傷であれば比較的危険性は低いのです。血管内腔が「安定したプラーク」によって多かれ少なかれ狭窄していて狭心症発作が起こり得ると考えられる場合であっても、年単位、あるいは数十年にわたって心筋梗塞に至らないことも知られています。

危機的な状況が訪れるのは、この安定したプラークが突然血管の内表面から剝がれて急激にカスケード（飛沫）となって飛び出して、剝がれたプラークの表面に血栓を形成することによって急性動脈閉塞が起こり、まるで青天の霹靂のように心筋梗塞の発症を起こす場合です。

そこで、検査を行うか行わないか、もし検査を行うのならばいつ行うかという問題が重要になってきます。そのことをはっきり見通せないこと、予測できないことが問題なのです。実際は、心筋梗塞を起こすプラークは動脈を強く狭窄している安定プラークではありません。むしろ、小さくて目立たなくてほとんど動脈腔に狭窄をもたらしていないので、冠動脈造影ではあまり見ることができないような安定プラークが不安定になって破裂した結果、致命的な心筋梗塞となるのです。

少なくともここでは次のようなことが明らかです。侵襲的な治療を行っている心臓病専門医は、冠動脈が狭窄または閉塞している患者さんに冠動脈バルーン拡張術とステント留置を行っていますが、心筋梗塞の予防を行っているわけでもなければ、決して冠動脈疾患の根治的治療を行っているわけでもありません。冠動脈の狭窄を治療しているだけで、冠動脈疾患の原因を治療しているわけではありません。狭窄している冠動脈を広げることによって狭心症の痛みをなくそうとしているのです。つまり、心臓病における緩和医療を行っているのです。軽蔑して言っているのでは決してありません。むしろ、症状と疼痛の除去は、医療の中で正当な根拠があって、はじめて役に立つ治療です。

一般的に言って、心臓カテーテル検査を行ってバルーンで冠動脈の狭窄部を広げてステントを留置することだけで、患者さんを梗塞から守ることができるという幻想を抱いてはいけません。なぜならば、冠動脈のそれ以外の場所にある不安定プラークが突然剝がれて飛び出すかもしれないからです。更に、安定プラークであった狭窄部をバルーンで機械的に破壊することによって、却って不安定プラークに変えてしまう可能性も少なからずあります。既に、何年も前からわかっていることですが、この侵襲的操作によって差し当たり狭窄部を取り除いたとしても、その後で冠動脈狭窄部に再狭窄とか再梗塞が起きることが知られています。

二〇〇二年に、わたしはヴォルフガング・ディスマン教授との共著で、国際的に有名な雑誌『ランセット』（*Lancet*）に"The Soft Science of German Cardiology"を発表しました。(2) そのきっかけとなったのは、ドイツにおける心臓カテーテル検査の件数に関するドイツ心臓病学会（ＤＧＫ）の情報が適切でなかったからです。

二〇〇〇年になってドイツの保健衛生制度に関する医療政策諮問委員会*1は、心臓血管疾患の治療に対して過剰治療を行っているのか、まだ治療不足なのか、それとも間違った治療を行っているのかとの疑問に対して、ドイツ心臓病学会に意見を表明するよう申し入れました。ドイツ心臓病学会は、二〇〇一年に公表した回答でドイツで行われた診断的冠動脈造影件数は人口百万人当たり三九〇〇件で、他のヨーロッパ諸国（例えば、ベルギーは三六〇〇件）と比較して多くもなければ少なくもないと述べています。しかしながら、このドイツ心臓病学会が提示した数字は一九九三年に行われた調査に基づいています！　実際、一九九八年に行われた調査では、ドイツで行われた心臓カテーテル検査件数は人口百万人当たり六四四〇件です。この数字は既に「一九九九年のドイツ心臓病学会報告書」に公表されており、ドイツ心臓病学会がこの数字を知らないはずはありません。

わたしたちの寄稿論文で裏付けることができたことは、例えば、オランダとかデンマークなどの国々と比べて、ドイツではるかに多くの侵襲的心臓病検査が行われていることです。その原因は、ドイツには冠動脈病変患者さんが多いとか、そのために死亡する人々の比率が高いとか、国民一人当たりの健康出費が他の国々と異なっているわけでもありません。むしろ、その原因は、この国ではこの検査を行うに当たってての循環器科医の判断が不適切であるか、検査を行う者に専門的知識が不十分なのか、更に加えて、少なからぬ循環器科医が患者さんの利益ではなくて自己の利益を優先させているからです。後者に関して言えば、病院の循環器科のみならず心臓カテーテル装置を備えている循環器科開業医にも当てはまることは想像に難くありません。このような侵襲検査法に対する報酬が大きいので、この高価な設備投資にできるだけ早く減価償却をするためにその装置が頻繁に用いられていることには疑いの余地はありません。

アメリカ合衆国における心臓カテーテル検査件数は、ドイツと比べて大きな差異はありません。しかしながら、アメリカの指導的な循環器科医の中には、このような侵襲的検査法を多用することを飽きずに非難している医師がいます。一方、明らかに閉鎖的な循環器科共同社会であるドイツでは、この問題に自己批判を加えることには慣れていません。一〇年前も今もこのことに変わりはありません。「お金、楽しみ、血管形成」――既に一九九二年に、スイスの二人の循環器科医師がある有力専門医学雑誌『内科学年報』（*Annals of Internal Medicine*）にこのようなタイトルで編集者への手紙を投稿しています。[3] スイスは、狭窄や閉塞した冠動脈の拡張術を初めて行った国です。この論文の著者らは、既にその当時から冠動脈造影法とバルーン拡張術が正当な根拠がなく無節操に施行されていることを批判的に考察して、次のような要因が相乗効果をもたらしていることを的確に指摘しています。それらの要因は、この検査の報酬が高いこと、どの患者さんにこの検査を行うべきかを自分でコントロールできていないこと、検査の結果をビデオで再生して、直接的に再開通した血管内腔を確認するビデオゲームを操るような楽しみを過小評価できないことの三点を挙げています（医学において検査成果を直接に体験することは稀です！）。

名声の高いアメリカの循環器科医師のエリック・トポルが提唱している「眼・狭窄反射」（狭窄部を見つけると反射的に拡張してステントを入れたくなるという反射的な反応のこと）は、ドイツのみならず多くの循環器科医にとって避けて通ることはできません。この反射は、行う必要のない侵襲検査件数がインフレ傾向に増加することで更に増えることと相互に関係しています。[4] この新しい言葉の意味するところは、循環器科医が造影剤によって冠動脈に狭窄部があることを見つけると、たとえ専門学会が定めたガイドラインに抵触していても、患者さんにとって益よりもむしろ害を与えることになるとしても、これを拡張して（更にステントを入れて）取り除く誘惑に抗うことができなくなるということです。

わたしたちが論文を発表してから、既に一〇年以上の歳月が過ぎ去りました。論文が理解されて良い方向に向かう傾向が少しでも見られているのでしょうか。実際は真逆でした。二〇〇〇年には、ドイツにある五二二か所の心臓カテーテル研究室で侵襲的冠動脈検査が五九万四九〇〇回行われていました。二〇一〇年には、八四四か所の研究室で、八八万件の侵襲的冠動脈検査が行われていました。この間に人口が幾分減少しているにもかかわらず、侵襲的検査件数は四七％も増加しており、心臓カテーテル室の数は、この一〇年間に六二％も増加していました。ドイツにおいては、この数字は年齢層を問わないで統計的に見れば、現在では九〇人のドイツ市民の一人が一年に一度は心臓カテーテル検査を受けていることになります。この国の侵襲的検査の件数は、オーストリアに比べて七〇％、スイスに比べると何と九八％も多い件数です。

カテーテル検査は、国際的なユーロアスパイア調査が明確に示しているように、ドイツでも心臓カテーテル検査の過剰使用は心臓病リスクファクターの扱い（一次予防と二次予防）に対して忌々しい不備を露呈しています。二〇一三年度ユーロアスパイア調査の評価では、冠動脈疾患に対してヨーロッパ心臓病学会（ＥＣＳ）が推奨した薬物的および非薬物的治療について助言した事柄が実現するには、更に一層の努力が望まれるということでした。つまり、この研究に参加したニコチン依存症ドイツ人の五二％は、その後もタバコを吸い続けて心筋梗塞のリスクを抱えており、ドイツ人の三七％は太り過ぎ、その三〇％だけが一三〇／八〇の血圧目標に達しており、二人に一人で運動、食生活の変更、高脂血症を改善させる薬物であるスタチンの使用でやっと満足できるコレステロール値に達していました[5]。

わたしたちが『ランセット』に投稿して掲載された論文の結論は、以前と変わることなく今でもなお妥当です。ドイツの心臓病の治療は、依然として手持ちの確かな知識と診療の現場の間に大きな乖離があることを如実に示しています。プロ根性の欠如、間違った優先順位、不誠実さ、そして、しばしば節度のない医師の利害関係が入り混じって、相も変わらずこの悲惨な状況の主たる原因となっているのです。医療機器産業の売り上げを優先するロビイストたちが、医師らの職業的自尊心を削ぎ落としているのです。注意深く病歴を聴き取り、誠実に臨床所見を診る作業はますます背後に押しやられています。更に加えて、このような作業の報酬は、医療技術に対する報酬に比べてずっと少ないのです。健康政策が無能になっていることはもはや明らかです。あらかじめ組織のあり方や、ガイドラインを定めておいても、利益集団の搾取によってそのほとんどが役立たずの状態にされているのです。

そのとばちりを受けているのは心臓病の患者さんです。少なからぬ数の患者さんが二流の治療に甘んじています。加えて、被保険者がとばちりを受けています。費用のかかる間違った医療処置や過剰な医療処置が有無を言わせず被保険者の負担で支払われています。そのようなお金は、例えば慢性病の患者さんや老人の患者さんなどの医療分野に更に多く必要とされているのです。これは急務です。

やっと最近になってアメリカの循環器科医ジョン・マンドローラは、あらためて将来の心臓病学について的確な論評を行いました。すなわち、「西側諸国では、冠動脈疾患は現在でもなお最も高い死亡原因ですが、冠動脈疾患の治療の鍵を握っているのは、冠動脈狭窄部をバルーンで拡張して完全に押しつぶすことではなくて、狭窄が生じないように予防をするか、あるいは少なくとも遅らせることです[6]」。冠動脈疾患の病因に対する有効な治療が必要不可欠であって、動脈硬化が何十年も経て血管系に影響を及ぼした結果、既に最重症になってからはじめて行う治療が重要なのではありません。現在の知識水準からすれば、血管の病気は完全に予防可能であり、既に存在する動脈硬化は薬物と生活習慣の改善によって、その進行を止めることができるばかりでなく病状を寛解に導くこともできるのです[7]。「より少ない方がより良い」という命題は、多くの場合で生命についての専門領域にも当てはまる命題です。恐らく心臓病学の分野で最もよく当てはまる命題です。この分野の将来は、心臓病に対する治療技術の拡大にあるのではなくて、新たな思慮分別を中心課題に据えることにあります。それは予防です！ 逆説的に響くかもしれませんが、時として予防こそが最も優れた治療法なのです。

わたしたちの論文が『ランセット』に掲載されてから、わたしは論文の中で述べたドイツの循環器学への批判とわたしたちの結論が当たっているかどうかについてK教授と話し合いをしようとしました。むなしい努力でした。K教授が言ったことは「あなたの批判は、わたしとわたしの部門には当てはまりません」という回答でした。

このことは、この国の健康保険政策全般に当てはまることなので、ミクロの尺度で見れば、K教授と彼の部門にも当てはまっているに違いありません。このことは、わたしたちの医療にはたくさん良いところがありますが、その一方で、十分に機能していないところも枚挙にいとまがないのです。

第7章　新鮮細胞療法、グロブリ薬、アーユルヴェーダ、メディカル・ウェルネス関連商品——不吉で疑わしい医療への逃亡とその結末

治る見込みのない病気に罹った患者さんは、しばしば非常識な治療法に逃げ道を求めます。憂慮すべき医療システムと医師に対する不信感が加わってこのような行動に走らせるのです。新鮮細胞療法、カイロプラクティク、アーユルヴェーダ〈インド哲学健康法〉、あるいは、ホメオパシー[*1]〈同質療法、同種療法〉などには、魔法のような治癒力があると考えられています。このような自然治療法は怪しげです。その効果は偶然で、災厄を孕んでいることも稀ではありません。古典的科学的医療は、それが人間性に基づいていればより説得力のあるシステムですが、多くの場合、精神的・文化的・スピリチュアルな次元での対応が不足しているところに欠点があります。

新鮮細胞――純粋に天然？

共に六〇代半ばのヒルデ・Mさんとエルンスト・M氏夫妻は、四〇年の結婚歴がありますが子供はいません。共に体力を消耗する仕事に携わってきました。夫は壁工事の建築現場監督として、妻は大きなパン屋さんで働いており、ずっと今まで勤勉で忠実に業務を果たしてきました。これまでは、重大な病気に罹ったことも窮地に陥ったこともありませんでしたが、二人が年金生活者となって数年経ったころから、いわゆる「年を取ると体にガタが来る」ようになりました。何を言うにも何をするにも時間がかかり、記憶力は悪くなり、すぐ疲れるようになり、敏捷さに欠けるようになり、その他にも辛いことが出てきました。とりわけ、ヒルデ・Mさんは、これまでには経験したことのない不安定な気分や無力さに何回も何回も襲われるようになりました。医者にかかって検査を受けましたが、その原因となるような重大な病気は見つかりませんでした。結局のところ、「かかりつけ医」が抗うつ剤を薦めました。しかし、彼女はこの薬を飲もうとはしませんでした。

エルンスト・M氏は、奥さんのことが心配で途方に暮れていました。一九八六年五月のある夕方に、M氏は以前に職場の同僚であった友人にこの心配事について相談しました。この友人もまた年を取るにつれて出てくる不自由さや体のことで苦しんでいたので、この方面にいろいろと精通していました。彼はいろいろなグラフ雑誌の広告を読んだと言って一つの治療法を薦めました。その治療法には、今までは治療不可能であった一連の病気に対して健康レベルを高めて力強さを約束して若返りの見込みもあるそうで、身体と精神を元気にすると約束していました。まるで生き返ったような気にさせる魔法の治療法です。その治療法は、「羊と子牛の胎児から得られた新鮮細胞を注射する方法です」とその友人は眼を輝かせて言いました。リロ・プルファーや、インゲ・マイゼルやその他の人たちを想像してみてください。FCバイエルンや法王ピオ一二世さえもこの新鮮細胞療法で良くなっているのです。ただ、非常に値段が高いので、M氏の同僚はこれまでこの治療法を受ける決心がつかなかったそうです。

エルンスト・M氏は数日間じっくり考えてみました。夫婦二人分の貯金を合わせれば非常用貯金として一万六〇〇〇マルクありました。結局、Mさんは、「この治療法は科学物質ではないし錠剤でもない。違う！　これは、自然そのままの新鮮細胞だ。これでもう一度力を取り戻そう。八〇〇〇マルクで二本の注射を八回受けられる。それで健康が湧き出てくるなら、わたしたちのお金の使い道として一番意味深いに違いない！」エルンスト・M氏は、この有望で将来性のある治療法を奥さんの前で褒めそやしました。

ヒルデ・Mさんは、人生のすべての重要問題で夫の意見を盲目的に信じていました。この場合も期待に満ちて賛成しました。夫は妻のために何がよいかわかっていました。エルンスト・M氏は、既に隣の地区のS医師が「自然療法医」で、この治療法を提供していることを見つけ出していました。エルンスト・M氏は、後になってわたしに話してくれたのですが、S医師は友好的で好意的だったそうです。最初に相談をした時に、S医師は一緒にお茶を飲みながら、ほぼ一時間もかけて次のように説明をしてくれたそうです。この治療法で必ず体調が良くなるとは保証できないけれど、ハンブルクのミルセル社の「冷凍下に六回点検して作られた胎児細胞」で治療を受けた患者さんたちはこの治療について大変喜んでいると言っており、その治療効果はてき面ですが、生き生きとした状態になるまでには治療が終わってから一定の時間を経ってやっと気付くようになると説明したそうです。当然ながら副作用も有りますが、いずれも軽度で一過性です。この副作用は、治療が効果を挙げている証拠であり、有機体の「内部環境」が変化していることの証拠です。話は変わりますが、ハンブルクのミルセル社は治療費の半額、つまりメーカーとしては、先行投資として四〇〇〇マルクをいただくことになっています。それを聞いて、この夫婦は喜んで四〇〇〇マルクを支払いました。実際には、でき上がった注射器に対して実費の数倍のお金を喜んで支払ったのでした。

注射は六週間の間隔をおいて行われるのですが、最初の注射をする前にS医師は、この女性患者さんから大量の血液を採取して血液検査を行い尿の検査も行いました。医師の説明によれば、ヒルデ・Mさんの場合、臓器がどの程度弱っているのかどの臓器が傷んでいるのかを明確にしておかなければ治療の効果を保証することができないとのことでした。S医師は、確信をもって強く訴えかけてきたので、M夫妻は人間の苦しみに深い理解を示してくれるこの治療者に任せてみようという気持ちになっていました。

一九八六年の六月二六日になって、S医師はヒルデ・Mさんの両側臀部に最初の注射を打ちました。非常に痛い注射でした。この痛みは数日間続きました。その約一週間後に、Mさんは強い疲労感、食欲不振、引っ張られるような筋肉の痛みを覚えました。皮膚が痒くなって熱がでました。M夫妻は、これらはすべてS医師から予告されていた「一過性の副作用」だと思っていました。二人は医師と話し合いましたが、医師はそんなことはたいしたことではないと言って二人を安心させようとしました。

治療を始めて三週間半が経過して、ヒルデ・Mさんは、ある朝突然眼を醒ますことができなくなりました。四〇度まで発熱していました。このことが大変心配になったエルンスト・M氏は救急車を呼びました。

高熱、意識消失、血圧はほとんど測定不能、斑点を伴う広範囲な皮膚症状、病状は初期腎不全と似ていますがあまりにも劇症です。ヒルデ・Mさんは、原因不明の敗血症（重症感染症）の疑いですぐに入院待機病室から集中治療センターに移されました。この時点でわたしが担当することになったのです。

わたしは、集中治療センターでできるあらゆる手段を尽くしました。組織に十分な酸素が供給されていないので人工呼吸を行いました。点滴をしました。膀胱にカテーテルを挿入しました。アドレナリン様薬物で循環動態を支えました。既に、腎機能検査値は病的な値を示していたので、人工透析の準備もしました。原因不明の感染症の疑いに対しては抗生物質を使用しました。その他にも、たくさんの血液検査、尿検査、腹部超音波検査、胸部レントゲン検査を行いました。また、この重症な病状の原因を明らかにするために自分で骨髄穿刺を行いました。

エルンスト・M氏はショックのあまり非常に不安になっていました。ほとんど絶え間なく泣いていました。治療開始後の二日間は、M氏と落ち着いて話すことができませんでした。数週間前からの奥さんの健康状態や病歴を詳しく聞きたいと思っていましたが、それは無理でした。わたしたちは、仕方なく動転しているM氏を内科病棟に入院させました。その三日後になって、M氏は何とか話ができるようになりました。しかし、その時には奥さんの病状はもう助からないほど悪化していました。M

氏は、この時期になってはじめて以前に行った「細胞療法」について話ができるようになっていました。それは、わたしにとっては眼から鱗のような話でした。ヒルデ・Mさんの病状は、以前には「血清病」と呼ばれていましたが、現在ではより正確に「免疫複合性血管炎」と名づけられています。つまり、（動物の）異種たんぱく質に対する人間の臓器の激しい反応であり、これがヒルデ・Mさんの死をもたらしたのでした。この反応によって抗原抗体複合体が形成され、これがすべての臓器や組織の血管の末梢を閉塞してしまうのです。その結果が多臓器障害です。この病気の診断はさまざまな組織の詳細な組織検査を含む解剖の結果から確定されました。

エルンスト・M氏は絶望のあまり慰めようがありませんでした。数週間以上にわたってわたしたちの精神科病棟に入院していました。精神科医らは、最大の努力を払いましたが、彼を奥さんの死から立ち直らせることはほとんどできませんでした。エルンスト・M氏は、奥さんの死後半年を経て介護ホームで重症鬱状態のまま脳卒中発作を起こして亡くなりました。

ヒルデ・Mさんと彼女の夫の運命はわたしの心を痛めました。高齢となった二人、控えめでお互いに愛し合っていた二人、この二人の小市民は、苦労して手に入れたわずかな蓄えを、時とともに悪化する高齢期の苦痛を少しでも和らげるためにつぎ込んだのですが、それが「やぶ医者」の手に入ってしまいました。この「やぶ医者」は、二人の人生をずたずたに切り裂いてしまったのです。

内心わたしは激怒していました。腹立たしさを抑え切れませんでした。細胞療法は、議論の余地が多すぎるアウトサイダー的治療法であって、既に何人もの犠牲者が出ているにもかかわらず、厳密な意味での因果関係が証明されていませんでした。またしても避け得た死が起こってしまったのです。

監督官庁は、これまでにこの治療法に対してただ警告を発したのみでした。軽率の誹りを免れません。わたしは、このケースと数週後に死亡した同様のケース、同時に二例も発生した異常事態（！）について問題をそのままにしておくことはできないと決心しました。このような人間の命を危険に落とし入れるような治療法を行っている者に、健康保険適用外の法外な費用を受け取るような悪行をやめさせる可能性が初めて出てきたのです。「急速に冷凍した新鮮細胞」の投与と人間の死との相関関係が疑いもなく立証されました。彼らにはこの責任を取ってもらわなければなりません。

アウトサイダー的な方法へ逃避

検察庁は、S医師を過失致死の容疑で捜査を開始しましたが結局は失敗に終わりました。当時S医師によって処方された薬品は、まだ正規の薬品であって使用禁止にはなっていませんでした。また、S医師は、この治療を受けた場合に起きうる可能性があるリスクや危険性について指摘している「説明の栞」を渡して彼女の署名も取り付けていたので、その限りでは対策を講じていたのです。

このケースの究明を一緒に行った医師たちとの連名で、わたしは「細胞療法後に死亡した二症例」と題する論文を、週刊『ドイツ医学』に投稿して採用されました。この論文は反響を呼びました(1)。懇意にしている医学ジャーナリストの友人は、わたしたちの科学的な文献をいくつかのメディアに寄稿して側面から援助してくれたので、監督官庁はこれに反応しないわけにはいかなくなりました。そして、多くの鑑定人による連邦衛生局主宰の公聴会を経て「低温凍結細胞製剤または凍結乾燥細胞製剤」の工業的製造と販売は、一九八七年八月五日をもって禁止されました。わたしは誇らしさで一杯でした。わたしの執拗さに加えて同僚や友人がこれに関わってくれたことで、普遍的治療薬として誉めそやされていたこの治療法が、実際は患者さんを致命的なリスクにさらしていたのです。更にそれを使用した医師には莫大な利益が与えられていました。それでも悩みの種は残りました。完成した標本として市場に出てきた細胞治療薬のみが禁止の対象となったのです。その根拠は「薬事法」でした。殺したばかりの母親の羊から取り出した胎児の臓器を煮て磨り潰したものを注射器に吸い上げて患者さんに注射する細胞治療専門家は、過去にもいたし現在でもいます。このような、いかさま師らが行っていることは不可解なことに「薬事法」には抵触していないのです。ヒアリングの対象にもなっていなければ禁止の対象にもなっていません。この状況は現在でも同じです!

健康は最高の財産であり、病気や絶望は最大の不幸です。つまり、大学の医学教育で学習するような薬物では癒すことができず、治る見込みもない状態に陥って肉体的な苦痛を抱えている場合には、ほとんどの人々がその苦しみを克服して希望を手に入れるために、アウトサイダー的な方法を受け入れる用意があるということです。辛い症状がなくなって健康になると約束されれば、そのような医師に財産のすべてや有り金の最後の一セントまで注ぎ込んでしまう場合も稀ではありません。時には無条件に、ほとんど盲目的に信用してしまうのです。まるで小さな宗教セクトに隷属するかのような状況です。そのような状況になれば、患者さん側の自由意思で何かを決定することができるかと言えば、それには疑問符が付いてしまいます。患者さんたちが治療者の根本原則に頼ろうとすることは、基本的に想像できるし理解もできますが、それにもかかわらず、患者さんたちの生活の質だけでなくその生命自体に深刻な障害が及ぶことになるのです。この際、教養不足が全面的に間違った決定に身を委ねやすくしていることも見逃せません。

悪いのは化学、良いのは自然？

ほとんどすべてのアウトサイダー的治療法の代弁者は、自然治癒は自然療法と密接に関連していると思っています。自然を用いる治療法は、まさに自然の魅力を発揮します。仮に、いわゆる「大学医療」[2]（従来型の医療）が自然療法を提供すれば、患者さんたちはその医師に特別な共感を寄せるでしょう。自然療法は、温和な医療と同一視されているので、大学医療のように攻撃的で副作用も多いと陰口を叩かれている医療とは対照的に、何か愛想が良い親近感を与えます。多くの同時代の人々にとって大学医療の典型的な薬物は、抗生物質、副腎皮質ホルモン、細胞増殖抑制剤（抗ガン剤など）です。もっと優れた方法は、気分を変えたり刺激を与えたりする独得な治療法によって体に特有の防御力を高めて治癒へのプロセスを促進する方法でしょう。自然療法は、その代弁者によれば、一定の方法を用いて極めて独得な作用を引き出すことができると主張しています。

一方、自然療法を非難する人々に言わせると、この方法には根拠のない特異な作用があるとクレームをつけます。臨床研究によれば、プラシーボ（偽薬）効果を凌駕する作用があることが証明されていないだけでなく、この方法の多くはリスクが高く危険であるとされています。

科学的医療と自然療法はお互いに非難合戦をしており、どちらが正しいかを正確にチェックすることはさておいて、まずは「自然」という概念に光を当ててみたいと思います。なぜならば、この概念は、科学的医療と自然療法のどちらが信ずるに足るものかを理解する上で中心的な意味を持っているからです。

自然という概念の中には、既に述べたように、何か愛想が良い感じが含まれており、直接的な共感を覚えます。わたしたち自身が自然の一員であり、その自然をわたしたちの人生の基礎と捉えて、時には脅威を覚えつつも自然の保存と保護を自らに課しています。自然という概念は、医療との関係においても専ら肯定的な価値を体現しています。しかしながら、その価値は自然が内蔵する暴力的で人間にとって有害な要素をまったく顧みていません。次に述べるような例は、「自然療法」と理解されているものの中にある見逃すことができない、時には危険な側面を示しています。

一九世紀に入ってもなお強力な作用を持っている「ヘロイカ」〔Heroica〕〔強い作用を伴う自然由来の薬物の総称〕やその他の治療薬の使用によって、回復した人よりも恐らく死んでいった人のほうが多かったでしょう。いわゆるヘロイカは自然から借用して作られたものであり、それらの薬は自然なもので、人々を元気にしてくれると理解されていました！　瀉血、カロメル〔塩化水銀〕、吐酒石〔駆虫、催吐剤〕やアヘンなどを思い浮かべてみるだけでわかります。

● 新鮮細胞療法は、前世紀三〇年代にパウル・ニーハンス医師によって基礎付けられました。ニーハンス医師によれば「自然医療」は、ずば抜けて優秀な医療であって、彼自身によれば五〇〇以上の病名に対して有効であり、自然医療は今日でも五〇年前と同様に「健康で斑点のある羊から得られた注射液に限って」使用すれば良い効果が得られるとしています。しかしながら、すでに述べたように、実際には異種の蛋白質を注射するならば、重症免疫反応が生じます！

●「酸素」は正真正銘生命の秘薬で命を救います。しかしながら、純酸素だけを長時間吸っていると、中枢神経系と呼吸器系に重大な障害が起こり死に至ります！

●脊柱領域で行われている「カイロプラクティク」でも、時には最重症突発事故が起こることがあります。カイロプラクティクを行っている人が、特に頚部脊柱領域の操作を行っている時に、突然に剪断力が働いて頚部動脈壁に裂け目ができると、脳卒中とか高位脊髄横断麻痺になるという結果が待ち受けています。カイロテラピー代弁者の多くは、自分たちは手による「全体治療」を行っており、運動器官を操作することによってあらゆる器官を自然の秩序に回復させることができると信じています。

●アーユルヴェーダ（生命の智恵）は、昔から伝承されているインドの治療法ですが、数年前から西洋諸国の教養人の間でかなりの数の患者さんの応募が殺到しており、とりわけ、水銀とか鉛とか亜鉛などが添加された植物性の薬物が投与されています。これらの薬物は、使った人の話では無害無毒だと言われています。ところが、実際には一九七八年以降八〇編の科学的学術論文が発表されており、それによれば、アーユルヴェーダの植物性薬剤で治療された患者さんは、血液中の鉛の濃度が許容最高濃度の八倍を超える中毒状態であったと報告されています。世界保健機構（WHO）は、鉛にはクラス2Aの発がん性があり、このことは鉛の血中濃度が上昇することによって「がん」に罹りやすくなることを意味しています。[3]

自然界に由来する薬物は、良いとか悪いとか、攻撃的だとか穏やかであるとか、治癒力があるとか有毒であるというだけの問題ではありません。それらの薬の作用は、もろもろの因子や状況に左右されます。これらが人間にとって許容できるものか、人間にとって役立つものか、よく検討しなければなりません。しかし、それらが医薬品あるいは癒しの手段として適性があるのかないのかについては、科学的研究以外では決められないのではないでしょうか。

大学医療（古典的科学的医療）で使われている数多くの薬物も、自然から取り出されたものであり、自然から借りてきたものです。例えば、アスピリンの作用物質であるサリチル酸はシモツケ属に由来しています。医療において決して無視することができない凝固阻止作用を持ったクマリンは、特にイネ科の植物であるクローバやソラマメに含まれています。今日、腫瘍学者によって処方されている細胞抑制剤、例えばヒマラヤの五月リンゴに由来している抗悪性腫瘍剤のエトポシドは原性植物ヌマミズキ科のツペロに属する中国の街路樹から得られています。

これに反して、ある自然薬品を与えても見るべき効力を発揮しないならば、ほとんどあるいは全く意味がありません。なぜならば、ホメオパシー（このことについては後で再び述べます）がそうであるように、目に見える効果を発揮することはありません。わたしが細胞療法やアーユルヴェーダの薬について説明を試みたように、重大な健康被害が隠されているので投与すべきではありません。

既に述べた通り、自然はしばしばヤヌスの顔のような矛盾を孕んでいます。自然が備えている肉体と精神への作用が多くの条件に左右されることは、自然界に存在する物質に由来する数多くの生薬の投与量と効果の関係をみれば明らかです。心臓の薬としてなくてはならないジギタリスには、個々の患者さんに適した投与量を決める難しさがあります。投与量が少なければ効果は全く期待できません。投与量が少しでも多すぎれば、その副作用として毒性がまるごと表面化します。この生薬を治療薬として有効に用いるためには、ある人はそれを芸術と呼んでいますが、本質的には科学的な方法に基づいて適切な「治療濃度」を見出すことが肝要です。

「有機食品《オーガニック》」――それでも麦角中毒

素朴な考え方を持っていた人の一例として、多くの人々が健康を維持するのに良いと思っている生薬が結果的には生命に危険を及ぼす病気に罹らせてしまった例を、わたしは既に二〇〇四年に自分が責任を持っていた救命救急センターで経験しました。ある若い女性が、明らかにサブカルチャーに属している人のようでしたが、パートナーに連れられて救命救急センターに運び込まれてきました。彼女は、頭痛、物が二重に見える複視という視覚障害、四肢の変色を伴っており、既に意識は混濁していました。付き添ってきた人の話では、彼女は小学校の先生で、それまではずっと元気にしていましたが、約一週間前からこのような症状があらわれてきたそうです。パートナーに尋ねてみても、体を診察してみても、血液検査をしても、とりあえず特別に変わったことはありませんでした。わたし自身、この症状の多様性を説明することはできなかったし、助言を求めた経験豊かな専門領域の医師らも解明することができない謎でした。最終的には、いつも教科書を小脇に抱えていた最高学年の臨床実習の学生さんが、指先や足の色素沈着の原因はあるいは循環障害ではないかという考えを出してくれました。彼の考えは正しい考えでした。いろいろと診断の袋小路をさまよった後で、わたしはもう一度彼女のパートナーに彼女がどんなものを食べていたのか聞いてみました。そこでわかったことは、彼女は何か月も前から、毎朝自家製粉店から手に入れたミューズリー〔シリアル食品の一種〕を食べていました。自家製粉店は、その穀物を有害物質や真菌を除くための滅菌処理をする通常のプロセスを経ないで自然のまま放置していたのです。彼女は、毎朝、麦角アルカロイドであるエルゴタミンを含むキノコに汚染された「有機食品」を食べていたのです。これが脳の血管や眼の血管などの全身の血管収縮の原因となって視覚障害や意識混濁を招き、麦角中毒として知られる症状を引き起こしていました。この病気は、中世では「アントニウスの業火」の名前で広く知られていましたが、現在では稀な疾患となっています。彼女が習慣となっていたミューズリーを食べなくなると、このような症状は次第に消えていきました。彼女には、滅菌されたミューズリーを食べた方が良いことを十分に理解してもらって入院四日後にはすべての症状が消失して退院の運びとなりました。

一九世紀以来、古典的な大学医学教育は、自然科学的であるという自己理解をしています。古典的な大学医学教育は、自然が何であって何が起こっているのかということを観察された事象とそのプロセスから一般的な原理法則へ帰納します。自然科学は、観察された事象やそのプロセスの基礎となっている構造や原理を見分けてその秘密を暴き、最終的には反復可能な経過を示す自然法則として定量的に記載します。まず初めに、複雑な現実を細部にまで還元して、偶然に起こった事柄を除外し、自然についての記載の中から基本的モデルを見つけます。その記載は検証可能であって反論の余地がなければなりません。

自然療法の自己理解と自然科学的な自己理解とは基本的に異なっています。自然療法の自己理解は、基本的には自然を哲学的に認識する考え方に依拠しており、ソクラテス以前のギリシャの自然哲学にまで遡ります。自然療法は、自然界に内在し自然を統合し支配している法則を見出すのではなく、むしろ自然自体が意味を持った主体であると見做す側に立っています。患者さんも医師も、自然に従って自然の持つ働きを待たなければなりません。つまり、自然自体が治癒原理であり、医師は患者さんの生命体が十分な自己治癒能力を発揮できるように刺激を与えて調整をする役割を持っているだけなのです。それはラテン語で「メディクス・クラート、ナトゥーラ・ザナート」と言われている原則に相当するもので「医師は治療をするが、癒すのは自然の力」です。すべての自然治癒療法、例えばオゾン療法とか電気鍼治療などは細部にわたってこの見解と同じとは言えないにしても、これらがこの要請を言葉にして受け入れていることに疑いはありません。

どのような医学的治療であっても、人間の本性に適した処置でなければなりません。しかしながら、神秘化された自己理解の自然治療法だけでなく、自然科学的医学が自然を還元しようとする考え方もまた人間の本性に相応しいとは言えないでしょう。病気の回復であれ、病気の治癒であれ、どちらも暫定的で限定的な面を内包しており、この両者共に「医療文化」に十分対応できていません。どのような医療行為であれ、人間の本質に沿って行われなければなりません。しかしながら、自然療法を神秘的に理解することも自然科学的医学を自然還元主義的に理解することも人間の本質を十分に説明することはできません。自然科学的医療は、人間の本性の精神的、文化的、スピリチュアルな次元をおろそかにしています。その一方で、自然治癒療法は、自然法則もまた人間の本性に適っているのかいないのかという側面をおろそかにしています。

ホメオパシーは全体観《ホリスティック》医療、その医師はグル？[*2]

呪術的な治療法の信奉者は、奇妙なことですが彼らが処方する薬や治療法の実効性を科学的に証明しようと繰り返し試みています。彼らが主張する治療法が有効であると本当に確信しているのであれば、このような無理な試みは断念しているでしょう。なぜならば、彼らのやり方に固執すればするほど、彼らの治療法を自然科学的に証明しようとすることは、彼らの治療システムを彼ら自身が理解できていないか、あるいは真剣に考えていないからです。呪術の世界と科学の世界は互いに両立できません！　科学的な方法で呪術的なやり方の有効性を証明することはできません。

「救い」の意味で「一体性」を造りだそうとしていることは僭越であって、それは希望にすぎないとしても、自然療法と自然科学としての医療をあたかも両者が「回復」と「救済」を実践することを考えているとしたら、それは現代風で真面目な概念である「全体観医療」とははるかにかけ離れた医療です。

それにもかかわらず、ますます多くの人々が全体観医療を意味する「代替医療」や「自然治癒法」に繰り返し助けを求めています。その結果、そのような治療法を行っている人々を信頼して自分を委ねるだけではなくて、おまけに大金まで支払うのです。誰だって体と心の両方を含んだ「全体」を治療してもらうことを願わない人はいないでしょう。それにしても、「全体」という怪しげな概念が全体観医療の魅力を高めているのでしょうか。

ホメオパシーの神髄は、ずっと以前から呪術的医療を具現化しています。その信奉者と反対者は、既に往古以来ずっと昔からお互いに抗争を繰り返しています。法医学者のオットー・プロコプは、既に三〇年以上前に、ウデノテラピー[*3]について記載をしています。彼は、極端に薬物を希釈度C1000まで薄めて、つまり二〇〇〇個のゼロに相当する（！）まで希釈して使用しました。[*4]プロコプによれば、ホメオパシーは、プラシーボがよく効く患者さんに相応しい治療法であるとしています。その信奉者だけでなく反対者によっても行われた数百に及ぶ研究からも、この治療法が有効であるという成果を出すことはできませんでした。喘息、偏頭痛、下痢、疣贅《ゆうぜい》、肉体疲労による筋肉痛、鼻風邪、月経痛、禁煙、湿疹、慢性疲労症候群、いわゆる子供の多動症などに対して、ホメオパシーのやり方を用いてもプラシーボ効果以上の効果は出ていません。

「全体観医療」と主張する根拠とは、恐らくは何がそのような約束をするのかということよりも、どのようなやり方でそうするのかという方が勝っているのではないでしょうか。「治療者」が、いかに確信を持っているかを示すことや、治療者が発散する信念やオーラが、忠告や助言を求めてくる人々の信頼を招いているのであって、このことが更に批判的な態度を弱めたり無くさせたりしているのです。わたしの眼には、このような事柄が実際の治療内容よりも大きく作用しているように思われます。「グル」自体が、御託宣であり同時に霊媒者なのです。

「まあ、聞きなさい！」「君のことはよくわかっている！」「君が困っていたときに何回も助けてあげたでしょう」「わたしは、君にとって何が良いのかがわかっていますよ！」これらは、西南ドイツでホメオパシーをやっているL先生の言葉です。彼は、既に長い間二二歳の芸術学部の学生であったタニヤ・Gさんの治療を行っていました。彼女は、一九九四年にフライブルクからベルリンに引っ越してきて、芸術専攻の大学生と映画専攻の大学生が一緒に生活している共同住宅に住んでいました。彼女はL先生に対する信義を守って電話を入れました。

一九九五年一〇月二八日の夕刻間際になって、わたしは救急医としてその学生たちの共同住宅に呼ばれました。一緒に住んでいた人の話では、彼女の体温は上がり続けて状態は悪化しており、今朝はもう起き上がることさえできませんでした。意識状態も悪化しており、お互いに理解可能な会話もできなくなっていました。すべては数週間前からの痛みを伴う尿路感染症で始まっていました。トイレに頻繁に通わなければなりませんでした。彼女は毎日フライブルクにいる医師と電話で話をしていました。医師が、いつも繰り返し電話で話したことは、彼が処方をした薬を飲んで彼女の体の防御力を高めなければならないということでした。しかしながら、彼女の状態は悪化こそすれ良くなる兆しはありませんでした。その医師の説明によれば、初期に悪化する症状が出ることは正しい薬を選んでいる証拠であって、間もなく彼女は良くなるとのことでした。同居している学生らが懸念を示しても、彼女は最後まで受け入れようとしませんでした。電話による遠隔治療は良くないと心配して忠告をしてくれる人がいても、彼女は口癖のように「だけど、わたしのホメオパシーの先生がそう言われるのだから……」と言って取り合いませんでした。彼女は「科学的医療を行う先生」に診てもらうつもりは全くありませんでした。

わたしの前で、タニヤ・Gさんは建物の中の木の床の上に身動きすることなく横たわっており、既に瞳孔は開いていて対光反射もありませんでした。わたしが着いた時には既に遅すぎたのです。彼女はもう死んでいました。共同住宅の住人たちは、無口で恐怖のあまり硬くなって玄関ホールの壁にもたれ掛かっていました。後に行った死体解剖で明らかになったのですが、彼女の死因は尿路感染が高じて至った「敗血症性ショック」でした。タニヤ・Gさんは、ある医師の囁きの犠牲者であったことに間違いないとわたしは確信しています。彼女は、理由はともあれその医師を自分の「グル」に選んでしまったのです。

奇跡信仰ではなく愛情のこもった心遣い！

細胞療法、ホメオパシー、バッチ・フラワー療法、シュスラー塩、パワーストーン療法、キネジオロジー、頭蓋仙骨療法などの〔医師や歯科医師以外の医療従事者による〕パラメディカルな治療法は、[*5] ほとんど害を及ぼすには至りませんが、おしなべてとても高価です。このような治療法は、さまざまな傾向を持っている治療者によって行われていますが、その多くは良心の呵責を感じない山師たちです（このような人は「科学的医療」の従事者の中にももちろんいます）。これらの治療法は、人間的な暗示力、病気に対する不安、無知、人間の老化が変更不可能であることを上手く利用しています。「自然治癒法」とか「自然治癒力の活性化」とか「全体観医療」などの理解し易い無邪気なキャッチフレーズで顧客を勧誘します。特に、まだその原因がよくわかっていない「がん」のような病気や、科学的医学教育ではどうにもならない慢性病であるアレルギー疾患や、背中の痛みなどがその対象になります。症状が長引いたり悪化したりする場合では、アレンスバッハ世論調査研究所の公的調査の結果をみれば、五〇％以上のドイツ人がこれらのパラメディカルな治療に効果があると信じているのです[4]。この治療法がこれほどまでに広がっていることに対して驚きを覚えている人々はあまりいません。なぜならば、悪魔や悪霊を祓うこと自体、これは宗教に見られる奇跡信仰の産物なので、高次のカトリック教会当局は、このような悪霊祓いの考え方に対して理解困難な価値付けがなされることがあることから、カトリック教会の中にもこうした治療法の信奉者が少なからずいるとしています[5]。

見込みのない病気に罹って希望を失い絶望していれば、一見して追体験ができるので、従って、非理性的な医学療法へと気持ちが動くのでしょう。しかしながら、それらによって病気が治ることを正当化することはできないし正当化を許してはなりません。これらの治療者は、患者さんを騙してその心を惑わせるような非倫理的な提案をしているのです。実際、奇跡を起こすという治療者に影響された患者さんは、常に耐え難い失望を味わうことになります。望んだことが決して起きないので、患者さんにとっては青天の霹靂に違いありません。

医療の中に奇跡が存在するのは、無知か強欲が支配する場合だけであるというわたしの確信には揺るぎはありません（この両者は、しばしば社会の中に適応しています！）。このことは、多くの同時代の人々にとって耳ざわりが良くないでしょう。医療の中で、患者さんを騙すことほど卑劣で冷酷なことはどう考えてもあってはなりません。なぜならば、不治の病であるという真実は、人間の共感という「奇跡」に包まれていれば、その困難や苦痛に耐えることができるからです。

アメリカの集中治療医ロジャー・C・ボーンは、専門誌『クリティカルケア』（*Critical Care*）で意見を述べています[6]。自分の病気が死を免れない病気であって、自分が「がん」に罹っていて治る見込みがないことを承知している患者さんは同じ状況にあるすべての患者さんと同様に、専門知識があって話し相手になってくれる医師に出会うことを望んでいたことでしょう。そのような医師とは、医療の限界を認識しており、治る見込みのない病気に対して集中治療で使うような薬を用いるのではなく、患者さんの意思を尊重して責任をもって手を差し伸べ、治る見込みのない病気の患者さんに寄り添い、魔法のような治療法に頼りたくなる心を忘れさせ、患者さんの望みを素直に理解してくれる医師です。これらの事柄を満たすことは、医師にとってそれほど大変なことなのでしょうか。

今日、医療の周辺で「ウェルネス」と名乗る分野が、まるで縫い目がほつれて房になるように出てきています。例えば、メディカルウェルネス、老化予防、アンチエイジングが、ウェルネス治療者から提唱されていますが、その意図するところは、富裕な年金生活者の外に社会的に貢献度が高い賢明な人々をその対象と考えています。そのような治療者は、終わりのない精神的身体的な最適化をその生活の中心的なプロジェクトとしている人々に狙いをつけています。このような提供を受けてこれを消費する人々、スイスのキッツビューエルの町で行われているロミロミヌイ療法〔ハワイ由来のマッサージ療法〕や、ドイツのヴェスターワルド地域で行われている全身金粉塗布などは大きな意味があるように聞こえます。これらを提供している者は、はるかに高い平均以上の利回りで高収益を得ています。このことは、フランクフルター・アルゲマイネ紙の女性記者、ブリギッテ・シェラーが、まさに正鵠を得た記事を書いています[7]。アムビエンテの豪華なホテル群の雰囲気の中でも、ウェルネスの提供が持つ意味は、自発的に普通の生活をしようとしても自分の力ではできない人々に対しては松葉杖位の役目しかありません。二一世紀が始まるに当たってもなお大切なことは、最善の健康を得て仕事の能率を保証してくれるのは、いずれにしても、バランスのとれた良質な食事、仕事と休暇のバランス、十分な運動と禁煙であることに変わりはありません。

科学がなければすべての医学は取るに足らない！

今日、科学的医療と言われている医療には、なお多くの問題があります。今日の科学的医療には不備な事柄があるにもかかわらず、納得のいくシステムです。そのことが決定的に重要です。自然から、人間から、そしてその病気について系統的に得られた知識と、その知識から導き出された行動があって、そして、同時にその行動に人間性と共感能力が含まれていて初めて、それは「医療」という名に値します。

今日の科学的医療と区別されるべきは、しばしばその信奉者が信じており、それが流行っていて効果てき面であると説明されている治療法ですが、それは科学的な認識以前の治療法またはその傍流にある魔術のような治療法であって、その効果はせいぜいプラシーボ（偽薬）相当です。そのような方法は、あまりにも多くの場合でいかがわしく、その効果は客観性に乏しく再現性がありません。そればかりでなく、相当な災禍を引きずっていることが少なくありません。それらは、とんでもない致命的な結果をもたらします。医学的治療にとって、最初にして最も重要な原則は「害のないことが一番」です。医術に「全体性」と「自然性」がもともと備わっており、害がないという認識は重大な間違いです。

過去何百年にわたって、すべての進歩を産み出してきたのは科学的な医療だけです。科学的な医療だけが完全無欠という訳ではないにしても、わたしたちは、それによってより健康で長生きができるようになりました。その一つが古典的な科学的医療です。その本質的な特徴は、暫定的であること、完全ではないこと、修正可能であることです。科学的医療ではないすべての医術には、この特徴が欠けています。それらが前提としているのは、固定した人間観であって、知見が積み重なって成長するという考え方を考慮していません。

わたしの先生でかつ友人でもあるアメリカ人内科医で倫理学者でもあるローレンス・J・シュナイダーマン先生が提唱する医の本質にわたしは賛成です。彼は「不十分なことや、不足している事柄や、学説の向こう側にあってそれらを具現できるものは、科学的医療のみである。それこそが良い医療であって、医療は、科学そのものではないけれども、科学がなければすべての医療は無意味である」と喝破しています(8)。

第8章　「がんに過去完了形はない」――早期発見、知識と不安の板挟み

広範な医療の領域において医師が治ると約束してくれるならば、自分の健康状態を知ることができて安心です。この想いは病気の早期発見の場合でも同様です。著者は、自分自身、「前立腺がん」のリスクを背負った経験からこのことを実体験しています。時には、まったく逆方向の診断や逆方向の助言がなされました。著者は、途方に暮れ、孤立無援となり、不安で落ち着きがなくなりました。一五年間もの長きにわたって疲労困憊が続きました。断片的な知識は役に立ちませんでした。迷路に迷い込んだのも同然でした。それは「がん」の発病を最終的に抑える明らかな方法がなかったからです。

親子で同じ病気に罹った医師

すべてはわたしの父から始まりました。父は一九七七年、七一歳の時に背中の痛みで一年半の整形

外科治療を受けた後で、最終的には前立腺がんが極めて疑わしいと告げられました。背中の痛みは脊柱の病気が原因ではなくて前立腺がんの広範な遠隔転移がその原因であることが明らかになったのです。もう手遅れでした。わたしの父は、手術、放射線治療、更に化学療法も受けて長い間入院生活をした後、一九七九年に家族に見守られて亡くなりました。

わたしはその父の息子なので、同じ病気に罹るリスクを背負っていました。「前立腺がん」には、年齢に加えて遺伝的な要因があります。医師としては、患者さんの役割を担うことは、できれば避けたいとの想いがあります。わたしは、医師として病気と健康は広い意味で個人的な人生設計に関わっており、その人の人生の舵取りに関わっていると考えています。自分自身について注意を怠らないこと、そして、生命の質と生命の量に対するリスクと思慮深く付き合っていくことは、自分の人生に大きく影響します。わたしは前立腺がんという結構なリスクとどのように付き合っていくべきなのでしょうか。

まずは、とにかく事実を明確にしてみました。第一に、今日では六〇歳以上の人の三人に一人は休眠中の前立腺がん保持者だということです。第二に、多くの泌尿器科医が推奨している前立腺特異抗原（ＰＳＡ）の値は信頼できないということです。ＰＳＡの値が高い男性の四人中三人で、再度行われた前立腺生検の結果、がんは見つかりませんでした。第三に、前立腺がんと診断された男性の半数以上は前立腺がんで死亡したのではなくて、前立腺がんを持ったまま死亡しています。このようながんは、ゆっくりと良性に経過するので「家畜がん」とか「ペットがん」と呼ばれており、経過が早く攻撃的な「猛獣がん」ではありません。これが意味するところは、このような人たちは前立腺がんではなくて他の病気で死んでいるということです[1]。「早期がん」と診断された人たちの長所は、がんが早期に発見されたので完全に治る可能性が非常に高いということ、がんが早期に発見されれば、がんがまだ小さいので、手術侵襲〔手術によるダメージ〕も小さくて済む可能性があること、場合によっては全く治療しないで頻回に追跡するだけで良いこともあります。

一方、早期がんと診断された人たちの短所は、治療を必要としなくても、がんが発見されたというだけで患者さんを悩ますことです。がんと診断されたことで、いつかは手術が必要になるのではないか、放射線治療を受けて尿失禁が起きたり、インポテンツになるのではないか、いろいろ心配の種になります。早期診断がなされていなければ、このようなことを心配することは決してありません。更に加えて、検査の結果から、実際には何でもないのに、がんではないかとの疑いを掛けられることがあります。偽陽性です。その反対に、検査の結果ＰＳＡの値が低く正常範囲であったとの理由で、がんの存在を見逃すこともあります。偽陰性です。がんが早期に発見されても、既に、治せない場合もあります。そのような場合、患者さんはもはや免れることができない病気の存在を知ったことによって、より早い時期から心を悩ますことになります。

このような知識に対して健康保険組合と専門学会がお互いに異なる見解を示していることは驚くに値しません。現在、ドイツがん学会が前立腺がんの早期発見とその治療について示している「Ｓ３ガイドライン」では、余命見込みが一〇年以上の男性に対しては、早期発見についての説明を受けるように勧めています。患者さんが検査を希望するならば、ＰＳＡ検査を推奨するように定めています。

ドイツ泌尿器学会は、相も変わらず前立腺がんの早期発見にはＰＳＡ検査が最も重要であるとしています。しかしながら、ドイツ泌尿器学会は、それをマス・スクリーニングとして用いることを推奨しているわけでもなければ、ＰＳＡの早期発見の役割を否定しているわけでもありません。その一方で、高い評価を得ているアメリカ泌尿器学会は、健康な一般男性を対象にＰＳＡスクリーニングを行うことには反対を表明していますが、五五歳から六九歳の男性に対しては、ＰＳＡテストを行う前に十分な説明をするよう推奨しています。アメリカの専門家は、七〇歳以上の男性に対しては総花的なＰＳＡテストはもはや推奨するに値しないと考えています。ドイツの健康保険組合のサービス一覧によれば四五歳以上の各個人に対して前立腺がんの早期発見のための診察を年に一回は行うことになっています。しかしながら、ＰＳＡ検査を早期発見のために用いることは明確に除外しています。

大丈夫です！――本当に大丈夫なの？

啓蒙……提案……推奨……。わたしは途方に暮れていました。泌尿器科専門医の知識が進歩すればするほど、それらはわたしにとってはより見通しの効かない不気味な様相を呈します。一六年前、五〇歳で初めて泌尿器科のお世話になった時から、常日頃意識していた父親のリスクをわたしが背負っていることが心穏やかでない不安材料となって人生に忍び込んできました。この時のＰＳＡ値は〇・八と控えめな値でした。「大丈夫です！　心配ありません。また一年後に来てください」と泌尿器科医は言いました。

そこで、わたしは一年に一回、泌尿器科を受診しました。二〇〇四年に測定したPSAの値は二・五でした。ある泌尿器科医は、ぼつぼつ前立腺の生検（生体組織診断）を受けた方が良いと薦めるかもしれません。この時、わたしは初めて大きな不安を覚えました。わたしがよく知っている泌尿器科医にセカンドオピニオンを求めたところ、前立腺の生検は受けなくても良いと言われました。一年を経過した二〇〇六年のPSA値は三・六になっており、これはわたしが前立腺がんに罹っている可能性が高くなっている前触れなのかもしれません。前立腺がんに罹っているバロメーターの一つであるPSA値の倍増時間は既に正常範囲を超えていました。わたしの前立腺の直腸診を行った泌尿器科医は、「前立腺左側にやや硬い部分があってこれが気懸かりだ」と言いました。わたしは、できるだけ早く前立腺の生検を行った方が良いという同僚の忠告を断って彼の診療所を去りました。大きな不安に襲われていました。

何人かの泌尿器科医の助言を得て二〇〇六年の終わり頃になってからある病院の外来で前立腺生検を受けました。経験豊富な泌尿器科医のP先生は、超音波診断装置で前立腺を監視しながら一二か所の組織片を抜き取りました。結果は陰性でした。わたしの心は喜びのあまり飛び跳ねました。肩の荷がおりました。しかしながら、これで本当に良いのでしょうか。これで前立腺がんから自由になったと考えて良いのでしょうか。同僚の泌尿器科医は「一年経ったらまたPSA検査をしましょう」と言いました。水を差されたような気がしました。わたしの不安はとろ火で煮るように更に募っていきました。

「今のところ悪性ではありません!」

数年間引き続いてP先生のところでPSA検査と生検を受けました。PSA値は、今や飛躍的に上昇（二〇一〇年、七・五）していましたが、二回目の生検結果でもPSA値の上昇をもたらす（慢性）前立腺炎もなければ、良性の前立腺組織過形成も認められませんでした。何も明らかにすることはできなかったのです。従って、正確に言えば、PSA値は腫瘍マーカーではなくて、臓器マーカーと呼ぶべきです。わたしの二回目の生検組織は、より多数の病理学者によって鑑定されましたが、全部の鑑定所見で、がんではないと一致していました。PSA値が上昇している原因を見極めることができなかったので、関わった医師らの中にある種の重苦しさと途方に暮れた様子が漂っていました。二〇一一年に行われた三回目の生検では、PSA値は九・八でした。一二本のうち一本で「高度PIN」（高度前立腺上皮内腫瘍）と診断されました。この組織変化を示すものの五〇%で後にがんが発症するとされています。病理学者は「今のところ悪性所見はない」との判断で、更にまた一年後に検査をするように薦めました。

チェック、チェック、チェック……。わたし自身は一三年前からPSAは上昇しているがこの原因を明らかにする所見はなく、肉体的苦痛も症状もないので、訳がわからなくなっており、絶望寸前の状態でした。既に長い間、わたしは腫瘍と診断されることを願っていました。はっきりしない状態が続くことは耐えられないので、明白で最終的な診断を望んでいました。例え腫瘍の存在が証明されていなくても、この運命的な臓器を取り除いて欲しいとさえ考えました。しかしながら、わたしの希望を受け入れてくれる泌尿器科医は当然ながら誰もいませんでした。

　わたしには、診断をはっきりさせたいという気持ちを断念するつもりはまだありませんでした。最近になって市場に流通しているＰＣＡ－３テストを試してみました。このテストは、尿から取り出した前立腺細胞を分子遺伝学的に分析する方法です。アメリカの製造業者は、若干の研究に支持されているこのテストは、ＰＳＡテストよりも特異的なので、生検をするかどうか決める際に役立つとしています。わたしが見たところでは、このテストの結果は中等度の蓋然性をもって前立腺がんであると判明しました。ドイツの最も名声の高い泌尿器科医の一人であるＷ教授によれば、わたしのＰＣＡ－３テストは偽陽性でした。

　二〇一二年の秋のことでした。またしても陽性の結果を得られなかった四回目の検査では、ＰＳＡ値は一四・七まで上昇していました。Ｐ先生は、生検をしながら「この値では既に何人かは転移巣を探しているに違いない！」となにげなくつぶやきました。Ｐ先生は、その言葉でわたしの心に何が起きているのか想像もしていませんでした。わたしは一撃を食らわされたように感じて非常に狼狽しました。転移だって？　腫瘍も証明されていないのに？　わたしは、泌尿器科患者の中の珍品なのでしょうか。前立腺がんと診断された者の中のまるで白いカラスのように例外中の例外であって、既に、治る見込みがなくて緩和ケアの対象なのでしょうか。わたしは、自分のがんがまだ治療できる段階で見つかって切除できることを望んでいたにもかかわらず！

「もうPSAは決して測りません!」

翌日、わたしはその所見をW教授に伝えました。そして、夕方に返事を読みました。W教授は専門を同じくする同僚が行う前立腺がんの診断と治療を疑問視する点で他の追随を許さない第一人者です。返信にはW教授の知識と勇気によって次のように書かれていました。「わたしは、あなたの前立腺は健全であって特別な問題はないと考えています。あなたの前立腺には問題ないと確信して大丈夫です。PSAのことは忘れてください! 生検などは二度としないでください」。わたしは自分の眼を疑いました。あっけにとられました。同時にこの希望の光に感謝しました。その一方で、わたしは最前線の考え方との間で疲労困憊してしまいました。

既に四回行った前立腺生検で得た材料の数は五〇本になります。P先生は、経験豊かで技術的にも極めて優れた泌尿器科医ですが、この材料の中で生検の針ががんに当たらなかった場合があるのではないでしょうか。前立腺の中の特定の場所にがんがあってもそこまで生検の針が届かなかったことも十分考えられます。

もっと正確な情報を得るにはどうしたら良いのでしょうか。MRIは残念ながら前立腺がんを証明するための確かな検査方法ではありません。MRI補助下で生検を行う方法は数少ないセンターでしか行えませんが、現在のところ最も精度の高い診断法です。W教授は、わたしの悩みを察して不本意ながらこの診断法を利用してみるよう助言してくれました。

この新たな検査は、H大学病院で全身麻酔下に一時間三〇分かけて行われました。その結果、長い間待ち望んでいた明らかな診断を得ることができました。三〇本の組織片の中の二本で中程度悪性（グリーソン・スコア６）の腫瘍組織が明らかになりました。大学病院は、前立腺全摘手術か放射線治療を薦めました。わたしはやっと安堵しました。

その一方で、Ｗ教授はすべての経過とすべての所見を尊重するなら積極的な経過観察を選ぶべきだと確信していました。しかしながら、通常行われているグリーソン・スコアの値から考えれば、前立腺腫瘍が悪性である可能性を決して全否定できない点を考慮して、Ｗ教授は、わたしにＨ大学病院で得られた組織標本のＤＮＡのサイトメトリー（細胞検査）を行ってみるよう薦めてくれました。この検査は変性を起こしたがん細胞核の数とタイプを類別して腫瘍の悪性度についての追加情報を得て治療の緊急度を探る方法です。

しかしながら、この検査の結果も一度から四度までのスケール中で悪性度は二度であり、どちらかと言えば悪性度は低く病理医の見解では有意であるとも有意でないとも言えませんでした。このことは、すぐ治療をする必要があると明らかに判断できる状況ではないと考えられました。この状況においてもＷ教授は、「このがんは命を脅かすようながんではありません。わたしの確信は変わりません」と断言しました。

心配、疑念、悪夢、今や、何かをやらなければなりません。わたしは、積極的経過観察を選ぶ決心はできませんでした。既に一五年間も経過観察を体験しているのです。どのような選択肢が残されているのでしょうか。

その一つは、強度変調放射線療法（ＩＭＲＴ）ですが、この治療法は時間がかかるだけでなくさまざまな副作用が起こる可能性があります。プロトン療法もありますが、この方法はまだ十分確立されておらず、盛んに不純な動機からの喧伝も行われています。さもなければ、いわゆる密封小線源治療法（ブラヒテラピー Brachytherapie）を行うべきでしょうか。この場合、前立腺に放射線粒子を埋め込むので自分自身が歩き回っている放射線源になります。

いいえ！　わたしは、理性ではなくて感情にまかせて手術をする決心をしました！　手術を乗り切らなければなりません！　わたしは、術前に不可欠な骨シンチグラフィ検査を再び受けて二週間のあいだ激しい不安にさらされました。この検査は、既に骨に転移があるかないかを調べる検査です。その結果、骨に転移が見つかれば手術は論外です。シンチグラフィ検査の結果、転移は見つかりませんでした。自分の不幸の中で小さな喜びでした。二〇一三年九月に前立腺全摘手術を受けました。合併症はありませんでした。腫瘍は、臓器カプセルを破っておらず、このことから手術は根治的と考えられました。病気は治ったのです。

手術の翌日、ベッドの傍に立って下半身を見ると生々しい手術切開創と手術の時に挿入されたドレーンと膀胱カテーテルとがありました。バスローブの帯にぶらさげられたプラスチック袋の中に術創部からの排液と尿が排出されていました。毎日、看護師が来て几帳面に溜まっている液の量を調べました。わたしの自尊心は強く傷つけられました。ある種の気まずい思いがしました。今や、何千人もの前立腺肥大患者らと同様に、頻繁に尿意を催し膀胱には締まりがなく下着の中に受け皿を付け、インポテンツに責め苛まれなければならない老人なのでしょうか。それが一五年前に始まった苦難の道程の果てに残された人生の終わりまでの宿命なのでしょうか。

がんに過去完了形はない

今日の医学においては、以前にも増して病気の早期発見、とりわけ悪性腫瘍の早期発見が長命への最適なチャンスを与える中心的関心となっています。早期発見は、一瞥したところ身近にあって全くもっともな考え方です。確かに医学の王道です。しかし、それをもっと近くでよく見ると、古代ローマの前向きと後ろ向きの二つの顔を持つヤヌスの双面神のような特徴があることがわかります。患者さんにこれを当てはめた場合、実はなかなか判断が難しい負の側面が見えてきます。

わたしは、何としてでもはっきりした診断を知りたかったのです。何をしても制圧できない前立腺がんに、より早く対応したかったのです。これが本当に可能であったのかについては疑わしいままでした。なぜならば、このがんという病気には、今のところ過去完了形がないからです。

一五年もの間、不安と苦悩を自覚して生きてきた過去を振り返りつつ、また同じ道を歩もうとしているのでしょうか。二つの相反する価値観の間を揺れ動きながらわたしが辿りついた答えは、この陰鬱な重荷は――現在は下ろされていますが――そのためにわたしは個人的代価を払いました。早期診断のための検査を行うかどうかは、それぞれが可能なかぎり情報を集めて更に入念な忠言を得て初めて検討すべきでしょう。最終的には、早期診断を選ぶか選ばないかの決断は、予断を許さない状況の中で生きていく用意があるかないかにかかっています。このことは、前立腺がんの早期発見だけではなくて「大腸がん」や女性の「乳がん」や「皮膚がん」にも当てはまります。このような種類のがんで言えることは、早期発見対策だけが一義的であって唯一正しい訳ではないということです。説得力があるようないかなる政治的でヒステリックな宣伝活動がいかに声高になされても、これは科学的な根拠に基づいた本来の医師の立場とは相いれません。これまでの研究成果を見ても、早期発見が総死亡率に影響を与えた研究成果はありません。一番重要な指標は、患者さんにとって最も利益となる思慮深さです。医師の治療で最も重要な原則「害のないことが一番」を真面目に受け止めて実現することです。しばしば医療において見られることは、その他の要素、とりわけ、いろいろな医療集団の経済的利害が早期発見政策の方向性とその範囲を決めているのです。

第9章　「生きたいの？　死にたいの？」

——救命救急センターは悲惨と不幸の坩堝

救命救急センターは病院にとっては何でも消化してしまうお腹のような部署です。別な言い方をすれば、煉獄の炎のようなところです。著者は、二四時間体制で動いているこの部署のリーダーとして働いていました。この章では、ここの仕事について詳しく描写してみましょう。そこでは、人間の苦境と運命が凸レンズで見るように渦巻いています。酔っ払い、望まなかった妊娠、卒中発作、致命的な事故、自殺未遂、予測できない謎めいた死、逆に、無益な生、しかし、このような出会いの中には特権的な出会いもあります。

アルコール――これ以上病的なものはありません！

「Sさんの容態はいつもと同じです」。救急隊員は、Sさんを入院させた朝の早い時間に、それ以上のことは言い残しませんでした。Sさんは、一日に二回来ることもあり、誰もが彼女のことを知っていました。入院時診断は早い時期につきました。「軽食を出す露店前で、何もできずに横たわっているのを通行人が発見。話しかけても返事はなく、痛み刺激に対する鈍い反応のみ。激しいアルコール臭があり、体温は低下して、下着は尿で濡れている。口の中に吐物の一部あり。それでも、呼吸と循環は安定、肺の聴診所見に異常なし、外傷なし、筋肉の萎縮が進行。頭皮に寄生虫が巣くって、栄養状態は悪い。診断――アルコール中毒。治療方針――血液検査・徹底的な酔い覚まし・意識状態と循環状態のコントロール」。

三か月前に、上司はわたしをこの病院の集中治療センターに派遣しました。上司は「ここは煉獄の炎だ。誰でもここを通り抜けなければならない。ここで見たり学んだりすることは、どんな教科書にも書かれていない。うまく処理できないことがあったらわたしを呼びなさい。これは脅しではなく本当の話です。言葉通りの意味です！」と言いました。

わたしが働いているベルリンのクロイツベルク地区（旧西側の東端）にあるこの大きな病院の集中治療センターには、入院時診断が「アルコール中毒」の患者さんが、年間数千回も運び込まれます。ここではこれ以上病的なものはありません！　ここに住んでいる人々の社会的な悲惨さ、貧困、正気の沙汰とは思えない感性の危機がその原因であり結果です。このドイツのランバレネ（A・シュヴァイツァーが医療を行った中央アフリカの貧村」のような場所で克服しなければならない課題は、アルコールが引き起こす肉体的、精神的、社会的な破綻以外の何物でもありません。数年前に、わたしの同僚の一人が、この病院の患者さんで「アルコール摂取過剰」と診断された人々の頻度を調べたことがありました。それによれば、すべての患者の一六%がアルコール摂取過剰で入院していました。また、この内の三人に一人の割合でアルコール中毒が副診断として挙げられていました。

Sさんの体は弛んでいて、身動き一つせず、喉をゼイゼイ鳴らしながら担架の上に横たわっていました。ねばねばした髪の毛の房と房の間に大量の白シラミが張りついていて、髪の毛はむくんだ顔の前に房のように垂れ下がっていました。口からは、酸味を帯びたむっとする臭気が漂っていました。膿の混ざったかさぶたが、まぶたの割れ目を縁取っていました。両腕と両脚にはぶつけた後の傷が数え切れない位あって、内出血をしているところでは炎症を伴っており、皮膚は泥のように汚れた層で覆われていました。

過去八年間の入院記録をコンピューターで調べてみると、Sさんが消防隊の救助活動で急患入院の指示がなされたのは、今回で一七八回目でした。カルテ庫で彼女の過去の入院記録を調べて積み重ねてみると、何と七四㎝の高さになっていました。入院記録には、特別に注目を引くことはありませんでしたが、血中アルコール濃度(一〇〇〇分の一㎜表示)の記録は、教科書に書かれている致死量をしばしば超えていました。彼女は自分自身に危害を与えるおそれがあったので、地域保健所の社会精神科部門によって二回にわたって精神科閉鎖病棟に強制入院をさせられていました。しかしながら「見かけ上は精神状態が回復した」との理由で、医師の忠告にもかかわらず、本人の希望と裁判所の指示で退院させられていました。それ以外では、数時間以上長く病院にいたことはありませんでした。入院中の彼女は、救命救急センターの消毒室でノミ、シラミ、南京虫などの害虫駆除や洗髪を数回させてくれただけでした。このことは彼女側の慈悲行為と同じようなことでした。食事と清潔な着物を受け取ったこともありましたが稀なことでした。会話に応じたことはなく、彼女についての情報はほとんどありませんでした。未亡人で子供はいませんでしたが、自分の住まいは持っており、年金も十分あったようです。毎日のようにクロイツベルクやノイケルンをうろついて飲み歩いていました。その挙句どこかで行き倒れになっていたり、飲み屋のトイレの中で倒れているのを発見されたりするのが常でした。最後の行き場所は、救命救急センターでした。この八年間で、彼女のために健康保険組合から病院に支払われた金額は、八万ユーロに達していました。その中には、移送費や他の病院にかかった費用は含まれていません。無益なことでした。

患者運搬係の介護スタッフが入院病棟の隣にある「酔い覚まし部屋」に彼女を移そうとすると、彼女は突然担架の傍で両脚を広げ、鼻汁を長い糸のようにぽたぽたと垂らし始め、更に、「げっぷ」をしてしゃがみ込んでしまい、放尿してから再び立ち上がって、何とか体の均衡を保ちながら救命救急センターのドアを通ってよたよたと立ち去っていきました。

誰も彼女を押しとどめる者はいませんでした。誰も引きとめようと思いませんでした。当然です。介護スタッフもわたしも途方にくれていて、諦めの境地で彼女の後姿を眺めていました。誰かがどうしようもなく苦笑いをしました。八年前から掃除婦としてここで働いているクロアチア出身のドラジカさんは、物に動じない冷静さで、彼女が残した小便と大便を掃除しながら独り言のようにつぶやきました。「あの人は、どこかの茂みの中で野垂れ死にさせた方が良いのでは？　それで終わりだね」。

「看護師さん、わたし不安なの！」

それは土曜日の朝の六時半でした。二四時間ぶっ通しで仕事をしている救命救急センターでは最も静かな時間帯です。ここでは八時間勤務三交代で、八人の看護師、内科医二人、一般外科医と外傷外科医が一人ずつ、必要に応じて待機している精神科医、泌尿器科医、婦人科医などが、年間でクロイツベルクの人口の三分の一に相当する五万人の治療をしたり助言をしたりしており、その内の一万五〇〇〇人が入院させられていました。

その日は、ある年金生活者の処置から始まりました。彼は、徹夜をして早朝まで趣味のメルクリンのおもちゃ列車をいじっていて手のひらにドリルの刃を刺し込んで受診しました。医師は専門的な方法で彼の手のひらからその刃を抜き取りました。その一方で、内科救急処置室には若い女性のLさんが待っていました。彼女は、外見からはまだ子供のように見えましたが、実際にはもう一七歳でした。太り気味でかつらをかぶっていました。ふじ色のパンツ・スーツを着て、紐も留め金もない婦人靴を履いていましたが、手入れが行き届いていないので不潔でした。ここでは誰もが不潔なので、彼女が特に目立つこともありませんでした。彼女は、看護師のPさんに、自分はドレスデンから来た孤児だと告げました。いつも義父から殴られていたのでもう家にいることに我慢ができなくなって、一年前にベルリンにやってきたそうです。今は、女友だちの家に同居しており、二人一緒に体を売って生活していました。それでも元気は良く予防接種も受けており、必ずコンドームを使っていました。彼女はこのところ、ときどき横っ腹とお腹の痛みを繰り返し訴えており、「看護婦さん、この痛みは腎結石の痛みなの？　手術をしなければいけないの？　わたし怖い！」と言っていました。

わたしは、処置室のドアのところに立っていました。そこからこの二人の女性の会話に耳を傾けていました。「腎結石だって？　あなたの年ではちょっと考えにくいわね」とP看護師は答えました。そして、わたしに何もかもわかったように目配せしておいて「あなたのお腹は、いつもそんなに膨らんでいるの？」と言いました。

「わたしのお母さんのお腹も出っ張っていたの。家の者はみんなそうなの。お客さんも、わたしのような女を好んでいたの。この引っ張るような痛みが我慢できないの。何とかしてよ。痛み止めの薬を出してもらえないの？」「じゃあね。ドクターが診察し易いように、お腹と背中を見えるようにしてね。痛みの原因がどこなのか調べないとどうしたら良いかわからないでしょう！」

わたしは、彼女に近づいて行って徹底的に問診と診察をしました。問診をして、お腹の触診をして、背中と脇腹の打診をしました。疑う余地はありませんでした。お腹の触診をした際に何かが動いているのを感じました。赤ん坊です！　超音波検査は形ばかりでした。わたしは隣の部屋から、周りに気付かれない様に分娩室に連絡をとるようP看護師に合図を送りました。時間が迫っていました。「Lさん。不意にこんなことを言うのは残念ですが……あなたの痛みは陣痛です。臨月です。もうすぐあなたはお母さんになるのです！」

この診断は、彼女にとっては最悪の診断だったに違いないでしょう。彼女は、大声で傍若無人に泣き始めました。ヒステリー性の絶叫痙攣でした。P看護師は、既に精神科医に電話を入れていました。

「できたら今すぐ、どなたか女医さんを寄こしてください」。

二時間後、この若い婦人は、分娩室で健康な赤ちゃんを産み落としました。彼女は、このことを受け入れることを強情に拒否しました。この赤ちゃんは、数日後には養子にもらわれていきました。

生と死の劇場

ある女性患者さんが、隣の治療室から自分で退院するところでした。救命救急業務の雑踏の中ではあまり気付かれないことですが、感謝をして別れを告げていました。その日の朝の四時に嘔吐を伴う片頭痛発作で救命救急センターを訪れた彼女は、ほの暗い部屋で三時間にわたって片頭痛によく効く薬の入った点滴を受けてすっかり良くなっていました。

「あんたは生きたいの？　死にたいの？」B介護士はごったがえしている救命救急センターで、心筋梗塞の疑いがある若い男性患者さんに大声で言いました。この患者さんは、パニック状態になっており、今すぐ担架から降りて病院を出て行かねばと考えていたのです。家に帰れないことを納得してもらうための最後の荒々しい声かけでした。救命救急センターで監視することが生き延びるためには不可欠の要件です。危険な病気を抱えているので、この後どんなことが起こるかわからないと口をすっぱくして詳しく説明しても、入院を拒否する患者さんが約一〇人に一人の割合でいます。家にカナリアを飼っているので世話をしなければならないとか、家の扉に鍵をかけてこなかったからとか、家に介護を必要としている母親がいるとか、ただ単に怖いからとか、さまざまな理由で入院を拒否する患者さんがいます。「じゃあ、今すぐ家に帰りなさい！　所詮あなたの体です。わたしの体ではないからね！」患者さんは、あまりにもしばしばツンとしていて無理解な医師に出会うことがあります。

「ここは、ドイツの病院？　ひょっとしてバナナ共和国〔中南米やアフリカの小国への蔑称〕の野戦病院ではないの？　わたしの飛行機は三時間後に出発するというのに、誰もこの急患を見てくれません！」四〇代の男が救命救急センターの中央廊下で大騒ぎをしていました。彼は今や身動き一つしなくなって担架の上に横たわって鼾をかいている高齢の母親を入院させようとしていました。

「ここは、シュバルツバルト病院のホワイエです。見ればわかるでしょう？」R男性看護師は当意即妙に言い返しました。「あなたは、まだここにものの十分もお母さんと一緒にいないのですよ。もう血圧を測りました。採血もしました。しばらくの間、お母さんの担架の傍に座って手を握ってあげたらどうですか？　すぐに診察しますから……」。彼女はわたしの次の患者さんでした。

「母は今朝から何も喋りません。話しかけても全然返事もしません。両目が右に偏ったままでね。わかるでしょう？　二時間前にベッドの横で、搾乳用の腰掛がひっくり返ったような形になって手足を宙に浮かせたまま気絶しているのをわたしが発見したのです。この紙袋の中に薬や寝間着を入れてきました。あぁ、神さま！　一体、どうして、よりにもよって、今日発作を起こさなければならないのでしょうか！　それではよろしく。もし何かあったらこの番号に電話を入れてくれますか」。

そう言うか言わない内に彼は去っていきました。息子が下した診断は当たっていました。広範な脳卒中でした。その二時間後、彼の言った「何か」が起こったのです。この老婦人は、救命救急センターで二回目の発作を起こして、その数分後に亡くなりました。

死は、この病院ではそのすべての姿形と極端さにおいて、その残虐さと無慈悲さにおいて、底知れない謎と予測不能な点において、ここでは数十年前から克服しなければならない日常です。例えば、バスタオルにくるまれて病院に連れてこられた二か月の乳児は、ただ単に意識がないと思われていましたが、その子供には、既に、死後硬直があらわれていました。子供の突然死は、未だに病因が解明されていない医学の課題です。二八歳のホモセクシュアルの青年は、骸骨のように痩せ細っていて、全身が暗青色のカポジ斑点に覆われており、その体は荒廃の極に達していました。彼は、病棟に移ってから一八時間にわたってモルヒネの点滴を受けました。自分も同様にＨＩＶに感染していた友人が、彼が死ぬまで傍に寄り添っていました。もう蘇生不可能となった若いトルコ人の花嫁が、近くのレストランから救急車で運び込まれました。家族と友人たちが結婚式のお祝いをしていたのです。そこで何が起こったのかと言えば、皆が大変はしゃいでいて、その若い花嫁は、嚙み砕かれていない鶏肉を誤って気管に飲み込んでしまったのです。救命救急センターに運び込まれた後、ショック部屋で何とか異物を取り除いたものの、喉の食道への通路と気道への通路が交差するところで、その肉の塊が間違って気道を塞いでおり、その反射で起こった心停止は、もはや後戻りすることはできませんでした。次から次へと結婚式のお客さんが集まってきました。治療室にも廊下にも待合室にも驚きと悲嘆の声がと祈りが響きわたりました。

救命救急センターは生と死の劇場です。労苦にまみれた人々や、重荷を負った人々の逃避場所です。不幸や悲惨と同時に愛情のこもった心遣い、絶望と同時に重荷からの解放、暴力と愛情が交差する場所です。奇妙で非現実的な場所です。そこでは同類を求めています。まるで集光レンズで人間の苦境と運命を集めたようなところです。

今日はどんな出し物があるのでしょうか。わたしが、ここにかかわり合っている医師としての任務以外に、毎日のように人生ドラマにかかわる特権があることを高く評価しています。ここで働いている医師にとって、病気に罹って悩んでいる人間の最も個人的で微妙な肉体状況とか精神状況を分かち合うことが許されることはあまりありません。それらの多くは、病歴とか治療の枠内で否応なく患者さんの人生の一部を垣間見ることがあったり、誰にも言えないような最高の人生機密と接することが許されているのです。わたしにとって、救命救急センターは今までに聞いたこともないこと、今までに見たこともないこと、これ以上大きな個人的なことはない領域のことが起こる場所です。わたしは、長い年月にわたってその中で過ごしてきましたが、ここはその魅力と引力を決して失ったことはありません。

わたしが遭遇したまさに奇抜な話と言えば、マルタ・Gさんとの出会いです。それは、午後四時の夜間勤務医師との申し送りの時間でした。マルタ・Gさんは、体が針金のように細い筋肉質の老婦人で、レントゲン室の前で担架の上に横たわっていました。わたしは眼を疑いました。何と逆立ちをしていたのです。

「わたしは、帰る車が来るまでの時間を浪費するほど暇ではありません。容姿を整えなければなりません。そんなにじろじろと見ないでください。わたしは、バレエ学校を持っています。だから、体調を整えておかなければならないのです！」

彼女は確かに「体調を整える」と言いました。わたしは思わず苦笑してしまいました。「それで、あなたはお幾つなのですか？　どうして治療が必要なのですか？」わたしは、驚きのあまりそう訊いてしまいました。

「九一歳です……。ここにいるのはめちゃくちゃに頭をぶつけたからです。この頭の裂傷をみてください。生徒の一人が頭から血が出ていると教えてくれてやっとわかったのです。踊って見せていた時に戸枠にぶつけたのです。そう五〇年前と同じようにヴィルヘルム通りのすぐ傍の街角でね」。

わたしは、好奇心で一杯になっていました。「ヴィルヘルム通りの街角で？　あなたはその頃からバレエ学校を持っていたのですか？」「いいえ、とんでもないわ。でもそのことは喋ってはいけないのです」「そのことなら心配は要りません。医師には守秘義務がありますから、ここでお話しになったことは誰にも話しません」。彼女はわたしを疑いの眼でじっと見ましたが、その眼は好意的でした。「そう、それならいいわ。わたしは、その頃、当時の外務大臣の奥さんのアンネリーゼ・フォン・リッベントロップの秘書をしていたの……。彼は後で処刑されました。わたしが何を話しているのかおわかりですよね。その頃、ヴィルヘルム通りに住んでいた大臣連中は、ヒトラーに盲従していたことは別としても、みんな色好みの傾向があって女の尻を追いかけている好色漢たちだったの。女から女へとね。フォン・リッベントロップは断然他の追従を許さない位さかりがついていたわ。わたしの任務はこの大臣の行動をこっそりと探って奥さんに報告することだったの。わたしは大成功を収めたの。言ってみればドイツ最高の私立探偵よね！」「それで……、あなたは、その経験を記録に残しましたか？　読み物として面白いだけでなく、歴史的にも興味深いでしょう？」「ドクター！」彼女は思いやりのある目つきで微笑みかけました。「わたしは五〇年経っても、それについて一言も外部に漏らしたりしないでしょう。わたしにだって守秘義務があるの。あなたに守秘義務があるのと同じよ」。

救命救急センターのような不幸・悲惨地帯にあって、わたしは、このような出会いを通してある種の特権を得ていると感じています。映画やテレビによく出てくるベルリンの有名人が、実際は呑んべえで、夜中の三時頃に、教養豊かに人生の意味やアルコールを飲む喜びについてべらべらと喋るのを聞くことができる機会を、一体誰が持っているでしょうか。子供たちがどこで曼陀羅華（チョウセンアサガオ、別名キチガイナスビ）や幻覚キノコを手に入れて食べているのかを知るために、親が心配して夜になって子供たちの後をつけているのを一体誰が知っているでしょうか。この九一歳になった女性探偵の手に汗を握るような人生経験を一体誰が聞き知ることを許されているのでしょうか。

人間的緊急事態

この九〇代の婦人が語ったことから、以前には意識しなかったけれども、自分の職業について、実は当然とも言える物の見方があることを教わりました。救命救急センターの医師の仕事も探偵のようなものです。しばしば、断片的な情報から診断をつむぎ出さなければなりません。例えば、ドイツ語が話せないさまざまな国籍の人々が助けを求めてやってきた場合とか、患者さんの意識がない場合とか、その他の原因で意思疎通が妨げられている場合とか、文化的な習慣が違うために診察が困難だったりできなかったりする場合などがあります。例えば、高齢のトルコ人女性の心臓の聴診が許されなかったり、イスラム教信者では直腸の触診ができなかったりするのです。

更に加えて、患者さんの治療や処置が倫理的・経済的に適切であることが要求されます。患者さんにとってまずまずのやり方で、しかも病歴を聞くことと体の診察を最優先にして、経済的で目的に適った初期治療を行わなければなりません。患者さんを入院させるべきか、良心的に考えて本当に家に帰すことができるのか判断を下さなければなりません。経験豊かで良心的な医師は、同じ検査をダブって行ったり、「ショットガンで撃つような診断」が広く行き渡っていることに抵抗を覚えています。これらは、公共保険制度にとって計り知れないほど余計な費用負担をかけているからです。重病の除外診断、あるいは重病の確定診断のために三六項目にも及ぶ大掛かりな血液検査の指示を出しても、その内の四項目しか本当に必要な検査がない場合や、四週間前に撮られたレントゲン写真があるにもかかわらず、その価値を認めないで、十分な根拠もないまま新たにレントゲン写真を撮る指示を出したりするのは良い医療に対する裏切り行為であり、場合によっては患者さんにとって害となるばかりでなく、公共保険制度全体を考えてみれば医師としての責任を取っていないことになります。

しばしば、病院の医療措置全体についての診療計画が立てられなくて、その結果病院の財政負担を増やすことがあり、予算案の作成に責任を持っている経営者を敏感にさせ苛立たせる場合があります。その良い例が、医療援助を必要としている患者さんが、保険に入っていない難民であったり、日陰の人生を送っている「滞在許可を持っていない人」のような場合です。

聖霊降臨祭土曜日の午前は、患者さんが波のように押し寄せてくることがない珍しい時間帯です。普通ならあり得ない静けさです。治療室の一部屋から、わたしの知らない言葉がかすかに聞こえてきました。

「あの人たちは、数年前からここベルリンに定住しているレバノン人の一族です……歩けなくなった若者を連れて来ています……わたしとは話ができないので……だから……医師だけに話を聞いて欲しい……担架に乗せて……若者は身分証明書などは持っていません……名前はアーメド・Kとか……それ以上のことはわかりません……もう採血は済ませました……」。治療室に入る前にD看護師がわたしに小声でそう言いました。

担架を囲んで数人の男性とベールで顔を覆った女性たちが立っていました。担架の上には青白い顔をした一六歳位の若い男性が半ズボンのまま横たわっていました。彼がはいているズボンの右側は高く吊り上げられており、膝にはきたない包帯が巻かれていました。そこにいる一人が、恐らくは一族の長だと思いますが、わたしに愛想よく挨拶をして、若者を一瞥した後でためらいがちにブロークンなドイツ語で話し始めました……。「ここにいる全員がレバノン人です。この若者もレバノン人で、ベルリンのこの病院がたくさんの外国人を助けているのでその評判がレバノンにまで知られており、郷里のベイルートで親しくしているある家族の勧めでベルリンにやって来たのです」。この若者は重い病気に罹っており、既に家族も治療費を払うことができなくて、郷里での治療が続けられなくなったそうです。郷里を出発してから一四日かけて、ビザも身分証明書もないまま、シリア、トルコ、ブルガリア、ルーマニア、ハンガリー、オーストリアを通って密航者としてここまできたそうです。すべての手配をしたのはベイルートにいる家族でした。居合わせた全員が、ベルリンに着き次第この若者をこの病院で診てもらいたいと願っていました。

わたしは、この人たちの連帯感、その家族がこの若者の健康に寄せた責任感と心配事に感銘を受けました。巻いてある包帯を解くと、その下には腫れて暗赤色に変色した関節が姿を現しました。一体、どのような病気なのでしょうか。これはある種の血液疾患ですが、その治療には実にたくさんのお金がかかることは誰も知らないでしょう。わたしにはすぐわかりました。……膝関節内出血……高い治療費……血友病の治療をすれば良いだけのことかもしれませんが、この病気は、血液凝固系の遺伝性の病気しか考えられません。ヨーロッパでは由緒ある高貴な貴族にみられる病気です。欠損している凝固因子を何回も何回も繰り返して補給する必要があり、ほんのちょっとした怪我でも出血が止まらなくなります。

誰も一言も喋りませんでした。期待を込めた眼差しがわたしに向けられていました。若者は無表情でした。限りなく疲れた眼差しでしげしげとわたしを見ていました。旅行の苦労と病気の重圧が彼の表情にありありと見えていました。

この病気の治療費は、何千ユーロもかかりますが、健康保険で面倒をみることはできません。社会福祉事務所が肩代わりをしてくれなければ、病院がすべての医療費の面倒を見なければなりません。こんなことがふとわたしの脳裏をよぎりました。

「君はこともあろうに血友病の患者を入院させようと言うのかね！」と病院経営者が悲鳴をあげるのが聞こえてきます。「君も知っている通り、この病院の経営は大変なのだよ。われわれの病院コンツェルンの中でも、ここには補助金が必要だとみんなから後ろ指を指されている！　それに、急患として入院させる必要があるのだろうか！　どうして患者をマルタ騎士団（一一世紀の宗教騎士団発祥の医療・慈善活動団体〕のところに転送しなかったのかね？　身分証明書も保険証も持っていない患者でもマルタ騎士団なら面倒を見てくれるのでは？」そんな考えが頭をよぎりました。

実際、マルタ騎士団なら上手に面倒を見てくれます。この人たちの苦境と絶望が明らかな場合に、そのような人たちの背後にはお金を寄付してくれる人たちがいて、決して人を辱めるような質問をしたりしないし、政治的にも経済的にもあるいは健康の面でも、生活条件が耐えがたくなっていて身元がはっきりしないまま生きることを強要されている隣人を気にかけてくれる人々がいるのです。この担架の上にいる若者のような避難民は、極めて裕福なこの国であっても、どこに行ってもお金がかかるからと言って歓迎されません。わたしの心に怒りと恥ずかしさがこみ上げてきました。昨年度、この病院には、九五〇〇万ユーロの売り上げがありました。一万二〇〇〇人の患者さんの入院治療をしました。入院患者さんの中には、外来治療で十分な治療ができる患者さんがかなり高い率で含まれていました。そして、今、わたしは、健康保険に入っていないので経済的に病院の負担になるからと言って、この最重症の患者さんを入院させることを断るべきなのでしょうか。この患者さんは、医療的緊急事態ではないのでしょうか。それは些細なことです。この患者さんはどう見ても人間的緊急事態です。このことだけが決定的な問題です。わたしは、この患者さんを入院させました。

死ぬ覚悟

隣の治療室には女性の患者さんが入っていました。弱くすすり泣くような声が廊下に漏れ聞こえていました。彼女は一四歳で、目を泣き腫らして無表情な顔つきで、廊下に崩れ落ちるように座っていました。女友だちが彼女を優しく抱きしめていました。「彼女は、パイプの洗浄剤を飲んだ患者さんです」とG看護師が前もって知らせてくれました。看護師らは、その女の子に何か話をさせようとしましたが、そのたびにとても激しく泣きじゃくるだけでした。「彼女は何かとんでもなく恐ろしい眼にあったに違いありません」。この年配の看護師は、既に一八年間、救命救急センターで働いていましたが、その繊細な感受性と愛情を持った思いやりに翳りはありませんでした。「さあ、何か少し飲みなさい。焼けそうになっている胃の中がちょっとでも薄まるのではないの……あなたは、もう本当に生きていても仕方がないと決めているの?」女の子は頷きました。「一年前から……」女の子はすすり泣きながら堰を切ったように話し始めました。「この洗剤を持ち歩いているの。先生、いつかはうまく行くと思ったの。もう我慢がならなくなったの!」女の子は担架の上で体を丸めてめそめそ泣いていました。しばらく経ってから女の子の友だちが、彼女とほとんど同じくらい波立っている心で、とぎれとぎれに彼女がもう耐えきれなかったことを話し始めました。「この子は、二年前から継父からレイプされていて、酒浸りのその男は、この子をいつも怒鳴ったり殴ったりしていたの。今朝、この継父は、またしてもこの女の子をベッドに引きずり込んだの。その後で、とても痛かったので、この子はわたしのところに逃げ込んできたの。来る途中でこの子はあれを飲み込んだの。ちょっとだけね」。

産婦人科医は彼女の膣の中から精子を発見しました。膣の粘膜が裂けていたので縫合しなければなりませんでした。今や、数人の看護師がこの女の子の面倒をみていました。救急室にいた男性は、みんなそれとなく目立たないところに立っていました。さまざまな電話連絡が行われました。児童福祉局、子供救急センター、刑事警察、今日は土曜日の午後だというのにやけに手間のかかる日でした。その女の子が、必要な手術を拒否しなかったので全員安堵しました。その子は、実際はここに居たかったのです。「お願い、ここにいさせてくれる？　もう家に帰るのは真っ平なの！」眼を半分閉じたまま、女の子は気だるそうに囁きました。女性婦人科医は、最初は躊躇していましたが、彼女に安定剤を与えました。

虐待を受けた子供、レイプの犠牲者、ここでは、日常的ではありませんが決して稀なことでもありません。窮地に陥って逃げ道を失った若者が自殺を企てたり、人間関係の葛藤を解決しようとして自殺を企てる若者がここ数年で驚くほど増えています。昨日は、一三歳の女子学生が、「夕方にはいつも八時までに家に帰っていなければならない」と言われていたので、彼女は祖父が心臓病で服用していたベータ・ブロッカーを一度に二〇錠も飲みました。適切な時期に母親がここに連れてきて薬を吐き出させたので、重度の薬物中毒を何とか阻止することができました。数週間前のことですが、二〇歳の男性が、恋の病で地下鉄の線路に飛び込みました。わたしは、生気のない油にまみれた体を救急車に乗せて病院まで運びました。彼は生き延びましたが、その顔は見るに耐えなくなっていました。右の前腕と左の下肢は切断されており、車椅子が欠かせない身体障害者となっていました。

救命救急センターは、最も体力と気力を消耗させるところです。魅力的でもなければ人を引きつける興味もなく最も嫌な仕事場です。ただ「初心者」や「のぞき魔」にとっては多いに魅力的な場所です。特に若い医師にとっては、その学習効果は非常に大きく、何と言おうと不幸と悲惨さが際立っている点では、ある種の魅力がある場所とも言えるでしょう。数日前のことですが、四週間の臨床実習で救命救急センターに配置された最高学年の学生は、「ここで働いている人たちは最も過酷なテレビ番組を見てもさっさと忘れられるでしょうね」というコメントを残して帰っていきました。

余談　「患者に少しだけ尊厳をください！」——待つこととその影響

患者さんにとって待つことは、医師に白衣が欠かせないことと同じような関係です。医師の治療だけでなく、医師以外の治療や処置を受ける場合にも、誰でも、賢明なことに、あらかじめ待ち時間を見込んでいます。ただし、思いがけず緊急医療が必要な場合では、待つことで治るチャンスが少なくならないように望むだけです。

公共の図書館なら、訪問者はほとんど待たされません。薬局とかスーパーマーケットのレジで待つ場合、不当に長く待たされると不満が募って不機嫌になりますが、待ち時間が一〇分以内位であれば、ほとんどの人は文句を言わずに黙って待つでしょう。これに反して、診療所の待ち時間がしばしばずっと長いことを知らない人はまずいません。誰もが知っています。一時間以上待つことも決して稀ではありません。更に、医学的に急を要する緊急事態を扱う救命救急センターでも、病院の外来でも、数時間は待たされることが普通です。いわゆる、緑、黄色、赤で優先順位を決める災害時のトリアージの現場でも、例えば、痛みのスケールでその強弱を計り、血圧や体温から緊急度のクラス分けをしてその緊急度で治療の順番を決める場合でさえ、待ち時間はわずかしか短くなりません。とりわけ、大都市の救急外来の待ち時間が極端に長いことは、繰り返し新聞や雑誌で報道されている通りです。

長い間、そのような施設の外来担当責任者として働いてきたわたしも、残念ながらそのことを認めざるを得ません。医療経済学者が好んで使う「プロセス最適化」という魔法のような言葉は、緊急医療だけではなく、その他の分野でもずっと前からよく用いられています。その一方で、医師や看護師の数は明らかに不足しているので、医師や看護師が患者さんの求めに遅滞なく対応することができていません。数か月前のことですが、ベルリンのある救命救急センターで、一人の老人男性が何時間も廊下で待たされている間に、心筋梗塞を起こして人知れず亡くなっていました。病院を訪れて、専門家の診察を求めてくる人の中には、緊急性がない患者さんほど、自分の願いが通じることを求めているのは理不尽なことです。

また、一般開業医も、自分の患者さんが呼吸困難を訴えていて循環器科医や呼吸器科医に紹介したいと考えた場合、その専門医に診断をしてもらうまでには、通常数週間、場合によっては数か月も待たなければなりません。多くの開業医は、このことを患者さんに無理強いすることはできません。従って、開業医が紹介したい場合は、少なくともその間は自分で責任を負わなければならないので、緊急治療を要する紹介状を無造作に書くことも理解できます。しかしながら、病院にとってはこのような偽急患を引き受けることは本来の仕事ではありません。そこで働いている医師は、ババ抜きでババを引いたようなもので、患者さんを診ないわけにはいかず、その後の緊急度についても判断をしなければなりません。このことは耐えがたい状況を招きます。場合によっては、診察が渋滞に陥ってしまって、本当に緊急性のある患者さんの診療が邪魔されて遅くなってしまいます。緊急性の高い本来的な急患の診察が遅れることになるのです。

一方、病院としては、このような患者さんを急患として外来で受け入れることを嫌がっているわけでは決してありません。ここに来れば、早く診てもらえると考えている多くの自主的受診者については、当然ながら歓迎しています。それどころか、病院としては、このようにして患者さんプールを作っておけば、空きの多い病床を自らの考えで満たすために役立つと判断しているのです（二〇一三年の調査では、五〇万一〇〇〇の病床数の約四分の一に相当する一一万三〇〇〇床が空ベッドでした）。このようにして患者数を増やしておけば、病院の存在価値があると考えているのです。同様のことが、開業医についても当てはまります。この国では、開業医にとって患者さんが非常に多いことを決して不幸だとは思っていません。ドイツ人は年に一八回も受診しておりヨーロッパ記録を打ち立てています。ノルウェー人は、年に三回しか受診しません。

わたしは救命救急センターの責任者なので、病院の経営陣からは「グレーゾーンの患者を釣り上げろ！」という強烈な圧力が繰り返し重くのしかかってきます。しばらく前から占床率が低下しているので、もっと多くの患者を獲得して救命救急センターに「病院の吸盤」の働きを持たせようとしているのです。しかしながら、このことは、わたしの医師としての職業的自己理解と自尊心を踏みにじっています。実際には入院する必要のない患者さんを病棟に入院させることは、わたしの眼から見れば、倫理的でないばかりでなく、ドイツの病院で行われている急性期医療が、収容能力を超えて行き過ぎた治療を行っていることを示しています。他の分野、例えば慢性病の患者さんの治療はなおざりにされていますが、このような分野にこそ力を入れるべきです。大都会でしばしば見られることですが、大都会の大きな病院は、企業として生き延びるために患者さんを奪い合っています。奪い合うという部長クラスの医師や経営幹部が使うこの隠語は彼らの正体を暴いています。次のような推論が成り立つでしょう。すなわち、どんなに少なく見積もってみても、政治家を含めて医療の全体像の意味がわかっている者はもうどこにもいないばかりか、医療の運営方針には組織的に誤った指導と不透明さが横行しています。すべての医療分野に当てはまるこの不透明さは、ますます明らかになりつつあります。

患者さんを待たせることは、わたしたちの保健衛生制度の構造的な欠陥です。時折、それがドラマチックな現象となってあらわれる場面を見受けます。救急医療の初動は、医師と連携している救急車の出動から始まります。その一例として、ベルリンの（南東部にある）ノイケルン地区の住居火災があります。初動のキーワードとしては、「列車の下敷きになった人間」は別として、長年にわたる救命救急医として最も歓迎したくないキーワードは「住居火災」です。なぜならば、ぞっとするくらい原型を損ねて炭化して歪んでいる人間を目撃する可能性が非常に高いからです。住居火災の原因は、大抵の場合で飲酒癖のある中年の男性が関わっています。火元の大部分は、まだ消えていないタバコの火です。酒癖の悪い男が、酔っぱらって自分をコントロールできなくなり、ベッドや安楽椅子のそばに放置したタバコの火が消されていないことが惨禍を招いているのです。

わたしが救急患者としてお世話をした人は、まだ最悪の状態ではありませんでした。彼は、両大腿部のⅡ度ないしⅢ度の広範囲熱傷でした。広く焼け焦げた住まいの二階から水浸しになった家の階段を担ぎ下ろして、救急車に運び込みました。この患者さんのためには、集中治療を行うことができるベッド、望むらくは「熱傷者専用ベッド」を急いで探さなければなりません。それは夜中の四時だったので、この時間帯は、集中治療医にとっても患者さんを受け入れることがより難しくなっているのです。

「すみません。空きベッドは一つありますが、人工呼吸を行っている患者さんさんが八人いて、その上、集中治療室の看護師二人が病気で休んでいるのでとても手が回りません。何ともできないので他を探してください！」他を探して無線で問い合わせてみたところ、「わたしたちの熱傷患者ベッドは、急に言われても対応できません！　まずは、部屋を用意しなければなりません。入院していただくまでには数時間かかります」という返事が返ってきました。

そんなに長く待っていることはできません。わたしは哀願者なのでしょうか。

この都市の医療行政は、わたしが救命救急医として十分に遅滞なく熱傷患者さんの手当てをするための備えができていないのでしょうか。

三度目の試みも挫折しました。「以前には、わたしたちのところにも熱傷患者用のベッドが二つあったのですが、フル稼働しなかったので三年前からベッドを閉鎖しました。K地区にある病院に電話を入れてみてください。いつでもどんな患者さんでも受け入れてくれますよ！」

それは本当でした。K地区の病院の集中治療センターは、この状況を憐れんでくれました。わたしは患者さんと一緒に一時間半にわたって青色警告灯を発している救急車で町中を回りました。その病院に着いたとき、担当の女医さんは非常に友好的で愛情のこもった言葉でわたしたちを受け入れてくれました。「数週間前にも同じようなことがありました。今しがた、あなたがどんなに身を削ってこられたかわたしにはよく想像できますよ」。その女医さんは、無理をして「緊急用ベッド」を用意してくれたのでした。

この突発事件には嬉しい余波がありました。マスコミがこのスキャンダルを報道したので、ベルリンに熱傷センターができたのです。

過度に患者さんを待たせることは、結局のところ、患者さんに間違った手当をして危険にさらしたりするだけではありません。患者さんたちが尊厳を傷つけられて不愉快な気持ちにさせられていることは、医師らが想像しているよりも多いのです。ある女性患者さんから届いた次の手紙は、彼女の治療をした部門の部長に宛てて書かれたものですが、この間の事情を印象的に綴っています。この郵便物を受け取ったのは雑誌『ドイツ医師会』です。この手紙は、二〇〇八年一一月号に、ノーカットでコメントもつけないで掲載されました。この保守的で控えめな雑誌としては、普通ではない勇気のある決断でした。

親愛なるビヒティヒ大先生

昨日、先生の外来を受診した時に、先生が来られる前に受けた印象を短くお伝えしたいと思います。

受診手続きの書類を書き終えてから、わたしは一〇時四〇分に小さな薄暗い部屋に入るように言われました。かなり経ってから、いいえ、随分長い時間が経ってから、超音波検査が始まりました。そこで、検査の準備のために、ズボンを下げて、お腹を出して、半裸になり、いろいろな種類のよだれかけをぶら下げて、検査台に乗せられました。その時までに、医師と話し合ったことはありませんでした。

一〇時四五分には、全部準備ができて横たわっていました。この小さな部屋を通り抜ける人の数は極端に多いのですが、わたしは、何もすることがなかったので、何人の人が通るのか統計的に調べてみることにしました。一〇人以上の人々が四五回以上その部屋を通り抜けました。わたしは、その部屋で、尊厳を傷つけられて横たわっていたのです。その後は、数えるのに疲れてしまったので、もうここを出て家に帰った方がよいのではないかと考えていました。そうこうする内に、結構寒くなってきたので、自分で勝手に起き上がってセーターを取ってきました。その後一五分位経って、ばかばかしくなってきたので、本を持って立ち上がり、更衣室に移って医師の面談を待つことにしました。わたしは、もう十分わくわくしていました。その後、思い出のひと時になるはずの医師の診察に期待をしていました。

もう数えなくても良くなったので、わたしは、従業員の人たちの話し合いに注意を向けました。それは面白い話し合いでした。話題の九五％は「医長」がいつ来るのか、一体何を考えているのか、医長に気に入ってもらうために、どのように検査を効率的にするかなどでした。その際の語調は、随分と畏敬の念に満ちていました。それは、（わたし個人へのメッセージではなくて、匿名化された患者の一標本としての）メッセージでした。医長の話が中心で患者さんのことではありません！　部屋を忙しそうに行き来する一〇人以上の人たちのうちで、「肝臓標本」みたいなわたしに、もう少し待つように慰めてくれる人がどこにもいなかったのはどうしてなのでしょうか。

約一時間の検査に備えてズボンを下げて、裸のお腹を見せて待っていることは既にルーティンになっているようでした。

午前中にピークがきました。いよいよ待ちに待ち焦がれた「大先生」が舞台に登場しました。舞台は薄暗い部屋でした。わたしは、またしてもお腹を裸にして、ズボンを下にさげて、上半身の恥ずかしいところだけブラジャーでかくして、お利口さんになって横たわっていました。長いこと待ち焦がれていた大先生の顔をちらっと盗み見たくなりました。でも、わたしは水平に横たわっていて、頭が超音波装置の後ろ側にあったので、大先生の顔を見るのは簡単ではありません。

ここにいて過ぎ去った一時間から体験したことは、いずれにせよまずは握手をして、お互いの顔を見て挨拶をするという一般的に行われている初対面の行儀作法に期待を寄せることは、既に葬り去られていました。その通りでした！　その次に、もっとひどいことが起こりました。わたしと大先生とは、二分の一メートルも離れていないのに、それに加えて、わたしの脳の言語中枢は全く正気で無傷であったにもかかわらず、大先生は看護師に向かって「この女性患者の年齢は？」と聞いたのです。信じられない言葉です。この瞬間、わたしは、事実上、帝王などが自分のことをわれわれと言うような場違いなところにいて、わたしについての話は三人称で行われると思ってしまいました。この行事の残りは、そう、実際の診察とビキニ水着みたいに短いわたしたちの会話は、大体において型通りになされました。本当なのです。大先生様、このことは、わたしにとってこれ以上あり得ないような驚きでした！　専門知識があるあなたが下した診断は、わたしの人生を少しだけ明るくしてくれたので、わたしの気持ちは楽になりました。この手紙を書く動機や内容には、それだからこそ、特別大切だと考えています。

わたしが望んでいることは、あなたの病院とあなたの科で行われているこのようなやり方を変えて欲しいということです。患者さんに、少なくとも粗末なカツレツ位の尊厳を認めて欲しいのです。この料理に例えて書いた手紙で伝えたいことは、医長とあなたの部下に、少しだけで良いから考え直して欲しいということなのです。あなたの女性の部下も、家では、これから衣をつけるカツレツを裸のままで一時間もの長い間カウンターの上に置きっぱなしにするようなことはきっとしないでしょう。

敬具

この手紙に対して名指しされた医師が反応したかどうか、反応したとすればどのような反応をしたのかについてはわかりませんが、いずれにせよドイツ医師会雑誌の読者の反応は控え目であって、言わずもがなですが、会員の耳には届きませんでした。たくさんの申し立ての中から編集部に届く手紙はわずかしかありません。編集部によれば、申し立ての内容がよく似ているので、その中から一つだけ掲載することにしたとのことでした。

なぜこのように貧弱な反応しかないのでしょうか。指導的な立場の医師にとっては、このような馬鹿げた非難に答えることは沽券にかかわるとでも思っているのでしょうか。それとも、手紙を書いた女性の意見に密かに賛成していて、その通りですと答えなければならないので、この件を表沙汰にして砂ぼこりを立てるよりは、静かに黙っておいた方が利口だと考えているのでしょうか。

二〇〇九年の一月五日付で掲載された読者の声の欄に、ただ一つだけ次のような文面がありました。

「ウイーン風の子牛のカツレツ位の尊厳をください」という表題に、カツレツ一切れとレモンとサラダ少々の挿絵を加えて送って頂いた原稿は、ドイツ医師会雑誌のスタイルには相応しくない品位を傷つける投稿です。その中に書かれている医長クラスに関わる話を一般化した内容は、当方では受け入れることはできません。あなたも承知しているはずですが、このような状況は、昔から病院の中で起こっていることであり、将来も起こり得るでしょう。しかしながら、このようなことは例外にすぎません。わたしには、確固たる確信があります。既にあなたはご存知のように、現世代の医療を指導している首脳部は、「白衣のお偉い先生」の時代のように、好き勝手なことができる状況にはありません。医長らは、医師と医師以外の部下の指導に関して、相当大きな要求に答えなければなりません。医療はますます複雑になっており、経済的な視点も取り入れて行われている治療経過全体について、更に、医長は、医療の量、医療の質、経営的な課題を考慮しながら、さまざまな要求に対して最終的に責任をとる立場に立たされています。一人の女性患者の不満を紋切型に取り上げたあなたの書面について言うならば、それは、医師と患者の人間関係についての真面目な議論を妨害するものです。ドイツ医師会編集部は、数えきれないほどの医長が、毎日のように、専門知識を持って親切に注意深く患者さんや同僚とのコミュニケーションに意を用いていることをよく知っているはずです。あなたの記事に登場する医長は、「過去のモデル」なのです……。

ドクターK（医学博士、医長、教授）

読者諸氏は、この女性患者の手紙と医長の返信について、それぞれの立場で評価されることでしょう。以前に、医長の仕事をしていたわたしとしては、同僚が書いたこの読者への返信の評価は一方的です。彼が書いた回答は、患者さんの苦情に対して古典的な雛型に沿って書かれています。末端の問題にすることで自己防衛を図っています。この手紙の女性患者さんは、この部長が彼女になすりつけたような「全くの例外」とか「過去のモデル」について書いたのではありません。返信を書いた医長の方が彼女に濡れ衣を着せているのです。それどころか、その女性患者さんが詳細にわたって描いたことは、病院では普通に行われていることです。このような手紙は、毎年何千通も書かれていても不思議ではありません。しかしながら、ほとんどの患者さんは勇気を出して手紙を出す労を取ることを煩わしいと思っているのです。

第10章　麻薬と針と死——キュアではなくてケアを!

医師としての仕事を始めて以来、著者は、例えばカテーテル心臓病学とか外科学のように注目されている古典的で模範的で魅力的な領域よりも、まだ耕されていない領域や医療の周辺領域に、より深く携わってきました。著者は、一九九〇年の初めから麻薬中毒の研究を行ってきましたが、当時の医療は麻薬には無関心で、その医療の道筋は見えておらず、麻薬引き締め政策に沿った治療をしているだけでした。治療を望む者は「薬物依存習慣を即座に断ち切る」道を通らなければなりませんでした。薬物依存を即座に断ち切るやり方は、非人間的で効果のないやり方ですが、現場ではこの方法が採用されていました。そこでは、麻薬は、ただ単に使用してはならないものと考えられており、これを冷淡に奪い去ることだけを目的とした医療が行われていました。非人間的であって、麻薬の効用を無視していました。治療の中心にいるのは人間であるべきです。依存症自体が治療の対象ではありません。依存症の患者さんにも麻薬以外の患者さんと同様に、敬意を払って接しなければならないのではないでしょうか。

屈服と「禁断療法」

一九九〇年代の初頭、わたしが働いていた病院は、ここ数年、非合法の麻薬とりわけヘロインの注射が蔓延している地域にありました。麻薬が非合法に注射されていた場合、それを消費する者は普通の市民と比べて明らかに病院に行く頻度が高く、自殺者も多い状況でした。このような麻薬患者さんが、わたしたちの病院を訪れる頻度は高く、特に、救命救急センターを訪れる患者さんの顔ぶれは決まっており、かなりの数に達していました。

危険なオピオイド過剰投与で無理やりに病院に入院させられる麻薬中毒患者さんを別とすれば、当時としては、麻薬常習患者さんが病院に来る理由は二つでした。今でも二つです。その一つは、自由意思であれ、司法命令であれ、入院は感染症の治療を受けるためであり、もう一つの理由は、麻薬の静脈注射との関連で重症化した肉体的な病気でした。この際、まず例外なく、急性ないし慢性感染症が問題であって、麻薬そのものとはほとんど関係がありませんでした。病原菌に汚染したヘロインとか、麻薬中毒患者さんの間で広がっている注射器のまわし打ちなどの不衛生な状況に問題があったのです。その結果は、肝炎、ＨＩＶ（エイズ）、静脈炎、骨や軟部組織の感染（膿瘍）、敗血症、肺炎、心臓弁膜症などに罹っていました。

一九八〇年の後半に至っても、麻薬中毒患者さんの医療には、治療概念もなく無力でした。麻薬中毒患者さんの人生やその苦しみに対して、医師を含め同世代のほとんどの人々は何ら理解を示しておらず、軽蔑の眼で見ており、同情心を持つ者も稀でした。麻薬中毒患者さんは、基本的には、犯罪者で、嘘つきで、すれっからしで、野卑な連中であり、加えて病気の媒介者でもあったので、多くの医師は、彼らには待合室も必要がないと考えていました。「カイン」〔人類最初の殺人者。創世記四・一五―一六〕の刻印が押されていました。要するに、節操がなく、全くモラルに欠けた連中で、自ら社会に眼を閉ざした「反社会的な人格の持ち主」なので、治療を受ける権利も失っていました。麻薬中毒患者さんは、自ら社会から離脱していたので、社会から優しい心遣いを受ける権利もなければ、患者としての身分がないだけでなく、むしろ「道徳的な病」を持った犯罪者でした。

一九九〇年代の初めの頃は、麻薬中毒患者を病院に入院させることは、治療を前提とする場合に限られていました。この治療法には、既に治療が挫折する萌芽を含んでいました。このことは、後になって次第に明らかになってきました。禁断療法を希望する者は、「薬物依存習慣を即座に断ち切る」方法から生じる諸症状《コールド・ターキー》〔米豪俗語で麻薬、酒、タバコ中毒の禁断症状〕を通らねばなりませんでした。この道には、マンツーマンの話し合いとグループでの話し合いは行われておりましたが、何らかの薬物療法が行われることもなく、公平な配慮に欠けていました。その結果、大多数の中毒患者さんが、治療を止めてしまい、退院後間もなく元の木阿弥となりました。

肉体的な病気を合わせ持っている患者さんにも、同様のことが当てはまります。肺膿瘍を合わせ持っている重症麻薬中毒患者さんには、入院中は「薬を絶つ」としっかりと約束してもらわなければなりませんでした。もし薬を飲めば、直ちに退院させられました。これが「治療」なのでしょうか。このような非人間的なやり方は、治療という看板をかかげていたとしても、ほとんど治療という名に値しません。しかも、この治療の目標は、麻薬を使用しないことが前提となっていました。

一九八〇年の半ばまでは、西洋社会で支配的であった麻薬消費者に対する支配的な物の考え方は、彼らが治療できない犯罪者の群れであるというパラダイム（理論的枠組み）に沿っていましたが、このパラダイムは、その後、その時代の特徴となったエイズが流行したことの影響を受けました。エイズの流行は、同性愛者（ホモセクシャル）が第一のリスクで、二番目のリスクは、麻薬の静脈注射による中毒でした。その結果、麻薬消費者のパラダイムは大きく揺らいでいきました。これを契機に、エイズ患者さんと話し合うことがどうしても必要であると強く考えるようになりました。この恐るべき病気が、予測できない結果を孕んで市民社会に侵入してくることを避けるためには、その人たちとの付き合いに新たな道を選択することが避けられないという考えが必要不可欠であるとの認識が強まってきました。それは、ウイルスその他の病気の脅威にさらされている麻薬依存者にとって惨めで絶望的な状況であるだけではなくて、普通の住民がＨＩＶに感染するのではないかという脅威でした。このことが、それまでは厳しかった麻薬政策が緩和される推進力となっていったのです。

一九八五年頃以降、わたしたちの救命救急センターで治療を受けた麻薬依存患者さんの数は常に増加していました。その多くは、既に、ＨＩＶに感染しており、その続発症、例えば難治性の肺炎、結核、がんや下痢などに罹っていました。一九九〇年には、結局、一三〇〇人の患者さんが麻薬と関連のある病気でわたしたちの病院を受診していました。この数は、この年に治療を受けた総患者数の二・五％に相当していました（ヨーロッパの病院の中では、これ以上の数の麻薬患者さんを扱った病院は、バルセロナの一つの病院だけでした）。

このことは、病院内部の情勢や雰囲気に影響しないでは済まされませんでした。病院には、まるでいつものように、顧客にヘロインを供給する麻薬取引業者がやってきました。騒々しい状態がエスカレートしていきました。一般の患者さんたちは、傍若無人に大声を出す麻薬常用者にクレームをつけました。病棟から追い出されたり、治療を中断したりすることは日常茶飯事でした。医療従事者に不当な干渉をする麻薬患者が増えました。他の患者さんの物が盗まれたり、病棟の薬が盗まれたり、麻薬患者が病棟のトイレで意識を消失していたり、腕に注射器を刺したまま救命救急センターに搬送されたりすることが繰り返し起こりました。街中では、あの病院は「麻薬病院」だとの噂が流れました。指導的な立場の医師らにとっては眼の上のたんこぶでした。自分たちとその病棟の評判が危機的状況に陥っており、普通の患者さんらに悪い影響をおよぼさないかと憂慮していました。

その後、わたしが所属している内科部門のD教授は、彼の部門カンファレンスの際に次のようなことを明らかにしました。それは、彼の部門に属するすべての助手（医師）が心臓病学の専門教育を受けることは無理なので、誰でも自分が興味を抱いている領域を探して良いということでした。そこで、わたしは麻薬依存症患者とその病気が抱える病状について研究することを、当面仕事の中心に据えることを決めました。それは、カテーテル心臓病学とか、内視鏡とか、画像医学に代表されるような魅力的な注目領域とは違って、どちらかと言えば医療の周辺部でまだ耕されていない領域に興味を惹かれたからでした。

この領域は、しかしながら、何かと関連付けようと思っても、残念ながら先例がほとんどないと言ってよい状況でした。わたしたちの病院には、この町のその他の病院と同様に、麻薬依存症に対する診療コンセプトがありませんでした。わたしの同僚には、中毒に大いに興味を持っている何人かの精神科医がいました。彼らは、精神科の中に二つの「中毒病棟」を持っていました。入院患者さんは、ほとんど例外なくアルコール中毒患者さんであって、ヘロイン中毒患者とは全く異なった患者さんでした。わたしの同僚の内科医や外科医の中には、誰も麻薬に興味を示す者はいませんでした。依存症患者さんについての知識を持って患者さんと対応できる医師はどこにもいませんでした。麻薬中毒患者の病気、特にエイズについての経験を持っている医師もいませんでした。治療に関しては、どこを見渡してもまるで不毛の地にいるのも同然でした。ゼロから始めなければなりません。治療コンセプトを練り上げるためには味方が必要でした。

「君の腕を見せなさい！」

最初に援助の手を差し伸べてくれたのは他ならぬＤ教授でした。Ｄ教授は、依存症の研究で国際的に高く評価されているロンドン大学精神医学研究所の所長であるグリフィス・Ｅ教授の客員医師のポストをわたしに紹介してくれました。ロンドン滞在の経験は、その後長きにわたってわたしに大きな感銘を与えました。この経験は、それまでわたしが薬物依存症とアヘン依存症の取り扱いについて漠然と想像していたことや、それに対する考え方を大きく変えることになり、薬物についての科学的な取り組みに新たな道筋を与えてくれました。更に加えて学んだことは、薬物中毒患者にはとても受け入れ難い「禁断」パラダイムを治療の前面に持ち出すのではなくて、薬物中毒に罹った人間に実益があるように寄り添い、依存症状を受け入れ、その苦しみと不安を和らげるだけで良いということでした。彼らに、ひさしを提供してその健康に配慮することが治療の一番重要な課題であることを確信するに至ったのです。依存症から逃れる道を指し示すことができます。

一九九一年の八月に、わたしは、貨物輸送用コンテナに入れた二つの生活必需品を用意して、荒廃したロンドンのサウスワーク地区にある精神医学研究所の出先機関で四週間にわたる在外研究員医師としての生活を始めました。最初の印象は、設備は粗末でしたが頭が良くて思慮深く感動的な共同研究者たちがいることでした。わたしの上司のストラング医師は、十分な経験を積んでおり、よく教えてくれる依存症専門医でした。彼は、何年も前から、オピオイド依存症患者の身体的精神的側面を熟知しており、世界的に有名な薬物依存症の雑誌『アディクション』(*Addiction*)に、メサドンを用いた代替療法についての論文を発表して多方面から注目されたばかりでした。

それは午前中の遅い時間帯のことでした。場所は、オールド・ケント街、サウスワーク・ロンドン。この地区は、貧困、建物の取り壊し、廃棄物の山、街頭売春、依存症で溢れている地域で、彼らに助言を与えるＡＤＡハウスがありました。パオロは、三年来麻薬中毒になっており、毎日のように忠言と助けを求めて来る三〇人の麻薬常用者の一人でした。パオロは絶望していました。「もう使える静脈がなくなった。注射をしても血管には入らないで周りに漏れてしまう」。パオロは、毎週二回ここに来て、狭くて調度品の少ない部屋で仕事をしているストラング医師に喜んで従っていました。「もしかしたら、もう君の体が麻薬を止めたらと言っているのではないの?」ストラング医師はこうパオロに訊ねました。パオロは何も言わず肩をすくめただけでした。「まあ、ここに座ってちょっと腕を見せてくれないか」。パオロは麻薬でハイになっていました。

わたしは、何事も見逃さないように影のようにストラング医師に寄り添っていました。ストラング医師は、パウロの腕とふくらはぎに血圧測定用のマンシェットを巻いて、血栓で固くなっている静脈の間にまだ血の流れている静脈があるのではないかと探しました。ストラング医師は、そうしながら、薬を注射する時には、針先を正しくおかなければならないことや、もし圧が高いときには、その血管が動脈かどうかを見分けなければならないこと、動脈に薬を打つことはどうしても避けなければならないこと、右利きの者がどのようにして左手で注射を打てばよいのかなどパオロに説明しました。パオロの左足と右手の甲に、まだわずかに残っている静脈があることを示してやり、パオロが他人の助けなしでも自分で注射ができる静脈を見つけ出せるように自分で探させました。その後で、簡単だけれども、注意深く体の診察を済ませ、熱がないこと、腫れているリンパ節がないことを確かめました。左の肘の屈側にまだ膿みきっていない小さな膿瘍を見つけました。口腔内にカビが生えていれば、HIVに感染していることを示唆していますが、パオロにはそれはないことも確かめました。パオロは八週間前にHIVテストを行っていましたが陰性でした。

ストラング医師は、パオロが持って来た九六本の使用済み注射器を受け取って、新しく九六本の注射器セットに加えて五〇個のコンドームを無料で与えました。そして、三日後に膿瘍を切開するからもう一度顔を出すように伝えました。グリフィス・A教授の指導で、ロンドンの薬物依存患者無料相談所が依存症研究センターと共同で出版した『より安全に注射をする方法』の漫画本を与えたところ、パオロはそれを持って道路へと消え去っていきました。ストラング医師は、パオロが、膿瘍のためだけではなくまたすぐに別な質問を持ってやってくることがわかっていました。例えば、自分にとってメサドン計画は上手くいくのか、リスクの少ないヘロイン吸入療法が注射の替わりとして役に立つのかというような質問です。

実際、パオロは予定よりも一日早くやってきて膿瘍を切開して包帯を巻いた後で、すぐさまストラング医師に英語で質問しました。「メサドンって何？　その薬について説明してくれる？」

ストラング医師は、無責任な医師だったのでしょうか。麻薬行政と麻薬医療の代理人としては失格なのでしょうか。仕事に真面目に取り組まないで、冷笑的に反応していただけなのでしょうか。それとも、ストラング医師は、賢明で視野の広い戦略の持ち主で、当時世界的に増えていた悲惨な麻薬中毒患者の価値観や道徳観の足かせを無視して投げ捨てていたのでしょうか。

西ヨーロッパにおいては、麻薬中毒で死亡する者の数と麻薬依存症患者で新たにＨＩＶに感染する者の数はとどまることなく増加していました。ずっと以前から、イギリスやオランダでは、ＨＩＶウイールスやその他の病気によって急速に零落して死の恐怖にさらされることが知られており、その対策をおろそかにはしていませんでした。社会的にも、いろいろな側面からメサドン計画を推進しており、大きな問題となっている注射器のまわし打ちについても、少なくとも麻薬依存症当事者の健康を安定させようとお金をかけて努力をしてきました。その際、実は、この方式は相当に批判された面もありましたが、イギリスの薬物依存症に対する医師の態度は、何十年も前から「イギリス方式」の知識と経験を評価して導入されていました。それは、第一に、薬物依存症は一つの病気であると認識することです。従って、検察官や警察の管轄ではなくて、医師やその他の療法士やカウンセラーが優先的に担当します。第二に、このように考えて薬物依存症患者を支えていこうとするならば、彼らや彼女らが世間の基準や規範から逸脱しているという偏見を克服しなければならないし、その健康状態を改善するためには、まずは薬物依存者の存在を受け入れなければなりません。薬物に依存している人間があらゆる努力のまったただ中に立っているのです。病気としての依存症がまったただ中に立っているのではありません。これが意味するところは、損害を減らすことと生存期間を延ばすために、例えば、禁断という長期目標を後回しにするか完全に断念しなければなりません。第三に、最後ではありませんが、薬物依存症のような多方面にわたる現象を少しでも克服して人間の苦悩と社会的コストを抑制したいならば、この現象の分析には膨大な研究と努力が必要です。

「強硬路線」ではなく、やる気を起こさせる話し合い

ドイツではどの時代においても、イギリスの立ち位置からはほど遠い立場を取っていました。「お前は麻薬常用者だね。見ればわかる。白状しろ。まずは、体を洗って来い。その後で、話をしよう」――「ドクター！ 具合が悪いのです。熱があって、咳が出て、痰も出ます……」――「熱だって！ そんなことは当たり前だ。なぜそんな汚い物を注射しているのだ?!」――「汚い物ではありません……毎回、新しい注射器を使っています……」――「嘘をつくな！……お前たちはいつも嘘ばかりだ……それはどう見ても汚い物に違いない。お前の手の甲のおできは、握手したからできたとでもいうかね？」――「薬をくれませんか？ それとも、禁断療法になるのですか」――「薬だって？……そんなことはできないね……わたしが売人になれば、お前にとって都合が良いだろうね！

今すぐとっとと出ていけ！」

　麻薬常習のために肉体症状が出て救命救急センターを訪れる麻薬依存症患者との会話は何百回なされてもほとんどこのような経過を辿っていました。つまり、自己断罪をして医師の権威に従う者だけに救助の手が届いて治療が為されていたのです。アルコール依存症患者に対しても同様の扱いをしていました。依存症患者の精神科的医療について追加教育を受けていない医師の中には、なぜ麻薬患者に対して対決姿勢をとるようになったのか理解していない者も稀にいました。なぜ全面的に治療を拒否するのかについては考えてもいませんでした。その治療は全面的に失敗していました。少なからぬ医師は薬物中毒患者を診たくなかったし薬物依存症患者には治療法がないと言って自分の無能を隠していました。

　ドイツでは、ほとんどの医師にとって麻薬中毒患者はおぞましい連中でした。或る同僚が言っていました。「本当は顔も見たくない！」患者との話し合いでは、医師側は攻撃的な対決姿勢で屈辱的な態度を取っており、患者さんの生命を危険にさらすことなどに何ら躊躇をすることがありませんでした。この国では、現在でもなお「強硬路線」が取られており、これは、「麻薬政策」の立場に立ったもので、そのための社会的総費用は、この政策から期待されている利益よりもはるかに高くついています。

「対麻薬戦争」において、この「強硬路線」がいかに馬鹿げた非人間的なやり方、例えば（差し当たり禁止されていますが）警察の指示で催吐剤を飲ませて薬物を吐き出させたり、麻薬の包みを飲み込んで刑事訴追を免れようとする麻薬依存症患者に麻酔をかけて強制的に内視鏡を挿入したりするやり方もありました。このような「罪を構成する証拠物」を押収することは、法律用語の「比例原則」〔目的と手段の間に均衡を要求する原則〕を無視しており、当然ながら患者さんの抵抗を招くのであって、これは人間の尊厳を守る立場からは許されないことです。飲み込んだ麻薬の包みは、どんなものであれ例外なく少なくとも二四時間以内に自然経過によって便に排出されて、警察によって差し押さえられます。原則的には、国家による量刑要求は、推定容疑者の「身体の完全性」の権利と比べれば下位の概念です。

「イギリス型システム」という治療コンセプトは、社会復帰、疾病予防、犯罪発生率の減少を考慮しているばかりでなく、以前にドイツで主流となっていた禁断療法と刑罰を与えるやり方に比べて人間的でした。わたしが、イギリスで実際に経験して学んだことは、治療の目的は、自分を傷つける行為に特徴付けられる中毒患者に対する脅しや罰則などの対決姿勢では到達することはできません。むしろ、正しく理解されている共感と愛情と誠実さを治療者が備えていることがその前提条件です。今日広く行き渡っている治療法、「動機づけ面接[*1]」〔患者に動機を与え、行動を変えさせる依存症などの治療法〕から名付けられている人道主義的精神医学の基礎を築いたアメリカ人医師、カール・ロジャーズは「自然に変化していく道を備えること」が大切であると述べています。

わたしは深く感動し大きな動機付けをもらいました。これらをすべてカバンに詰め込んでイギリスからドイツに帰ってきました。どのようにすれば、持ち帰った経験を、わたしの病院で、優先的に、救命救急センターで有益な用い方ができるのでしょうか。どこで、誰と一緒に、これらを実行に移せばよいのでしょうか。時を待たずして明らかになったことは、同じ考え方を持った盟友が一緒に提携して仕事をしてくれなければ、わたしの考えを貫徹することができないということでした。「ルーティン業務」に追われている現場の無理解や、指導的立場の医師らの抵抗も予想されるので、下手をすればすぐに挫折して失敗に終わってしまうかもしれません。

何よりもまして急がなければならないことは、病院の医師たちの間に、薬物依存症の原因と結果についての知識を広げ、従来の知識の誤りを訂正し、例えば、身体的に病んでいる薬物依存症患者の薬物をメサドンに置き換えるような新しい治療法を受け入れるきっかけを作り出すことでした。この際、既に述べた事実、つまり、いくつかの病棟で次第にエスカレートしていたのですが、病棟の雰囲気が深刻な危険にさらされていることがわたしにとっては追い風になっているので、ここで何らかの行動を起こさなければならなくなっていたのです。

決定的に重要なことは、肉体的に病んで入院している薬物依存患者さんに、長い間の議論を経て可能になっていたメサドンを処方することができるようになったことです。患者さんばかりでなく、医師や看護側のストレスが目に見えて解消されていきました。メサドンの処方には、メサドンを処方する医師と患者さんの間で定期的に話し合いがなされることや、もしもメサドンに置き換えた場合に、例えば、薬を盗むとか、患者さんの持ち物を盗むとか、メサドンに追加してヘロインを併用しているような場合には、それに対して前もって制裁を加える治療契約を結んでおくことになっていました。

精神科医とわたしの共同作業は、結局は、内科と精神科とを統合して薬物依存症外来部門を立ち上げるという革新的なプロジェクトにまで発展しましたが、実際には実現するに至らなかったので、関係者にとっては大いなる幻滅に終わりました。なぜならば、このような外来は一施設の外来として構想を練ることはできても、どの病院でも一つの特別外来しか認めていない状況においてお金を払う側の「健康保険医師連合会」としては、わたしたちが提唱する薬物依存症外来を認めなかったので開設には反対でした。このようなことは思いがけないことでした。これはこの国の厚生官僚機構が患者さんの幸せを妨げている多くの例の中の一例です。

被害を減らすのはイデオロギーではなく理性

しかしながら、ほぼ一〇年にわたる実りの多い共同作業を経て、薬物依存症の人たちを助けるシステムができあがりました。ベルリンにあるわたしたちの病院の近くで、同じ地区の中に薬物依存の人たちに寄り添う会が設立されました。ドイツのエイズ協会から財政支援を受けて、多くの人々に開放されたソーシャルワーカーによって運営される相談所が開設されました。これは、わたしが求めていた考え方とよく似ていました。

この協会の最も重要な目的は、薬物依存症の患者さんに対して、エイズ感染症の予防を通して生き延びるための援助の手を差し延べることでした。このことは、さまざまな薬物依存者支援団体で積極的に活動している人々ばかりではなくて、薬物政策について発言している人々（政党代表者、治安関連政治家、州や地方自治体の薬物担当コミッショナー）の間で非常に激しい議論を呼び起こしました。なぜならば、この運動はそれまで支配的であった予防と禁断を柱とする薬物政策を崩壊させる危険があったからです。このことによって、それまで有効であった薬物政策のパラダイムが失敗に終わっていたことは否めませんでした。

わたしは、ロンドンから実践的な規範を持ち帰っていたので、それを薬物依存者に寄り添う会に伝えました。このロンドン規範は、今まで引き継がれてきたやり方と比べてみれば、次の点で明らかな違いがありました。それは「あなたがいるべきところでお会いしましょう」ではなくて、「あなたがいるところでお会いしましょう」の違いです。この基本的な考え方は、数多くの取り組みやプロジェクトの素地となり、薬物依存症の人々に寄り添う会の仕事仲間やわたしが働いている病院の一部の医師仲間の間で共有され発展していきました。

「あなたのいるところでお会いしましょう」という言葉の意味するところは、薬物依存症の人々を依存状態のまま尊敬して受け入れることを意味するだけではなく、わたしたちが提案を持って出かけて行って患者さんを現場で訪ねれば、患者さんたちのことがよりよくわかるという意味が含まれています。このようなやり方は、薬物依存症の患者さんにとっては、相談所とか、診療所とか、病院などで会うことは、よそよそしいだけでなく、ある意味では敵側の環境にいるのであって、患者さんたちはそれを好まないということを考慮しています。相談所とか診療所とか病院などで会えば、治療者は、しばしば、基本的には諦めの境地で説教を始めたりします。加えて、そのような場所では、薬物依存の患者さんは、警察とか薬物捜査官によって煩わされたり密告されたりするのではないかと恐れているのです。

わたしは、薬物依存症患者さんに寄り添って援助する団体とお互いに協力し合ってこの活動を始めました。このことは、後になって、社会的に疎外されている人々、例えばホームレスのような人々の面倒を見る活動の手本となっていきました。医師が出かけて診療を行うやり方をとることによって、いかなる理由があるにせよ特にメサドンを取りに来なかった薬物依存症患者さんのためにマイクロバスを調達することができました。これによって、基本的な治療と相談が無料でできるようになりました。更に、もう一台の乗り物を用意することで、治療ができる場所や、患者さんが住んでいる場所を探すこともできるようになり、法律相談も提供できるようになり、生々しい麻薬街での売春現場にも出かけました。バスには、医師一人、看護師一人を乗せて、小外科手術ができる器具、抗生物質、創傷や膿瘍に使う軟膏、ダニに効く薬、その他にもたくさんの小道具を積んで週に三回、夕方から四時間にわたって活動しました。こうすることによって、彼らの路上生活の辛さを少しでも楽にするだけでなくて、麻薬を安全に使う方法も身近に感じてもらえるように教えました。

その前に、わたしの方でやったことは、個人的に話し合ったり、病院の中で麻薬中毒患者さんの治療のための講習会を開催したりして、一緒にバスに乗ってくれる医師と看護力を確保する広告キャンペーンでした。その成果はわずかでしたが、このことに興味を抱いてくれる医師らが時々申し出てくれるようになりました。移動しながら麻薬患者さんのケアを続けることができるようになり、今日では麻薬患者を援助するシステムにとって恒例の要素となっています。

麻薬常用患者さんが、例えば、濃度が一定でないヘロインを入手して注射したために、拘留中に一時的に麻薬に対する耐性が低下し、拘留後にヘロインを過剰に注射して急性麻薬中毒で死の危険にさらされたりするなどの状況が頻繁に起こっていますが、このようなことはすべての麻薬消費者が知っているとは限りません。このような不利益をこうむらないように、実際に、命が問題になった時に麻薬中毒患者同士で助け合うような今まではなかった援助ができるようになるのです。ヘロインを注射し過ぎて呼吸ができなくなるというような場合がこれに相当します。わたしたちは、蘇生講習会を開いて、そのような場合にはナロキソンという薬を配りました。この薬は、ヘロインがオピオイド受容体に取り込まれないように働くので、恐ろしい呼吸麻痺が起こるのを即座に止めることができるのです。

ナロキソンはアヘン剤による急性の呼吸抑制の際に医師によって静脈内か皮下に注射されます。しかし、意識が消失している麻薬依存症患者さんに、この即効性のある薬物を、即座に、しかも大量に、注射したならば「過剰治療」のリスクを伴います。「過ぎたるは及ばざるがごとし」です。このようなことは、救急処置で経験のある麻薬依存症患者さんが治療に当たった場合よりも、むしろ経験の少ない医師が行った場合で時々見られます。その結果、致命的になることもあります。却って、救急処置の経験がある麻薬常習患者さんが手当をした方がましなことがあります。中毒患者さんは、深い意識消失状態（高揚状態）から、数秒の間に強い禁断症状があらわれて一挙に覚醒状態へと飛躍します。命を助ける前の状態から、多くの場合で不意に著しく制御不能な気分変調状態となってどこかに去ってしまうのです。その結果、新たに致命的な過量投与を引き起こしてしまいます。このようにして、麻薬死亡例が生じるのですが、この責任は医師にあります。これらは、統計となって表沙汰になることはありません。わたしが知っているだけでも、この病院で二人の麻薬患者さんが亡くなっています。この二人のヘロインによる呼吸抑制に対して救命救急センターで拮抗剤であるナロキソンを過剰投与した後で患者さんは病院を去りました。その後、新たに麻薬を注射したすぐ後に心肺停止となり、救急医によって蘇生術を受けて今回は集中治療センターに再入院しました。一人は数日後に死亡しました。もう一人はヘロイン依存症の若い女性でしたが、彼女は最終的には植物人間（覚醒昏睡）になってしまいました。

「熟成」（maturing out）――足跡消失

薬物依存症の人々の命運は、メディアが大衆に繰り返して悪く信じ込ませようと報道していますが、いつも悲劇的な結末になる訳ではありません。数えきれないほどの「薬物依存者の道程」が示している独特な特徴は、薬物依存の足跡がいつの間にか消え去っていることです。それは、依存者がもはや生きていないからではなくて、そうこうするうちに薬物を止めているので誰にもわからなくなって見つけ出すことができないからです。このように隠れている人を探し出すことは非常に困難です。ましてや、自分が麻薬常習者であった過去について話してくれるように説得することはほとんど無理です。しかしながら、その人たちは麻薬を克服していたのです。その人たちは、別な新しい人生を歩み始めていました。ある過程を通り抜けていたのです。このプロセスについては、現在にいたるまであまり理解されていませんが、実際、現実に起こっているのです。英語では、このことを「熟成」（maturing out）と言っています[1]。薬物の常用癖を何とかして切り抜けたのです。このような薬物常用者の自然経過を見れば、彼らは、個人個人の人格形成において危機的な状況に直面しますが、それを生き延びた暁には、また再び安定した人生を過ごすことができるようになるのです。

わたしは、ディーター・W君と一九八七年に救命救急センターの患者さんとして知り合って以来、たびたび中断することはありましたが、既に二〇年以上の長きにわたって寄り添ってきました。ディーターは、初めて会った時から、わたしに対して一定の好意を示していました。彼とわたしは、共にラインラント出身で、わたしとしてはとっくにそのアクセントを脱ぎ捨てたつもりでしたが、ディーターは、わたしのアクセントを自分のアクセントと同じだと聞き分けていました。

麻薬の世界では、ディーターは何年にもわたって筋金入りの麻薬常用者で通っていました。他の麻薬常用者に対して、情け容赦のない態度で何回も繰り返して薬をくすねていました。ソーシャルワーカーや医師らに対しても攻撃的でした。彼にとっては、ソーシャルワーカーや医師らは、麻薬捜査官や警察と組んでいると見做されていたのです。麻薬取引のかどで何回か拘留されていました。ヘロイン、コカイン、アルコール、ロヒプノール〔抗不安薬、睡眠薬として使われる中間型睡眠薬の一種。麻薬ではない〕などの重症混合中毒のために集中治療が必要でした。腎不全と敗血症で二度にわたって、何週間にわたる長期入院が必要となりました。最近では、転倒した後で脳出血を起こしましたが、タイミング良く手術ができました。しかし、後遺症として慢性の痙攣が残りました。長年にわたる自傷行為にもかかわらず、あるいはそれが故に、彼は粘り強さと生き延びる意志を持っていました。わたしは、それに敬意を払わない訳にはいきませんでした。

ある一一月の夕方のことでした。ディーターは、わたしたちのバスの前に立っていました。寒さと降りしきる雨のために、バスの扉は閉ざされていました。ディーターは大声で乗せてくれと叫びながら、一本の松葉杖でバスの車体を叩きました。わたしが引き戸を開けるや否や「ドクター、今すぐ何とかしてくれよ！」と怒鳴るように言いました。「ドク！　僕はもうほとんど歩けないけど、入院はお断りだよ！」と言いながら、階段をやっとのことで三段上ってバスに乗り込んできました。わたしは、彼がまだ動けて歩けるなんて想像もできませんでした。彼の左の鼠蹊部にはこぶし大の膿瘍が膨らんでいました。これは、注射を打てる腕の静脈がもう見つからないので鼠蹊部の血管に何回もヘロインを注射してできた膿瘍です。この膿瘍は、既に自然破裂寸前でした。ディーターの額には汗がにじんでいました。ディーターは青ざめていました。熱っぽい顔をして寒気がある様子でした。この症状は、ただ鼠蹊部の局所的な出来事ではなくて、既に膿瘍から敗血症に移行していることを意味しています。

緊急手術が必要であることはすぐにわかりました。この治療は、病院でなければできません。治療はバスの中ではできないこと、手術が必要なところには大腿動脈が走っているので病院に入院しなければならないことを説得するのに二〇分もかかりました。ディーターは、不承不承ながら、遂にわたしの説得に同意しました。

「だけど、ドク、メサドンなしでは駄目だからね。約束してくれる？」わたしは約束しました。それから、患者搬送係に電話を入れて救命救急センターの同僚に事情を伝えました。

何年か経って、わたしたちはもう一度出会いました。その時、ある女性患者さんに診断結果を手渡しするために救命救急センターの待合室を訪れていました。彼女の傍に一人の男が座っていました。ちらりと見たところ、知らない人のようでもありどこかで会ったようにも思えました。治療室に入るドアのところでわたしはもう一度後ろを振り返って見ました。彼は、わたしの方を向いて微笑んでいました。「ドク、僕だよ……ディーターだよ……驚いただろう？」わたしはびっくり仰天しました。「ディーター？　ディーター・W？　どうしてこんなところにいるの？」その時、はじめて彼の左手の親指に包帯が巻かれているのに気がつきました。「またH〔ヘロイン〕のことで僕がここに来たと思わないで欲しいね。想像してみてよ。僕は、生まれたての猫みたいにクリーンになったんだ……二年前からね！　信じられないだろう？　今回は、指を深く切ってしまったんだよ……」。

わたしの前に座っているのは、疑いもなくディーター・Wでした。彼の様子をわたしの母が見たならば「こざっぱりとしている」と言ったでしょう。その上、ディーターは、ある殴り合いで彼の上あごの前歯が抜けていたはずですが、今では入れ歯が入っていました。しかし、彼が以前には麻薬常用者であったことを見分けるためには、その手の甲の皮膚が瘢痕化していることを子細に見なければなりませんでした。「ドク！　僕が今何をやっているか、三回で言い当てられるかな……たぶん無理だと思うね」。彼は、にやにや笑いながらラインラント地方のアクセント丸出しで言いました。「僕は老人の介護人なんだよ」。彼の言葉は誇らしげに聞こえました。わたしは唖然としました。ディーター・Wが、三〇歳まで生きながらえるとは思ってもいませんでした。実際には三六歳でした。少し早めに年を取った感じですが、体重も少し増えて健康そうでした。彼は老人介護助手になっていたのです！　わたしはあっけに取られていました。

「労働者福祉協会で働いているのだよ。この建物の角を曲がったすぐのところの。九か月前から働いていて……そう、介護助手の教育を受けて……それから、ホームの調理室でキュウリを切る仕事をやっている……スジがやられてなければ良いのだけどね。仕事を休まなければならないからね……職場は僕を必要としているのだ！」わたしは、ディーターの親指の切り傷を外科医に見てもらいました。幸いなことに、伸筋の腱は傷ついていませんでした。

手術が終わってから、わたしたち二人は病院のカフェテリアで一緒にコーヒーを飲みました。ディーターは、言葉少なに自分がどうやって「心を入れ替える」に至ったかについて話してくれました。「いつも病気……友だちはわたしよりもっと駄目、二人は自分の傍で死んだ……年配のおばさんたちのハンドバッグを次の麻薬のために奪った……。僕はいつも自分のことが嫌いだった。ドク！ いつの間にか強い禁断症状よりも辛かったんだよ……しばらくの間はメサドンを飲んでいたけれど、僕はそれも減らしていって、今では痙攣発作を防ぐ薬だけ飲んでいる」。ディーターは、今や静かな声で話しており恥ずかしさと誇らしさが混ざっていました。「治療」という言葉は一回も出てきませんでした。ディーターは、わたしのコーヒー代を払うと言い張りました。わたしたちは仲良く別れました。わたしは彼に名刺を渡しました。彼は、わたしの患者さんの中で、今まで唯一電話番号を教えた人でした。「ディーター君、わたしに用があれば、いつでも電話をして良いよ！」

麻薬との平和的共存？

中毒と依存症の治療、正確に言えば「寄り添う」ことは、わたしに多くのことを教えてくれました。ドクター・ストラングがその核心部を示してくれたように、大切なことは“change”、つまり態度や振る舞いや行動を変えることです。さもなければ、患者さんは慢性的な病気へと逆戻りするだけです。

行動パターンを変えてみた場合でも、ほとんどの場合で逆戻りします。これが中毒患者さんの依存行動の本質です。長きにわたって行動パターンを変えることができるのは依存症の人が新しい目的を得て、それを強化して、昔のことを忘れて、一皮剝けて、逆戻りを阻止した時にだけ上手くいくのです。薬物がなくても生きていける見込みがあって、薬物が提供することよりも個人的な利益が勝っていなければなりません。そこに至る道筋はたくさんあります。その途中にはいくつかの支援もできます。しかしながら、依存症の患者さんは、自分の道を悟って一人で歩んでいかなければなりません。

その他の多くの病気、特に太り過ぎ、脂質代謝異常、血管病変、糖尿病、高血圧などのドイツの国民病の治療についても同じことが言えます。決定的な治療法は、その病気を持っている人々が自分の生活態度を変えることです。タバコを止めて、運動をして、体重を減らすと同時に食生活の習慣を変えることが基本的に重要です。それに対して、処方してもらった薬を飲むことなどは序列が低い治療法です。

このように考えれば、何回も何回も再発する度に、禁断療法のために繰り返し病院に入院するような麻薬依存症患者さんたちが、尊敬に値しないとか、理解するに値しないとか、共感に値しないと考えるのは本質的に間違っています。麻薬依存症患者さんたちは、自分のカロリー消費量をコントロールできない太り過ぎの糖尿病患者さんや、少しも動こうとしない血管病患者さんたちと何ら変わりはありません。このような患者さんたちは中毒患者さんではありませんが、薬物依存症患者さんたちと同様に、長期にわたって生活態度を変えることができないでいるのです。このような患者さんたちは「コントロールを逸脱」しているのです。――病気のぶり返しをうやむやにしているのです！　何回もぶり返しては、血糖値を測ったり、血圧を測ったりして、かかりつけ医を受診したり入院治療を受けたりしています。しかしながら、この両者には重要な違いがあります。血管の病気を再発する人は、治すことができなくても罪を問われることはありません。一方、麻薬常用者は、自分が行ったことの結果に自分で責任をとらなければなりません。再発して逆戻りした麻薬常習者は、烙印を押されて村八分にされてしまいます。

「烙印を押され、追放され、禁止され悪の根源とされたヘロイン」は、わたしの博士論文のテーマになりました。その中で、わたしは、バイエル社によって開発された「呼吸鎮静剤」ヘロインが一八九七年に開発され、その後非合法薬物に至った経緯を、それまで非公開であったいくつかの製薬会社と国際連盟の公文書保管所の資料を閲覧することによって、その歴史や経緯を初めて明らかにすることができました。

麻薬には様々な形態が存在します。武器や石油と同様に、麻薬はとりわけこの時代の象徴的な製品の一つになっていました。しかしながら、歴史を辿ってみれば、麻薬を抹殺したり追放したりするいかなる試みも失敗に終わっています。「人工的な楽園」への要求——それが苦境から逃れる欲求であれ、認識能力を高める欲求であれ、何かを忘れたい欲求であれ、刺激を求める欲求であれ、これらは明らかに人類学的にも普遍的な欲求です。今日では、麻薬は、今までにない程影響力があって、経済的にも政治的にも恒常的に大きな権益の的となっています。

脅威均衡論については以前から否定されていました。しかしながら、麻薬戦争を軍縮することは、悲惨と絶望がエスカレートすることを阻止する唯一の道です。事実に即した情報を得て、偏見に基づかない啓発をしてこそ被害を少なくしながら薬物と平和的共存をする社会をつくることが将来展望であるべきです（例えば、現在提供されているもの以外に、麻薬常用者を犯罪者扱いしないこと、麻薬を販売する「コーヒーショップ」の認可などが平和的共存の証）。「麻薬との共生」は既に三〇年前に出版されたイギリス人の専門家であるマイケル・ゴソップが書いた本のタイトルですが、この本は、麻薬といかに付き合うべきかについての戦略の道筋を示しています。この分野に残しておくべきものは、口先だけの修辞学や無知や冷笑ではなくて任せるべき対象は理性です[2]。

理性については、最近になってシルドー派（ベルリン近くの町シルドーで活動する麻薬中毒患者を犯罪者扱いしないことを主張する法律家、犯罪学者、心理療法士、教育学者らのグループ）の人たちが発議をしています。一二二名のドイツ人刑法学教授が、リベラルなドイツ人政治家の考え方と同様の声明文を用意して、ドイツ連邦議会の議員に対して薬物に対する刑法を見直して制圧的な麻薬政策に終止符を打つことを求めています。麻薬常用者が犯罪組織に加わって犯罪行為に走って零落していけば、そのための社会的費用は莫大な額にのぼります。このような浪費を避けるためには、これらの政策は欠かせないものであり推進すべき政策です。そのための機は十分に熟しています。

第11章　幸運と災難の狭間——集中治療センターは危険地帯

世間では、集中治療センターは、英雄的な奇跡を起こす場所であると好んで考えているようです。しかしながら、実際の集中治療センターは、むしろ無慈悲で冷酷な戦場のようなところです。そこでは、奇跡が起こることは稀であって、むしろ負け戦になる方が普通です。命を脅かす病気に罹った人の命を救うために、数々の試みを行った挙句の果てに死に至る過程を辿って、終《つい》には死と直面することが通例です。いずれにせよ、命を長らえさせるための措置は、しばしば死期を延ばすだけの苦痛に満ちた措置に他なりません。なぜならば、この分野もまた「ベッド稼働率政策」に支配されているからです。更に、集中治療センターでは、職業倫理的な原理原則に反した治療が行われている場合も稀ではありません。著者にとって、ベルリンのある大学病院の集中治療センターの若手医師として、幸運な瞬間や成果が上がった特別な瞬間を味わったことは稀でした。

「死者の安らぎ？」──そんなことはあまり真面目に考えていません！

高く鋭く終わることのないアラームの音は、まるでわたしの片方の耳から脳味噌を横切って他方の耳へと編み針を突き刺すように抜けていきます。これらは、わたしが集中治療センターで働き始めた最初の記憶にこびりついています。その頃、わたしはハンブルクの港湾病院で駆け出しの医師として働いていました。消防車と救急車のサイレンの騒音、心電図モニターのリズミカルで鋭い音、シュッシュッと音を立てる人工呼吸器、心臓に電気ショックを作動させた時に発する除細動器の高周波シグナル。それ以来、これらの音は、わたしの頭の中を何度も繰り返し突き抜けていきました。悩ましい耳鳴りのように感じたことも稀ではありません。夢の中でも響いていて、その音で眼を醒ましその音で眠りました。

数年後、わたしはベルリンの大学病院の集中治療センターにいました。アラームが鋭い音を立てていたのは、集中治療センターの一つの区画でした。女性看護師、男性看護師、二人の若い担当医、その場にいた医長とわたしは「第七区画」に突進していきました。アラームの音が聞こえてきたのがその場所からであったことはすぐにわかりました。五二歳のDさんは、前日に救急車で入院した患者さんで、広範な心筋梗塞のために制御し難い「心原性ショック」に陥っていました。心臓カテーテル治療は、まだ始まったばかりだったので、Dさんに実施することができませんでした。この死に瀕した患者さんの血圧は、数時間前から多量の血圧上昇剤を投与したにもかかわらず、既に最高血圧は六〇mmHg程度で、今や、モニターは心室細動を示しており、その後突然心電図波形は平坦になりました。

心停止です。チームの中には、この患者さんに何かをしてあげるチャンスはほとんど誰にもありませんでした。みんな狼狽した顔つきで、ベッドの周りを取り囲んで立っていました。二人の若い担当医師の一人は、看護師たちが同意していない目付きをしている中で、緑色を発している除細動器の体外用電極を患者さんの胸郭の上に置けば、心臓がもう一度この電気刺激で生き返るかもしれないとの希望を抱いていました。その医師は、医長の指示を今か今かと待っていました。医長は、実際に蘇生術を行うべきか行うべきでないか、しばらくの間迷っているようでした。しかしながら、医長は、その手を動かして一切の治療の試みを止めるように指示をして「もう十分な数の患者さんを覚醒昏睡（いわゆる「植物状態」）に送り込んでしまった」と言いました。

死者の体についている点滴の管や、カテーテルその他のものを取り除いている二人の看護師以外の全員が部屋を出ていきました。医師の一人が亡くなった独身男性の兄に電話をしてこのことを告げました。看護師は病理解剖室に電話を入れて、この死者を運んで欲しいと告げました。「三〇分は待てないよ。肺梗塞の患者さんが待っているので、すぐにベッドが必要です！」と言いました。

医長は、内密の話をするために二人の担当医師のうちの若い方の一人とわたしを廊下の脇の方へ呼びました。「死んだ人が病理解剖に回される前に、急いで気管内挿管の練習をしておこう。死人にはまだ死後硬直は出ていないから、顎は自由に動きます。まずは、わたしがやって見せよう。あなたたちが救急車で出動するには、鎖骨下静脈にカテーテルを挿入する技術と同時に、このテクニックもマスターしておかなければならない。鎖骨下静脈を穿刺する方法も一緒にやって見せましょう。良いですか？　君はどうして訝しそうな目付きをしているのですか？　何か不都合なことでもありますか？」

「いいえ、別に……大丈夫です。ただ、わたしが思ったのは……死者の安らぎを乱すのではないかと……」。

「死者の安らぎ?……そうね。たぶんあなたの方が正しいでしょう……。しかし、ここではあまり厳密に考えなくても良いでしょう。そうしなければ、あなたたちは何も学ぶことができないから!」

数分後に、わたしたちは死人の頭側に立っていました。部屋の扉は閉められていました。「結局のところ、集中治療センターの全員がこのトレーニングに立ち会う必要はありません」と、医長はつぶやくように言いました。わたしの同僚助手は、医長の手助けでまだ暖かい死体の頭を挿管に適した角度まで反らせて、先端に明かりのついた挿管用シュパーテルを上下の歯並びの間から死者の舌根部まで入れて梃子の原理で持ち上げると、喉頭蓋が開いて声帯が見えてきました。それを越えてプラスチックチューブを挿入してその先端を気管に据えました。医長は、「パーフェクトだね!」と言ってその助手を褒めました。その一方で、わたしは、皮膚から左鎖骨の後下縁を擦るようにやや太い中空針を鎖骨下静脈を狙って移動させて探し当て、中空針に細いカテーテルを挿入して心臓の右心房近くまで送り込もうとしていました。しかし、上手くいきませんでした。

何回も失敗したので皮膚の刺傷がまるで真珠の首飾りのように並んでいました。最終的には、カテーテルを静脈に入れることができたのですが、カテーテルは血管の中でとぐろを巻いており、それを先に進めることはできませんでした。「今度はもっと上手くいくでしょう。たぶん、この死体がここで見る最後の死体ではないから」と医長は言いました。

一般倫理および職業理念に反した治療

その三年後、わたしはベルリンの大きな病院に移って、ベッド数が一六床の集中治療センターで五年間働きました。この病院ほど「いろいろ不利な条件を背負っていて社会の中心層と同化できない辺縁層の人たち」の治療や面倒を見ている病院はベルリンの中で他にはありませんでした。都会の生活は、飾り気も何もなく異様で生々しい素顔を呈していました。それは、集中治療センターにおいて、刻印を押したように特徴的にあらわれていました。

集中治療センター――実際にここで起こっていることや克服しなければならない問題について知っている人は、実際に働いている人たちを除いては誰もいません。同じ糖尿病患者さんが、高血糖昏睡で一二回も入院加療が必要となったり、薬物依存症の患者さんが、発熱を繰り返したり薬物過剰のために「常連客」として迎えられたりしています。危険な不整脈を患っている年金生活者の隣のベッドに入院していた人が大量の血を吐きました。「こんなところに居るのは我慢できない……家でくたばったほうがましだ!」不整脈の患者さんは、そう言い残して集中治療センターに入った三時間後にはもう逃げ帰ってしまいました。これを眼前にして為すすべもなく黙って見ていなければならない人たちの狼狽ぶりを推し量ることは誰にもできません。その数時間後、この患者さんは心肺停止状態でまたもや救急車で入院しました。蘇生はできましたが、既に手遅れでした。数時間後には「覚醒昏睡」と診断されていました。

集中治療センターは、しばしば戦場にも似ていると言われています。冷酷非情、嘲笑や皮肉が支配していて嫌な冗談などが飛び交うところです。ここで長らく働いてきた古株の助手は、自分が関わった患者さんたちについて「良い人なら何とか耐えて生き延びるでしょう」と恩着せがましく言いました。この助手は二五年間も集中治療センターで働いていました。公務員のように正確に一日も休まずに働いていました。この助手は、今でもお情けで働かせてもらっています。

幾つかの病気を抱えて心不全に陥った女性患者さんが、一般病棟から集中治療センターに連れてこられました。ある男性看護師は「彼女にLPレコードを贈ることはもう無理でしょう〔長時間音楽を聴ける状態には回復しない〕」と言いました。あるアルコール中毒患者さんが、振戦と幻覚でせん妄が始まっており、この患者さんを集中治療センターに受け入れるに当たって医師たちはふざけて「マンドリン熱」〔マンドリンを奏でるように手が震えることをいう隠語〕のような患者さんが来ると言いました。

ここで働いているスタッフの何人かは、肩をすくめて、まあ何とかして自分を守らなければなりませんと言っています。仕事の巨大な重圧に何とか対抗するためには、繰り返しバリント・グループ[*1]を作って、スーパーバイザーの意見を受け入れ、病院精神科医と個別に話し合うよう提案されています。しかしながら、集中治療センターで働いている大部分の人たちは、医師であれ看護師であれ、そのような援助は必要ないので断っています。「わたしが精神科のソファーにいつ寝るのが良いのかについては自分で決めます！」

集中治療センターは、世間が大変誤解している場所です。現在では、連続病院シリーズでテレビ放映されていたような、患者さんのために英雄的な医師が高度医療技術を駆使した医療だけを報道しているわけではありませんが、集中治療センターは、二重の乳白色ガラスの陰に隠されて英雄的な事柄や奇跡が行われている所であると信じられています。世間一般の人々は、もしその実態を知らされたならば、たぶん恐怖に襲われるでしょう。少なくともそのようなことは信じたくないからです。集中治療センターでは、敗北は当たり前のことです。生命を脅かす病気に罹った患者さんの命を助けようとする試みは、面倒で時間がかかる割に最終的には死んでしまうことが多いのです。蘇生術には何を期待できるのでしょうか。蘇生術を行った患者さんの九〇％以上は、直接心臓死、あるいは稀ですが脳死になります。生き残った一〇％の患者さんも、しばしば重症な脳障害や覚醒昏睡となって自律性を失い全面的に介護が必要となってしまいます。

医療方針の決定に営利を求める考え方がますます大きな影響を及ぼすようになっています。このことは、既に言い古されている位です。しかしながら、専門的に考えても、普通の病棟で十分治療ができるような患者さんが、集中治療センターに入院していたり、他の病棟から集中室に移されたりしていることは、一般の人々のほんの一部にしか知られていません。ドイツでは、スイスやフランスやデンマークなどの国々に比べれば、集中治療センターのベッド数は三倍以上になっています。病院にとって最も収入面で貢献できるには、これらのベッドが満床になっていることが望ましいのです。このようにして、集中治療センターに入院させる必要のない軽症患者が入院させられている一方で、高齢で治る見込みのない病気を抱えた患者さんが集中治療センターに入院させられて延命治療を受けている状況は、意味深い延命治療というよりは、むしろ苦痛に満ちた死への過程を長びかせるだけの治療を行っている場合が稀ではありません。空いているベッドには誰を入れれば良いのでしょうか。一症例一括払い〔〝まるめ〟〕の時代においては、高齢の患者さんを集中治療センターに入院させて、高齢者に相応しくない治療を行い、その治療に相応しい収入を得て自分のボーナスに当てようという目標管理制度をつくるという悪い誘惑に駆られている指導的な医師らの思惑があることを些細なことと看過することはできません。

実際のところ、このようなベッド政策をコントロールすることは誰にもできません。個々の患者さんの病気についての支払い額を算定するドイツ健康保険組合の医師にとっても、そのような患者に集中治療が必要で意義があるかどうかについて決めるような熱い鉄に手を出すようなことはしたくないので何もしません。

集中治療を行うことが適切であるか否かという悩ましい問題には、わたし自身も、何回も、何回も、遭遇していますが、医師や看護スタッフの個人としての、あるいは職業人としての信念に照らしてみれば心穏やかならぬ状況です。二〇一二年に、ある期日を定めて行われたヨーロッパ九か国の調査研究において八二か所の集中治療センターに当てたアンケート「あなたの集中治療センターで、ある決まった日になされた医師と看護スタッフの治療は適切でしたか？」に対して、医師の三分の一以上、看護スタッフの四分の一以上が、その日の患者さんのうち少なくとも一人以上の患者さんで自分の倫理的職業信念にそぐわない治療が行われていたと回答しました。ほとんど例外なく、他の患者さんで集中治療の必要性が高いにもかかわらず、集中治療センターに入る必要がない患者に過剰治療が行われていたり、ベッドの割り当てが不適当であるという見解を示していました。設問を受けた人々の中で、有意義な治療が為されたと回答した人はほとんど見られませんでした。この矛盾した行為についての設問はなされていませんでした。例えば、一人の患者さんをチームで診る場合の見解の相違とか、集中治療センターに入る患者さんのご家族から集中治療センターの治療について不適切な要求があったか、あるいはベッド稼働率を最大にしようと考えている病院の管理者や部門の責任者らから過度な要求があったかについての設問はありませんでした。

このアンケートの結果わかったことは、医師や看護スタッフが経験した現実の治療法と、彼らが適切と考えた治療法との間の矛盾や不一致は重大で意味深いヒントを示していました。これらは、人によって差があるものの、多かれ少なかれ強い慢性的道徳的ストレスが原因で退職届を提出したり燃え尽き症候群を招く結果となっている場合もありました[1]。

ギュンター・Rさん——母親に息子の臓器を提供してもらうにはどのようにお願いすれば良いのでしょうか?

四六歳のギュンター・Rさんは、三週間半前から鎮静させられて人工呼吸器につながれたまま集中治療センターにいました。彼は、いわゆる、ヴォルフ・パーキンソン・ホワイト症候群と呼ばれている稀ながら危険な心臓不整脈を病んでいましたが、彼がレストランで心臓が止まって蘇生するまで、救急医としてわたしはその診断のことは何も知りませんでした。

蘇生術には時間がかかりました。何回も何回も心室細動が起こったのでその都度電気ショックと心臓マッサージを行ってアドレナリンの注射をしました。約一時間以上経過して、心臓の脈拍は安定して血圧も正常に戻りました。

それにもかかわらず、すべての努力は無駄でした。彼は、ドイツの救急医療の隠語で言えば「後の祭り」、つまり、蘇生のタイミングを失っていたのでした。脳に酸素が届かなかった一五分以上もの長い時間が経過してから、やっと心臓マッサージやその他の蘇生術が救急隊とわたしの手で行われたのでした。

「あの人は、もう駄目でしょうね。そんな気がします」と、コルドゥラ看護師は言いました。彼女は、既に一五年以上集中治療に携わっており、彼女の判断はほとんどの場合で当たっていました。実際、ギュンター・Rさんの予後は、数日前から良くない兆しがありました。一四日間の麻酔管理の後で、すべての鎮静剤を止めたので、もはや彼が眼を覚ますことの邪魔をする何物もありませんでした。それにもかかわらず、意識の片鱗もなければ、その他の神経系の回復の兆しも認められませんでした。三〇分前にギュンター・Rさんは改めて神経内科医の診察を受けていました。もう一度脳波の検査がなされました。その他の検査に加えて無呼吸テストも行われました。これは、患者さんが自力で呼吸ができるかできないかを調べるテストですが、結果は不合格でした。今や診断は明白でした。脳死です。それは疑う余地もなく壊滅的でした。ギュンター・Rさんは死んでいました。

ギュンター・Rさんは、三週間前と同じようにそこに横たわっていました。胸郭は人工呼吸によって浮かんだり沈んだりしていました。額には玉のような汗がにじんでいました。モニターは規則的にリズムを刻んでいました。しかしながら、一瞬にしてすべてが違ってしまいました。今や、ギュンター・Rさんは、患者というよりも臓器提供者です。それも理想的な提供者です。若くて、以前には病気に罹ったことがなく、タバコも吸わないし、ワインを飲むことも稀でした。薬が必要になったこともほとんどありませんでした。「わたしの息子は、いつも自分の健康に注意を払っていて、わたしをたくさん喜ばせてくれました」。年老いた母親は、いつもそう繰り返して嘆き悲しんでいました。母親は、毎日息子のベッドの傍で何時間も過ごしていました。しばしば静かに涙ぐみながら、息子の腕を撫でたり語りかけたりしていました。

そして今、集中治療チームの中で一番若くてまだ経験の乏しいわたしが、医長の指示で、母親に向かってあなたの愛する息子さんは脳死状態なので息子さんの臓器を取り出して他の人に移植することに同意してもらう役割を担わなければなりませんでした。「早くやりたまえ！」、医長は、病院の移植担当医でしたが、緊急のペースメーカー植え込みを行わなければならなかったのです。医長は言い放ちました。「わかっているよね。われわれは時間に追われている。ベストを尽くしてくれ給え！」

ベストを尽くす！　これは、わたしにとっては過大な要求です。涙が出てきました。逃げ出したい気持ちでした。わたしは、年老いた老婦人を集中治療センターの医師室に案内しました。そこには書類が散らばったテーブルがあって、洗っていないコーヒーカップがありました。ラジオの音が低く流れていましたが、外では春の太陽が輝いていて、よく磨かれていない窓を通して金魚草が見えていました。

老婦人は、何かを期待しているようにわたしを見つめました。わたしは、どのように話し始めたら良いのかわかりませんでしたが、考えをまとめようとしました。「Rさん。わたしたちは、あなたの息子さんのために長い間闘ってきました。あなたも一緒に体験された通りです……。でも、息子さんを救うことはできませんでした……。息子さんは亡くなりました……今では何ともできません……おわかりですよね……息子さんは人工的に呼吸をしていて、まだ心臓は脈打っていますが、それでも亡くなっておられます……脳死です……もう決して二度と眼が醒めることはないでしょう……蘇生術を行っている際に、人間の臓器の中で一番ひ弱な脳に酸素が供給されていなかった時間が長すぎたのです……脳は死んでしまいました。先ほどお話ししましたが、息子さんは脳死状態です。まだ体は温かいのですが、人間全体としては死んでいるのです……わかっていただけますか？……理解していただけますか？」

突然気づいたのですが、だんだんと声が小さくなって押しつけがましい話し方をしていたわたしは、母親に向かって話しているというよりは、自分自身に話をしていたのでした。一体、誰に向かって息子さんの死を説得しようとしていたのでしょうか。母親に対してでしょうか。それともわたし自身に対してでしょうか。

「その話だろうと思っていました。母親の直感です。入院して三日目にはそう思っていました。息子をあの世に行かせなければならないと思っていました」。母親の声に抑揚はありませんでしたが、断固とした声でした。「先生は、脳死だと言われましたね。息子が脳死なのですか？　それならば、先生が望んでいることはもう知っています。息子の心臓とか腎臓とか、肝臓とかが欲しいのでしょう……そうでしょう？」一瞬、わたしは急所を突かれたように感じて眼を落として言いました。「はいそうです……息子さんの臓器が欲しいのです……臓器の働きが失われて死ぬのを待っている患者さんのために……でも、そうしたくなければ、そのような患者さんは死んでしまいます。一日の猶予期間がありますので考えてみてください……」。

わたしは、この母親に圧力をかけてしまったような気分でした。自分自身の心の声に耳を傾けてみました。母親に話をしたのは、わたしだったのでしょうか、それとも、自分自身の中にある「何者か」が話しただけなのでしょうか。わたしたち二人は黙って病棟の廊下を集中治療センターの入り口に向かって歩いていました。

「そのことについてよく考えなければなりません……先生はよくわかってくださるでしょう。兄とも相談しなければなりません……午後六時前には先生に電話を入れます」。

返事は時間通りに返ってきました。「わたしたちは、皆さんがギュンターにしてくださったことのすべてに感謝をしています。でも、先生の希望に沿うことはできないと決めました。わたしたちには、はっきりしたことは言えません。ギュンターは死んだのかもしれないけれど、先生のところにいる限り死んでいると言われてもまだ死んでいません」。

わたしは、改めて彼女を説得しようとしました。「いいえ、彼は亡くなったのです……間違いありません」。この時、彼女は、既に電話を切っていました。

わたしは、意気消沈しながら同時にホッとして手から受話器を置きました。その後間もなく、医長に無駄な努力をしたことを告げました。医長は不機嫌な様子で「この病院の成績は悪い。特に集中治療センターの成績が悪い。今年は、まだ全く移植臓器が手に入っていない」と言いました。

わたしのようにまだ経験が乏しく人間の死がいつなのかを定めることに原則的な疑問を持っている者は、臓器を提供してくれそうな人の家族との話し合いを行うべきではありません。医療におけるコミュニケーションの中で、臓器提供者に相応しい脳死状態の人間について家族と話し合いをする程難しいものはほとんど考えられません。このような話し合いには、高度な共感能力があって、自分に確信を持っていて、豊富な話し合いの経験が必要です。

脳死臓器提供者が少ない理由は、二〇一三年の移植スキャンダル[*2]は別として、家族側に臓器摘出に同意する覚悟が足りないことも大きな要因です。家族は、あの時のわたしのように、まだ若くて経験不足でこのような話し合いに挑戦するには（まだ）実力が伴っていない医師と直面することが稀ではありません。このことは、臓器移植を必要とする最重症患者さんが時期尚早の死を遂げなければならない原因の一つとなっています。

頭を撃った後で覚醒昏睡！——一体誰が患者？

脳死ではないけれども回復不可能な脳損傷に陥ったのは三六歳のクラウス・Kさんです。もう八年も前のことですが、奥さんとの激しい不和から拳銃で頭を撃って自殺を試みましたが、死にきれず覚醒昏睡となっていました。

Kさんは自発呼吸をしていましたが、自分自身も自分を取り巻く環境にも全く気づくことはできません。何かに参加することも全くできません。嚥下ができないので、腹壁を通して胃に栄養を補給する管を置く胃ろう造設術（PEG）が行われており、この管は既に二回も取り換えられていました。尿は膀胱カテーテルを通して排出され、一日に何回もおむつを取り替えなければなりませんでした。体は腫れぼったく筋肉はほとんど結合組織と脂肪組織に置き換えられていました。このことは素人眼にはわかりません。肘や膝の関節は曲がったまま固まっていました。

クラウス・Kさんはすべて他人任せでした。自宅で訪問看護を受けて模範的な手当てが行われていました。クラウス・Kさんの父親にとって、息子の世話をすることが人生そのものでした。ほとんど共生関係でした。数年前からこの父子は病院の近くに引っ越してきました。それは、もし息子に何か合併症が起きた場合にすぐに医師の手当てができるようにするためでした。クラウス・Kさんは、何回も、何回も、嘔吐したので、胃の内容物が逆流して肺に入って、その結果重症肺炎に罹りました。頻回に気道から痰を吸引して取り出さなければならないので、集中治療室で人工呼吸を行ったこともありました。

二〇〇一年に肺炎が起きた時、この父親は息子を再び病院に入院させました。それ以前に息子が入院していた時にも、この父親はすべての医療や看護処置について厳密にコントロールをして、何回も、何回も、カルテを見せて欲しいと要求しました。父親は、今回も以前と同様に、自分から言葉を発することが全くできないこの息子に、考えられるすべての延命治療を行うよう主張しました。父親の要求に沿うためには集中治療センターに移す他はありません。

クラウス・Kさんのように治る見込みもなく肉体的に痛めつけられている人間に治療を何回も繰り返して、ある期間を病院の外で暮らすことができるようにすることは、集中治療センターの看護スタッフの中で倫理的に考えても厚かましい要求だと思う人の数がどんどん増えていきました。ある朝、カルラ看護師長は、「ここでクラウス・Kさんに行っていることは拷問ですよ！　こんなことは、とても正当化することはできません」。彼女は、ひどく憤然として、医師が朝の回診でKさんのベッドの傍で途方に暮れている時に、「彼をもうそろそろ死なせてあげてはなぜいけないのでしょうか？」と言いました。

医師や看護師は、これまでに何回もこの父親と彼の悲劇的な状況の息子について話し合いをしたいと申し出ましたが、この父親はどの話し合いも拒絶しました。将来的には、この患者さんはずっと人工呼吸が必要になることを告げた時にも、この父親は全くたじろぎませんでした。この息子は「リビング・ウイル」〔事前医療指示書〕を持っていませんでしたが、この父親は、自分は裁判所から指定された世話人だから、このようなことはすべて息子が望んでいたことに違いないと断言しました。しかしながら、誰もこのことを信じようとはしませんでした。

「もし、あなた自身が息子さんなら……あなたも、毎日ここで経験しておられるようなやり方で、治療を続けて欲しいと思いますか？」父親は、顔をそむけました。黙りこくっていました。分が悪いと感じていました。最後に、父親は、これからも息子の延命治療に固執することが道理にかなわない非人間的なことだと医師や看護師が言い続けるなら、検察官に告訴すると言ってわたしたちを脅しました。

集中医療が患者と医師にもたらす幸せについて

もし、わたしが、集中治療の成果が医師や看護師に提供する幸せな瞬間について何も語らないならば、現実を歪曲するばかりか誤解を招くことになるでしょう。集中治療がその初動段階まで戻って本来の任務に専念するならば、それは、患者さんにとって、説得力があって、感銘深く有意義な治療です。臓器不全が危機的な状況に陥っているけれども、まだ治る可能性が残されていれば、集中治療はそこに介入して回復に向けての過渡的な役割を果たさなければなりません。

内科領域での例を挙げるならば、心筋梗塞で見られる急性不整脈に対する電気治療、重症な感染症を伴った腎不全における透析療法、重症中毒患者さんに対する人工呼吸療法、外科領域での例を挙げるならば、大規模な脳神経外科や腹部外科の手術後の患者さんに対する集中治療センターでの監視を挙げることができます。

蘇生術、人工呼吸、心臓電気ショック療法、人工的昏睡（麻酔）、透析療法、ペースメーカー、チューブ栄養等々は、医学の偉大な成果であり、これらは、医師も看護スタッフも誇って良い成果です。毎日、何百万人もの患者さんがその恩恵に浴しています。何百万人もの患者さんが重症の病気から回復して健康な生活を勝ち得ています。集中治療の偉大な成果は、このような治療を受ける機会を絶やすことなく保って、自分自身の価値を自覚して生き続ける人々のために更にその成果を発展させるべきです。

わたしは、最初に出会った本物の集中治療患者さんのことを決して忘れないでしょう。入院受付でわたしに割り振られた患者さんは、糖尿病を患っている哲学科の女学生でした。自殺を企ててインシュリンを八〇単位、自分の静脈に注射して深い意識障害に陥っていました。ボーイフレンドは、彼女は試験を苦にして衝動的な行動に出たと言っていました。

意識がないまま横たわって大量の汗をかいているこの患者さんには、最大級の刺激を与えても何ら反応を呼び覚ますことはできませんでした。血糖値を調べてみたところ、血液中には全く糖分がなくなっていることがわかりました。ボーイフレンドは、低血糖がどの位長く続いたかについては何も知りませんでした。もしも低血糖が既に長い間続いていたならば、非可逆的な脳障害がまもなく起こる危険が迫っていました。早急に血液中の血糖値を正常値の一dℓあたり一〇〇mgあたりまで上げなければなりません。

わたしは間髪を容れず、彼女の右頸部の静脈から高濃度のグルコース溶液を続けて四アンプル注射しました。それに引き続いて、高濃度のグルコースの点滴を行いました。四番目の注射を行っている最中に、彼女は眼を醒ましました。大変びっくりして辺りを見回してから起き上がって言いました。

「ひょっとしてわたしは病院にいるの？」

低血糖と同様にてんかんを病んでいる患者さんがてんかん発作を起こした場合に、すかさず抗てんかん薬を与えれば発作を止めることができるし、麻薬依存症患者さんが薬の飲みすぎから意識がなくなって呼吸もできなくなった場合にも、特効薬であるナロキソンを即座に注射すれば、多くの場合で注射中に息を吹き返えしてさっさと去っていきます。重症の喘息発作に襲われて呼吸ができなくなった患者さんには、気管支の攣縮《れんしゅく》〔単収縮〕を取り去る薬を投与して瞬時に正常の呼吸に戻すこともできます。このように、即座に効果をあらわす場合では、当事者以外の人々の眼には、奇跡か魔法のように見えますが、実際は、奇跡ではありません。これらは、集中治療医学の進歩した側面として高く評価することができます。これらの治療法なしで済ませようと思っている人はどこにもいないでしょう。

最重症患者の命と毎日のように直面して、上手くいったり挫折をしたりしている集中治療センターの女性看護師や男性看護師や医師には、これらの治療法なしで済ませようと思っている人はまずいません。例えば、集中治療センターで人工呼吸下に管理されている患者さんが激しい咳をしていれば、気道の痰を吸引して取り除いたり、凹面研磨カットが施されている針で頸部の深いところにある静脈を穿刺したり、胸腔内に留置したドレーンを使って胸腔中の洗浄を行ったりするような手技は、医療や看護面ではあたり前なことに見えるルーティン業務ですが、外部の人から見れば冷淡で情を欠いた粗野な行為に見えることもあります。しかしながら、これらの手技は、患者さんが生き延びるために役立っているだけではなくて治療の成果を得るためには必須の手技です。医療者は、これらを上手に行うために努力しており、これらを上手に行えた時には、医師や看護師にとっては大きな心の慰めになります。

妄想に突き動かされて大量の降圧剤を飲んで自殺を図った二八歳の青年カスパー・Lさんの場合もそうでした。脈拍数は極端に少なくなっており、血圧も測定できない位低下していました。彼を発見したのは、治療共同住宅の同居者で、彼が行きたくなかった観劇を終えて帰ってきたある日の夕刻のことでした。集中治療センターは、彼の脳が生き延びるか否か不安に思いながら入院の許可をしました。彼は二三日間の長きにわたって集中治療センターで治療を受けましたが、その内の一六日間は人工呼吸下に鎮静されていました。入院してから三日経ってやっと彼の収縮期血圧は八〇まで上昇しました。集中治療チームは、肺炎、下肢静脈血栓症、入院三日後に発症した急性腎不全に対して人工透析を行うなど考えられるすべての合併症を克服しなければなりませんでした。全員が彼に同情しましたが、同時に、全員が彼の病気の予後はむしろ悪いのではないかと考えていました。申し送りの時には、全員が彼のベッドの傍に長い間立っていました。入院後一四日が経過した時、彼に装着された人工呼吸器を外して眼が醒めるかどうかを見守ることにしました。看護師のイルマさんが早番の勤務に入った直後に「Kさん、わたしの声が聞こえますか?」と話しかけた時、彼は挿管されたまま目立たないけれども頭を振ってうなずいたのでした。彼がうなずいたことは、目的をもって聞いたことに対して、目的をもって答えた証拠であり、それだけで彼の脳が生き延びていたことは明らかでした。イルマさんは喜びに輝いた声で叫びました。「こんなことがあり得るのでしょうか?」集中治療センターには影の部分ばかりではないとの確信を得て、深い満足感を持って家路に着いたのはイルマさんだけではありませんでした。

「この人は治せます!」――根治医療の務めはいつ終わる?

八六歳の独居老人リヒアルト・Sさんは、致命的な脳卒中発作を起こした後で、半身麻痺となり失語症も加わって周りの人たちと関わりを持つことができませんでした。嚥下障害に対しては、鼻から胃に管を入れて栄養を確保しており、引き続いて老人ホームに入所してケアを受けていました。彼は、毎夕二時間、安楽椅子に移されていましたが、ある時、意識がない状態でゼイゼイしているところを夜勤の介護師によって発見されました。既に二日前から咳と発熱が続いており、翌日には「かかりつけ医」の診察を受けることになっていました。この若い介護助手は、ポーランド出身でドイツ語はほとんどできませんでした。介護助手としての教育を受けて二八人の患者さんの責任を持っていました。この介護助手は、何も考えないでさっさと救急車を呼びました。患者さんに何も反応がないと彼女が告げたので、救急車と救命救急医がすぐにやってきました。患者さんは、安楽椅子に移されており、座っているというよりもぶら下がっていました。患者さんの気道から大量の膿を含んだ分泌物を吸引した後で、救命救急医は救急車の青色灯を点滅させながらSさんを病院に連れていきました。救命救急センターでは、入院担当医師が胸のレントゲンを撮って両肺野の肺炎と診断しました。肺炎は既に敗血症に移行しており、感染は全身に広がっていました。入院担当医は「わたしは危険を冒したくないね！」と自分に言い聞かせて集中治療センターの若い女医さんに患者さんを預けました。この女医さんは診察して「当然、お預かりすべきです」「患者は呼吸不全で血圧が下がっていますが、まだ何とかできます。患者に挿管をして人工呼吸をするチャンスです」と言って、Sさんを集中治療センターに入れて人工呼吸と循環動態を改善させる治療を行いました。

Sさんは、八日間人工呼吸器をつけられて人工的に昏睡状態に据え置かれていました。絶え間なく心拍数、血圧、体温を測定して記録されました。抗生物質が投与され、循環動態を安定させる薬物や血管の中で血液凝固を予防する薬物も投与されました。高くなった血糖値を下げるためにインスリンも投与されました。胃に挿入されたチューブと点滴ルートから、水分やカロリーやビタミンが注入されました。膀胱にはカテーテルが留置されました。数時間に一回、尿量が測定され記録されました。Sさんの経過に関わるすべての事柄は正確に記録されて入念なケアが行われました。半分しか閉じていないまぶたには、眼に傷がつかないように湿らせた脱脂綿が置かれていました。毎日、体を洗って髪の毛を櫛で梳きました。毎朝、誰かが石鹸でひげを剃ってあげました。口腔ケアで口の中は消毒され、手足の爪切りも行われ、皮膚にはクリームや油が塗られました。筋肉硬縮を防ぐために毎日治療体操指導員が来てSさんの手や脚を動かしました。

治療は効果を発揮しました。寝た位置で撮ったレントゲン写真では、明らかに肺炎は良くなっていました。徐々に薬の量を減らしていって気管内チューブを抜去しました。Sさんの状態は、肺炎に罹る前と同じ位までゆっくり回復したように見えました。Sさんは、古い麻痺側ではない半身を稀に動かしていました。時々眼を開けましたが、話すことができないのはもちろんコンタクトを取ることは依然として不可能でした。Sさんの頭の中では一体何が起こっているのでしょうか。苦しんでいるのでしょうか。もし何かを伝えたいと考えているのなら、何を望んでいるのでしょうか。もっと長生きしたいと思っているのでしょうか。それとも死にたいと思っているのでしょうか。

Sさんにはリビング・ウイルが残されていませんでした。家族、友人、知人も、Sさんの生涯について何かを知っている者は誰もいませんでしたし、Sさんの人生計画や世界観についても何も明らかにすることはできませんでした。Sさんの意思を推測することもできなかったし、「かかりつけ医」を確認することもできませんでした。Sさんは一般病棟の個室に移されました。食べることも飲むこともできません。看護職員が、一日に三回、二分の一ℓの宇宙食のような栄養満点の流動食を胃にチューブで流し込みました。胃チューブの先端が胃の入り口にあったので、注入した栄養物がチューブから口の中にあふれ出てきました。この時、医長は新しい胃チューブを挿入するために胃の内視鏡検査を指示しました。

回診の際は、医師たちは「著変なし」としてすぐに次の患者さんに移っていきました。なぜならこの患者についてはこれ以上何もすることがなかったからです。看護師たちは、Sさんのベッドカバーを取り替えたり、尿を集めるバッグを取り替えたりする時に、時折、彼の頬をそっと撫でました。太陽の光がまぶしく部屋に刺し込んでいると誰かがカーテンを引き寄せました。

内科病棟に移ってから五日後になって、Sさんは老人ホームに帰されました。ホームの職員は、手際よくSさんを引き取って元の部屋に戻しました。Sさんがベッドの上で死んでいるのを早番勤務の介護士が発見したのは、その一週間後のある朝のことでした。

高齢で最重症の慢性病に罹った患者さんは一体いつ死ぬことが許されるのでしょうか。それは医師が認めた時なのでしょうか。治療法がなくなった時なのでしょうか。患者の意思に相応しい時なのでしょうか。あるいは、医師がしばしば口にするように、集中治療センターですべての医療機器を動員して「最大限できること」を行った後になってはじめて死なせても良いことになるのでしょうか。

自己防衛医療?

このようなアグレッシブな治療を行う必要が本当にあったのでしょうか。このようなことは、倫理的に考えて推奨できるのでしょうか。老人ホームにいてもらって良い介護をして、呼吸困難とか発熱とか咳とかをコントロールして、平穏に眠るように死なせてあげた方が良かったのではないでしょうか。なぜそうならなかったのでしょうか。

Sさんの悲しい人生の終末は老人病の患者さん、とりわけより高齢の人々の死へのプロセスで典型的に見られる死に方です。このような死に方が集中治療センターで実行されることは珍しくありません。多くの場合、現場のさまざまな状況や要因が重なっていますが、実際は「やむを得ない」からとか「運命だから」とかなどの表面的な物の見方をしているのであって、誰もこの人の悲劇的な運命を心にとめてはいないのです。

Sさんは、はじめに述べたように、広範囲な脳梗塞に罹っていてコミュニケーションが取れず、社会との関わりもない最重症要介護独居老人です。この状況は、既に二年間続いていました。ホームを担当していた医師もホームの職員も、Sさんが、例えば誤嚥性肺炎のような急性の病気に罹って生命の危機に脅かされる状態になった時に、どのように振る舞ってどのような決定をすべきかについて何も考えていませんでした。弁解の余地がない怠慢です。このような場合、当然なことながら、抗生物質のような治癒目的の治療法を行うことは諦めて、緩和的な措置を優先させてホームで死なせてあげた方が良かったことは、誰が見ても自然な形ではないでしょうか。

夜勤の介護士が、Sさんがゼイゼイと息苦しそうに喘いでいるのを発見して救命救急センターに連絡を取り、それに引き続いて「連鎖反応」が起こったことは、その前に何の準備もなされていなかったからです。介護士一人で二八名もの患者さんの責任を持たされている状況では、どう考えても彼女が悪い訳ではありません。

救命救急医が到着した後では、すべての責任はその医師にあります。この救命救急医は、患者さんの病歴を見れば病院には救急搬送をしないで緩和的な処置を導入する決定をすることもできたのですが、実際は何かできるのにそれを行わないことに対する恐怖心が医師の間に広まっているために、医師の責任感を前にして尻込みをしてしまったのです。このような振る舞いを「自己防衛医療？」と名付けることがあります。それは、医師の利益が患者さんの利益よりランクが上であるという考え方です。最重症患者であるSさんにとっては、もう、既に、死へのプロセスが始まっていたのですから、平穏に死なせてあげることが「最も患者さんの利益に適う」やり方でした。それにもかかわらず、医師にとって最大の関心事は、しばしば医師の決定過程で見られることですが、「法的に安全な立場」に立つことであり、そのような行動に意味がないことが明白であるにもかかわらず、どうしても延命のためにすべてのことを行ってしまうのです。その理由は保護責任を放棄したかどうかで誰かに罪を着せられることが有り得るからです。このような譴責《けんせき》は、いかなる裁判にも耐え得ない筋違いな譴責です。

最も優先されるべきことは、このようなことで医師側に問題が起こるようなことがあってはなりません。このようなことで、医師が患者さんの幸せを完全に見失ったという主張はあり得ません。そうではなくて、このような行為は、医師の利益に焦点を合わせて手加減をした結果としての患者さんの幸せ（？）です。医師に課せられた職業倫理と一致させることが難しいだけなのです。医師の治療は、いつでもどこでも、ただ患者さんの幸せに奉仕するためでなければなりません。

リヒアルト・Sさんの運命とその後の経過についてはほとんど予見可能でした。入院係の医師も同様に「リスクを犯したくない」と思っただけでした。若くて自分に自信がなく、他人に弱点を見せたくない女医に患者を任せたので、この女医は、純粋に医学的適応があるとして患者さんを集中治療センターに入れました。加えてこの女医は、身の毛がよだつような猟奇的なやり方で患者さんを歓迎したのです。それは、気管内挿管と人工呼吸の知識と技術を確かめることができるからでした。

未熟さ、指導不足、医師の務めとしては延命治療が有利で緩和医療が不利という一方的な理解、更に経済的に有利であること、これらが一体となって最重症の患者さんの人生を余り人間的ではないやり方で終わらせてしまったのです。

第12章　最期の支援——医師の自死幇助は倫理的に是認できるか？

著者は、自分がよく知っている患者さんが死に瀕しており、自分の意思で死にたいと願っていた場合には、これを拒絶しません。他の態度を取ることは、著者の職業的自己理解と相容れないし、医師としての良心とも相容れません。なぜならば、患者さんの自己決定権を尊重することは、それが人生の終末期における最後の自己主張であり、治る見込みのない病気だからこそ、患者さんの自己決定権に対して畏敬の念を示すべきだからです。また、自死幇助と緩和医療は決してお互いに排除する関係ではありません。むしろ、お互いに補完し合う関係です。医師の自死幇助が正しく理解されていれば、その根底には、お互いの信頼関係が成立しているのであって、自死幇助[*1]は、医師にとってはその患者さんに対する最も愛情のこもった心遣いの表現に他なりません。

「わたしは、病気になぶり殺されるのは嫌だ！」

病院で知り合ったギュンター・Kさんは四二歳独身男性の環境デザイナーで筋萎縮性側索硬化症（ALS）を患っていました。麻痺は一二年以上にわたって徐々に進行していき、数年前からは車椅子生活を余儀なくされていました。Kさんは見事に自分の病気と向き合って来ただけではなく、周りにいる人たちや彼の困難な運命に寄り添ってくれる人たちとも驚くべき程気品のある交際をしていました。母親や友人知人らから愛情のこもった世話をしてもらっていたし、専門的な治療や介護についても十分にやって頂いていると自分から口にしていました。わたしは、Kさんを規則的に訪ねてたくさんの話を聴いて、彼の体験を共有していました。そうこうしているうちに、わたしたちは、お互いにほとんど友人のような関係で結ばれていました。わたしは、Kさんが病気と気丈に闘っているのを支え続けました。数カ月前から、Kさんは、会話の中で次第に人生の終わりについて語ることが多くなりました。麻痺が進行しており、体力も低下して生きる意欲も薄れており、より頻繁に死について強く訴えるようになりました。この病気の最後には、窒息死が待っているという恐怖を抱いていました。この病気の場合、窒息は避けて通れない道程だと誤って信じていたのです。そうではありません。この病気では、次第に血液中の炭酸ガス濃度が高くなるので、次第に深い意識消失状態となっていき、麻酔がかかったような鎮静状態になって、遂には意識がないまま死んでいくのです。わたしは長い時間をかけてこのことを理解してもらおうと試みました。

しかしながら、この病気がどのような経過を辿って最後を迎えるのかについていかに丁寧に説明しても、Kさんはこのような考えにはなじめません。Kさんは、頭がしっかりして妄想も起きないまで次第に呼吸ができなくなって死んでいくまで待つことなどは決して望んでいません。このような、いかんともし難く耐え難い苦悩の極みまで生き続けることをKさんは決して望んでいません。その前に死にたいと思っています。数週間前から「自分は、意識がはっきりした状態でこの世とお別れをしたい。病気になぶり殺される自分を見たくない！」という主旨の話をしていました。母親や友人、とりわけ自分自身にも重荷や負担を掛けたくないと思っていました。Kさんは、適切な時に自分で自分の命を絶ちたいので、その時にはわたしに助けて欲しいと何度も頼んでいます。このようにしてまで頼まれても、実際にはその願いを断るべきなのでしょうか。

治る見込みのない患者さんの願いや、その病人の想いを援助する医師に、裁判官や医師会代表者が有罪判決を下して刑罰を科すことなど考えられるでしょうか。このように繰り返し明瞭に表明された患者さんの意思を無視するのは、むしろ傲慢ではないでしょうか。患者さんの想いを大切にすると言いながら、延命といういわゆる「医師の保障義務(1)」から免れるために患者さんから離れることは、実に忸怩《じくじ》たることではないでしょうか。ある薬がその適応外で使用されていて、薬事法に抵触するという理由で医師を薬事法違反のかどで責任を取らせるやり方は果たして適切なのでしょうか。患者さんが絶望的な死へのプロセスを歩んでいて自死幇助を望んでいる場合に、州医師会が法律団体として担当医の医師免許証を剝奪するとか、罰金刑を科すとかと威嚇して自死幇助を止めさせることを容認することができるのでしょうか。

患者さんの意思が最高の優先順位

病気を治し、生命を維持し、延命に尽くすことが医師の任務であるという考え方は、一般に広く行きわたっています。その一方で、治癒をめざす医師の任務に加えて、もう一つの意義深い医師の任務は、人生の終末期の病気や重症心身障害者の場合の医師の任務です。もはや延命治療の適応がないか、適応があっても患者さんがその治療を行って欲しくなければ、その意思を尊重すべきです。そこで医療の使命として最前線に登場してくるのは、穏やかな尊厳ある死です。このような緩和的な任務は、倫理的に考えれば、根治医療と比べて決して劣るものではありません。その序列は同格です。この両者は、患者さんの幸せ、最終的には患者さんの意思を尊重することを意味しています。この両者は、異なった治療目的を追求しているように見えますが、実際は両者共に患者さんの幸せを追求しているのであり、結局のところ、患者さんの意思の実現を意味しているのです。

医師が治療をする時の基準は「患者さんの幸せ」だけです。決して生命保障義務だけではありません。いかに生命保障義務の重要性が浸透していても、決して生命の保障が基準ではありません。生命維持と患者さんの幸せは、ほとんどの場合で一致していますが、例外がない訳ではありません。それは取りも直さず命が終わりに向かっている時です。

それに付随して患者さんの幸せと密接に関連している原則は、患者さんの自己決定権に対する畏敬の念です。この二つの原則は、ヨーロッパとアメリカ合衆国の数多くの医師同業者連盟によって二〇〇二年に採択された「医師の職業倫理憲章」にも記載されており、「ヒポクラテスの誓い」に取って替わっています。この憲章の根拠は、医師の原則的な義務は、患者さんの利益に奉仕することであり、終末期医療の文脈で考えれば、このことが特別な役割を担っていることは明白です。最終的にその役割を担うのは患者さん自身、つまり死にゆく人自身です。患者さん自身が意思を表明しておりそのリビング・ウイルが示されていれば、何が患者さんの幸せに役立って何が役立たないのかを決定するのは患者さん自身であって医師ではありません。患者さん自身とご家族と医師の間で対話を通して実現することが望ましい事柄です。このことに反論の余地はありません（このことは「リビング・ウイル法」にも定められています）。

緩和医療の限界

人生の終末期における「患者さんの幸せ」については、ホスピス運動と緩和医療によって、過去二〇年の間に多くの事柄が変化し改善されて行ったことは間違いのないことです。緩和医療の価値をいかに高く見積もったとしても、また緩和医療の枠組みを広げて提供することが時代の要請として急を要する事柄であるにしても、緩和医療の古典的な枠組みを考えた場合、数は少ないけれどもその限界に突き当たる場合があります。それは、緩和医療の手段が終末期の病気に対して機能しなくなって、患者さんの方から、もっともな理由を付けて緩和医療が拒否される場合です（誰も緩和医療を強制することはできません）。「緩和医療のバイブル」である『オックスフォード緩和医療教科書』（*Oxford Textbook of Palliative Medicine*）の著者のような緩和医療医でさえも、すべての重症患者さんの症状を十分満足できるほどの緩和医療ができてすべての苦痛を除去することはできません。いかに優れた緩和医療医でも、患者さんが失ったプラス面の体験や行動の可能性を埋め合わせることはできないと著者らは認めています[2]。

それに反して、ドイツの緩和医療は、かつては根治医療が全能であるという主張に自制を求めました。今日では、不治の患者さんが抱えているあらゆる苦悩を緩和医療医が取り除くことができると主張するなら、それは万能幻想に陥っているように見えてしまいます。ドイツの緩和医療医のほとんどは、緩和医療は医師の自死幇助はもはや不要になると言っています。この考え方は、多くの場合事実です。多くの患者さんは、緩和医療の価値とその守備範囲についてよく知らなかったり、医師から十分に知らされていなかったりする場合があります。ここで、ある調査結果について触れない訳にはいきません。この調査は、ドイツの緩和医療に携る医師の業務に独特な光を当てています。ドイツ緩和医療学会は、二〇一〇年にある調査研究論文を公表しました。研究対象は、緩和医療の実施方法とこれに参加した患者さんたちでした。ボーフム大学の医療倫理研究所と医学史教室が主導したこの研究の結果から、緩和医療を受けた七四〇人の患者さんの内の二一三人、つまり四分の一以上の患者さんが、緩和医療は、症状の緩和だけが目的ではなくて、最重症の患者さんの命を短くする意図があると考えていました。このことは、古典的な緩和医療の原則と矛盾するばかりでなく、多くの緩和医療に携っている医師が患者さんを診る場合に、心の葛藤と苦悩を覚えていることが明らかになった研究成果です。更に加えて、三五三人の患者さんが自分の置かれた状況を十分に判断できたにもかかわらず、四七人の患者さんは医師から十分に説明を受けていなかったと述べています[3]。研究所の所長は「この新しい経験的研究成果は、時代に即した終末期医療の医療処置ガイドラインを作成する際の真摯な議論の素地として利用されるべきである」と断言しています。

わたしの見解では、この研究が示唆している中心課題は次のような疑念です。人生の終末期の人々、あるいは重症で治る見込みのない病気に罹った人々が、自らの責任で決断し行動できる場合でも、最大の愛情のこもった心遣いと医療と看護を受けており、すべての緩和医療処置についても説明を受けているにもかかわらず、更に悩み苦しんでいる場合があります。このような場合、これらの人々が長期にわたって明らかにしている希望に沿った医療援助によってその生命を終わらせることを許容すべきではないでしょうか。社会の構成員であるわたしたちは、それに対して十分な思いやりがあるのでしょうか。

この際、この立場に対する誤解を解いておきたいと思います。わたし自身は、あるホスピスの設立者であり、ある緩和医療財団の理事長です。わたしの立場から考えれば当然のことです。そして、緩和医療に強い信念を持っており、この点では、わたしは緩和医療の主唱者として確信を持っています。この国に緩和医療が持続的に強固に広がっていくことを強く願っています。治る見込みのない病気を抱えている患者さんのためになることや、その尊厳を納得させることならば、どのような些細なことでも行います。しかしながら、心臓カテーテル検査に代表される心臓病学が、心臓移植を除外しないことと同様に、最大級の緩和医療も、医師の自死幇助を頭から締め出すようなことはできないとわたしは考えているのです。

なぜならば、現代医療は過去五〇年の歩みの中で、非常に大きな進歩を遂げました。しかしながら、それに伴って残酷とも残忍とも言えるような憂慮すべき人間の生き様を創り出してきました。昔なら自然な死を遂げていたのに現代医療はそれを許しません。このような例は、重症で治る見込みがない腫瘍（がん）、呼吸器疾患、脳神経系疾患だけではなく、重症身体障害者も含まれます。人工呼吸に生命を依存している高位神経横断麻痺の患者さんは、場合によっては何十年も人工呼吸器と共に生き続けなければなりません。このような人々の中には、心のこもった愛情と同時に広範な看護や医療技術の援助を受け入れている人も少なくありません。しかしながら、その一方で、このような人々の中には、最大級の人間的な心のこもった愛情や最適な医療を受けているにもかかわらず、なぜこうまでして生きていなければならないのかという根源的な意味を見出すことができず、この運命の衝撃に耐え抜くためのエネルギーを動員することもできないでいる人々がおられるのです。この問題は、古典的な緩和医療の考え方を超えています。もしこのような患者さんから、もう死にたいと頼まれた場合、この願いは納得のいく願いであり、共感できる願いです。悪性腫瘍の終末期の患者さんで、もう死にたいと考えていれば、もっともらしい理由を述べることができます。わたしは、思索する人間や共感できる人間が、心から死にたいと願っていて、その場合に医師に付き添って欲しいと考えているのならば、その気持ちを十分に追体験できます。

死へのプロセスに統一規格はない

ギュンター・Kさんの例で明らかなように、「死へのプロセスに統一規格」はありません。あってはなりません。このことについては、ドイツ医師会も強調するのにやぶさかではありません。なぜならば、教会とかドイツ医師会とかドイツ・ホスピス基金のような「患者保護団体」ばかりでなくて、国家公共機関でも「良い死に方」とか「患者さんの幸せ」についての既定方針決定権を持っている者はいないからです。もしあったとしても、最重症患者さんや死にゆく人自身に（自分がそれにこだわっているならば）決定権があります。何はともあれ、わたしたち世俗国家の在り方を示した憲法は、人間の尊厳の中核に自己決定を定めています。人間の自己決定権は、わたしたちの憲法で保障されていますが、その定義は良い意味でなされていません。なぜならば、何が尊厳なのか、どの程度までその人の身体の完全性の保護と生命の保護を決めるのは、基本的人権を持っている個人個人にその権限があるからです。憲法には「個人の自由、個人の人生構想とその遂行については、人生の終末を含めて個人の自己決定権にある」と記載されています。憲法によれば、ナチズムによる残忍な安楽死政策を思い起こすまでもなく、その本質は、他人が定義する人間の尊厳の標的になることから個人を守るところにあります。

人生の終末期を生きている患者さんを死なせることや、最重症の患者さんが死ぬことを願っている場合にその死を援助することが、ナチの安楽死と同様な行為であると今なお多くの医師が信じ込まされているのは信じ難いばかりでなく、全くの的外れで不条理な話です。

ナチの安楽死行為の本質は一体どこにあるのでしょうか。その安楽死の目的は何だったのでしょうか。ナチの安楽死政策に隷属していた当時の医師らは、あるイデオロギーを実行に移すことが目的でした。それは、ゲルマン人種の純潔と遺伝的優秀性を最適な状態に保つためでした。この目的のために、何百万人もの人々が殺されました。最終的には、この目的の邪魔をする人々も殺害する予定でした。いわゆる「足かせになる余計者」や「中身が空っぽの人間薬莢《やっきょう》」、とりわけ精神障害者や身体障害者が殺されましたが、これらの人々は、政権がイメージしている人間の特性に相応しくないばかりでなく、国家にとって経済的な負担になると見做されたのです。ナチ医療の本質的な特徴は、上位目線で定められた最も非人間的なプログラムであり、その法律は、人間の自律性まで失効させていたのです。

従って、この話をナチ医療と比較すること自体が間違いです。ナチ医療は、医師が、患者さんの意思を無視することに他なりません（最近、ベルリンでもナチ医療という言葉で延命医療にこだわった医師がいましたが、これは決して「ナチの安楽死」を否定したことにはなりません）。例えば、ある娘さんが、自分の母の命が助かる見込みがないので、すべての生命維持装置を中止して母のリビング・ウイルを貫徹させて欲しいと要求しても、それを無視すること、すなわち患者さんの意思を軽視することは、より非人間的な行為ではないでしょうか。ここでは、医師と患者さんの状況が逆転しているのではないでしょうか。ドイツ人医師は、自分たちがナチの安楽死計画を不当に行使したこと、人間存在を値踏みして禁治産者にしたことに責任を感じています。それならば、自分を信頼して委ねてくれる患者さんの自律性を尊重し擁護することは、その患者さんが治る見込みのない病気に罹っていて、制御不能な苦悩にさいなまれたあげく、患者さんから死にたいと強く頼まれていて、それに正当な理由があれば、医師はこれを援助する側に立っても良いのではないでしょうか。

医師の自死幇助に反対する人々が固執している論拠は、それがナチの安楽死計画と似ているという点です。それは「殺す」という概念です。医師の手助けで患者さんが実行した人生の終末は、「技術的には正しい」のかもしれませんが、はっきりと指摘されないにしても非人間的だということを暗示しています。人格の破壊を意味しています。しかしながら、先ほど述べた前提条件の下で自死幇助を決心した医師には、人格の破壊に関与する側面は全くありません。それどころか、肉体的な病気や身体障害で逃げ道を塞がれ絶望した人間が自らを消し去ることは、唯一残された人格の不可侵性を保つことを意味していることもあります。人生の意味、人生と人格形成への道を模索することが限界に達してそのためには人生に終止符を打つこと以外に方法がない場合、他人の手を借りて上手に死ぬことを目論むことは、決して破滅的でないばかりか最後の自己主張行為です。耐えることができないほどの重い病に降伏することは、もはや避けられません。このような最重症の病人は、生きることに疲れたのではなくて、それ以上の激しい苦悩に疲れ切っているのです。

治る見込みがないと言われた患者さんが自殺を決意した時の実存的苦悩を、哲学者カール・ヤスパースほど的確に表現した学者はほとんど他にはいないでしょう。

治る見込みのない肉体的な病気を持っていて、如何なる手段も効なく、完全な孤立が同時に押し寄せてくれば、頭脳は明晰であって虚無主義に陥ることなく過ごすことは、現存在のみならず、まだ残されているものさえ否定されるでしょう。この状態は、更に生き続ける義務の限界状況です。自己形成のプロセスを辿ることは最早不可能であり、肉体的苦悩とこの世の要請はすべて無に帰してしまい最早自分らしく生き続けることはできません。毅然たる態度が途絶えた訳ではないけれども、肉体的な可能性力は消え失せ、自分の存在を喜んで支えてくれる人が世の中に誰もいなくなれば……、それにも拘わらず、否、それが故に、生きて全うにコミュニケーションが取れるとしても、この深い苦悩には終止符を打っても良いのです[4]。

ヤスパースが述べているように、ある人が最も深い苦悩を自己決定によって終わらせたい場合、医師がこのような行為を助けることは、わたしの眼には決して非倫理的ではありません。それどころか、むしろ医師として患者さんに対する最も優れた共感と優しい心遣いの表現ではないでしょうか。

自死幇助――決定的に重要なことは医師の良心

二〇一一年一一月に前ドイツ連邦医師会長のイョルク－ディートリッヒ・ホッペ氏が逝去されました。彼の死後間もなく後継者に指名されたフランク・ウルリッヒ・モンゴメリー氏は、ホッペ氏を「困難な時代に医師を統合して行った人物」だと評しました。ホッペ氏は、死に至るまで残り一年以内となっても医師の間で見解の異なる倫理的な立場について、再びその卓越した統合能力を発揮しました。彼は、医師による自死幇助の問題についても一つの賢明な立ち位置を公にしていました。「自死幇助は、医師の任務ではありません。しかしながら、もし医師が自分自身の良心に問いかけて決めるならば、それは可能でしょう」と述べています[5]。

既に二〇〇八年一一月に公表されているドイツ福音教会の公的報告書も、ホッペ氏の考えに沿っていると解釈できます。医師の自死幇助についての判断は、その時々の個々の状況に応じて「責任を持って行動する余地」が与えられていると解釈できます。同様の事柄が、カトリックにおいても、フライブルクやストラスブルクやバーゼルの司教によって二〇〇六年六月に「カトリック司教教書」として文書化されています。それによれば、「最も重症な病状経過によって、その苦悩が計り知れない患者さんは必ずおられます。それを目前にした医師が、慎重に良心的に誠実さを持って検討した結果、医師として患者さんの自死の試みの邪魔をすべきではないとの判断に至ることはあるでしょう」。更に加えて、二〇〇六年に開催されたドイツ法曹会議は次のような採択を行っています。「学会は、最重症患者で他の方法では緩和できない苦悩を伴っている場合、医師による自死幇助は死に寄り添う一つの形として倫理的に支持可能であり許容できる」としています[6]。

これに反してドイツの医師の中で最も高い地位の代表者であるホッペ氏の後継者であるフランク・ウルリッヒ・モンゴメリー氏は、医師の自己理解の中心課題に関する議論において、今日までの議論を統合することができていません。事情は全く逆です。彼は、医師による自死幇助は「汚れ仕事」であり「低級な仕事」であると言って何はばかることなく、嘱託殺人と医師の自死幇助との間にある相違を「無価値でくだらない」ものであるとさえ言っています。既に、二〇一一年六月一日に開催されたキールの医師会総会では、今後は医師の自死幇助を明白に禁止するとしていますが、これはモンゴメリー氏の指導の下で必要以上に急いで決定されており、まるで奇襲作戦で実現したようなものでした。もし、この決定が延期されていて、医師の間でこの問題の重要性と複雑さに相応しい議論が行われていたならば、医師らにとってもっと相応しい結果になっていたでしょう。

二〇一二年八月にドイツ連邦法務省が提出した営利目的の自死幇助を禁止する法案に対して、モンゴメリー氏は「とんでもない狂った法案」だと言いました。この法案はイョルク＝ディートリッヒ・ホッペ氏の意図したところに大幅に沿った法案であり、自死幇助の決定は、唯一患者さんと医師の間に相互に信頼関係が醸成されていることが前提であって、医師の側には良心と誠実さが十分に備わっていて、良心的決定ができる場合にのみ可能であるとしています。強調するまでもないことですが、医師には決してそのような援助が義務づけられているわけではありません。

これがなぜ「とんでもない狂った法案」なのでしょうか。決してそうではありません。むしろ「とんでもない馬鹿げたこと」は、モンゴメリー氏がフランクフルター・アルゲマイネ紙の日曜版で要求しているように、もし倫理的な問題が、医師仲間の多数決で決められるとするならば、そのこと自体が「とんでもない馬鹿げたこと」ではないでしょうか[7]。

わたしの医師仲間の少なくとも三分の一は、自死幇助についての賛否を明らかにしていません。二〇一二年にシュピーゲル誌が行った四三八名の医師を対象とした匿名アンケートの結果によれば、約三五％の医師はこの問題に規則を設けることに賛成しています[8]。二〇一四年には七四〇人のドイツ人医師に対する科学的根拠のある横断的アンケート調査の結果が報告されました。それによれば、四〇％の医師は、基本的には自死幇助を思い描くことができると考えており、三四％の医師は、職務規定による自死幇助禁止には反対意見でした。このことは、自死幇助における医師の拒絶的な態度は、「医師のまとまった見解であり一義的である」とするモンゴメリー氏の主張と矛盾しています。

ところで、市民はどのように考えているのでしょうか。驚くべきことに多数の市民は、医師の仕事は、基本的に死への過程を緩和的に援助するだけではなく、死ぬための援助を行っても良いと考えていました。二〇一四年の初頭にシュヴェニンゲン健康保険組合が、「人生の終末期」をテーマに実施した代表的なアンケート調査によれば、ドイツ市民の七〇%は、重症な病気の場合では、第三者（医師）が死に導いてくれる姿を思い浮かべることができると答えています。(9)

このような議論の状況を踏まえて、前ドイツ通常裁判所長官クラウス・クッツァー氏は、一九八四年の判決に由来するドイツ連邦通常裁判所の判決に基づいて例外を認めない厳格で頑ななドイツ連邦医師会とドイツ連邦通常裁判所の立場が、今でも通用するものかどうか再検討する必要があると述べています。(10)なぜならば、固定した職業規範とされている医師のエトス〔倫理的な心的状態〕は、現代の科学的な知見に基づいた医療倫理と一般法の規範的な意義を無視しており、わたしたちの社会の医師や市民の多様な価値観に照らしてみれば満足のいくものではありません。ボーフムの医療倫理学者ヨッヘン・ホルマンは、このエトスを批判して、「このエトスは、それ自体を弱めるだけではなく、同時に最終的には医師の立場を弱める」と語っています。(11)

イヨルク－ディートリッヒ・ホッペ氏は、かつて医師の自死幇助の問題は、これまで重要とされてきた医師の自己理解を見直す中心的課題であることに触れています。ホッペ氏は、医療行為の決断において個々の医師の良心が最高で最終的な判断基準であると意思表明をしています。

一方、キールの医師大会では、医師の良心を最大限に尊重する案件を取り上げられましたが、個々の医師の良心を判断基準とする案件は、賛成一六六票、反対五六票、棄権七票で医師の自死幇助は否決されました。しかしながら、これは民主的な決定とみなす訳にはいきません。この決定がなされた日は、わたしにとっては、ドイツ医師の歴史にとって厄日となってしまいました。なぜならば、彼らは、当時はまだ放置されていましたが、将来、更に増えると考えられる複雑な医療倫理的挑戦に対して到底太刀打ちができない証拠を示してしまったからです。

オレゴン州はお手本？

激しい議論の的になっているこの問題に対して、他の国はどのような情報を提供してくれるのでしょうか。

アメリカのオレゴン州では、現在では四つの州で成立している法律の一つとして、既に一九九七年に、医師の自死幇助をさまざまな手続きを経て認める法案を成立させていました。「尊厳死法」(Death with Dignity Act) です。乱用、悪用はできるかぎり除外しています。死に至る薬を処方する条件を要約すれば、次の如きです。治る見込みがない不治の病で余命が六か月以内であることが二人の医師によって書面で証明されていること、患者は洞察力があり判断力もある成人で、オレゴン州に定住していること、二週間の間隔をおいて口頭で二回、医師に死に至る薬の処方を申し出ること、引き続き書面で証人の立ち合いのもとで、医師に薬の処方を申請すること、医師によってその他の治療方法について詳細な説明を受けていることです。

オレゴン州の一〇年以上にわたる経験は、わたしたちに何を教えているのでしょうか。オレゴン州では、法律が導入された一九九七年から二〇一三年までの一六年間で、亡くなった一〇〇〇人に一人となる合計七五二名の患者さんがこのようなやり方で世を去りました。更に、四二一名が処方箋を発行してもらったけれども、それを使って目的を遂げることはしませんでした。これらの人々にとっては、尊厳を欠くような状況に至れば、いつでも薬を使えるという安心感を与えているだけで十分でした。八五五名は、処方箋を受け取った時点、またはその後にホスピスに入院していました[12]（！）。ほとんどすべての患者さんで、死は何ら合併症なくほとんどの場合三〇分以内にやってきました。間違って処方したと疑われた症例は、ただの一例でした。それは、同時にうつ病を患っている可能性のある八〇歳の女性でした。

オレゴン州においては最重症患者さんや死にゆく患者さんたちへの緩和ケアは、弱体化するどころか実際は強化されていたことが一般大衆および医師の間に広がっていきました。このことは、全く予想されていなかったことです。この法律は、適正な緩和医療と介護の必要性を、まさに医師たちの眼の前で明らかにしたのです。二〇〇一年に医師らを対象に行われたアンケート調査では、調査に応じた医師らの三分の二が、この新しい法律が効力を持ってから、緩和医療の可能性について以前よりも熱心に情報を集めるようになったそうです。更に、オレゴン州の経験からわかったことは、自死幇助と緩和ケアは、お互いに排除する関係ではないということでした。自らの手で命を絶った二四六人の患者さんの内二一三人は、同時に近くのホスピスを利用していました。

オレゴン州の経験から最終的にわかったことは、医師による自死幇助に反対する人たちがこぞって言う「ダム決壊論」は支持されないということです。それは自殺願望の正当性についてではなくて、その社会的結末を批判しているに過ぎません。尊厳死法は、模倣行動、すなわち以前にはなかった自殺願望が現実化するとか、一般社会の道徳観念を低下させ、社会的な足かせと感じている高齢者や要介護者を何のはばかりもなく即座に排除する道を開くような法律ではなかったのです。

ここで、医師の自死幇助に反対する側は、患者さんと医師の信頼関係が失われることが避けられないことを繰り返し引き合いに出します。医師が自死幇助者の役割を果たすことを認めるならば、患者さんは自分の主治医を無条件に信じることができなくなるというのです。それでは、なぜ患者さんは、自分が絶望的な病気で自殺を望んでいて、担当医とオープンな話し合いができるにもかかわらず、なぜ担当医に不信感を抱くのでしょうか。むしろ、このような関係が成り立っていれば、患者さんと担当医との信頼関係を強めるのではないでしょうか。自分の自由が医師によって拘束されると思っているのなら、担当医に自分から求めて話し合いをしようとは思わないでしょう！　更に、医師の側も自殺予防の機会を失うのではないでしょうか。加えて、頻繁に行われている受身の自死幇助（いわゆる、延命治療の中止）は、最終的には、命を短くすることを承知の上で大量のオピオイドを投与して緩和鎮静を図る間接的自死幇助ですが、むしろ、この方が自死幇助を望んでいる患者さんと医師の信頼関係を悪化させる背信行為の可能性を開くことになるでしょう。

更に加えて首尾一貫していないことは、医師による自死幇助の反対者は、最重症患者さんだけでなく、好意的な意味で人生に疲れ切った高齢者、人生に挫折してしまった人、受刑者、予防拘禁をされている人、人生設計に失敗してすっかり気落ちしている人に、医師による自死幇助の機会がないことと矛盾していると主張しています。このような人たちも、理性的で共感ができる自死願望を申し立てることができます。自死幇助を擁護する人たちは、自由で多様な社会の中で、このような人たちの自死幇助には正当な根拠がないなどと色分けをするような僭越なことが言えるでしょうか。

ここで、わたしの視野には医師を職業とする人の倫理的な問題が入ってきます。それは、医学的適応の有無と密接に関係しています。わたしの診察室に二五歳の若者が筋肉増強副腎皮質ホルモン剤の処方を求めてやってきたとしましょう。わたし個人としては、この若者の自己決定権について考えるまでもなくこの要求を拒絶するでしょう。その理由は、この薬が健康を害する可能性が非常に高く、従ってそれを処方する適応がないからです。患者さんは、どのような治療も拒否できますが、それとは逆に、患者さんはどのような治療法でも要求できる訳ではありません。その要求が通用するのは、医師が適応ありと考えている治療に限られます。

ある高齢者が自死幇助を求めた場合にも、同様のことが当てはまります。わたしは、医師としてその高齢者を援助する立場ですが、彼の望みがわたしの眼で見て納得のいく望みなのか、医学的に見て適応があるのかないのか認識してもらわなければなりません。高齢者が死にたいと思う気持ちは十分過ぎるほど共感できますが、人生にくたびれたとか、年をとって厄介で苦しくなった人生そのものは病気ではありません。わたしはここに境界線を引きます。このような病気とは言えない苦悩は、医師としてのわたしにとっては管轄外の問題です。そのような場合の寂しさや心配事その他の困った状態については自治体が面倒をみるべき問題です。

更に加えて、医師による自死幇助に批判的な人たちが主張することは、医師による嘱託殺人と区別することができないのではないかということです。このことは、既に刑事裁判の判決が示しており、実際的には該当しません。更に言えば、自死希望を持った最重症の患者さんが、自分の命を終わらせる薬物を自分で摂取することができないのは例外中の例外です。自殺をしたいと思っている最重症患者さんが、人生を終わらせる薬物を自分で服用できない状況はまれです。その上、今日では、例えば高位脊髄横断麻痺とかロックド・イン症候群のような重症神経病に罹った患者さんが技術的な福祉用具で延命されている状況であっても、自分の命を終わらせることを自分で主導することができます。死にたいと思っている者が自分で行動を起こす権利（行為支配権）は立法によって保護されているからです。

わたしの論拠に納得がいかないすべての人々と、医師による自死幇助を認めればいろいろな点で「ダム決壊論」が現実となるのを避けることができないと考えている人々に対しては、素朴な智恵で反論したいと思います。人間が行うすべての事柄、とりわけ正当な根拠があって意味深いとされている場合であっても、悪用されたり乱用されたり誤用されたりすることがあります。自死幇助の場合もそうです。いかなるグレーゾーンも消し去ることはできません。しかしながら、このことから自死幇助を禁止すべきであると推論することには承服しかねます。むしろ、副次的に起こることや行き過ぎて望ましくない結末になることには十分な注意や一定の規則が必要です。社会と政治は、他の分野においてもこのやり方を取っています。例えば、ドイツでは医薬品であるアスピリンの乱用や誤用によって、年間に約二〇〇〇人が死亡しています。だからと言って、アスピリンの使用を止めようと考える人は誰もいません。それどころか、連邦薬品局の名前で、このどうしても必要な医薬品によるリスクや望ましくない作用をできるだけ少なくするための情報や啓蒙や警告を提供しているのです。

新しい法律ではなくて誠実で良心的な医師

具体的にはどのような条件があれば、わたしが考えているような医師による自死幇助が許されるのでしょうか。

殺人が禁止されていることは、わたしたちの社会では関心を持って守るべき規範です。殺人が禁止されていることは一つの高位命題ですが、法学者であるラインハルト・メルケル氏は、ある個人が際限なく苦しんで悩んでいる場合には一定の限界があると考えています[13]。ハンブルクの（元）法務大臣ロジャー・クッシュが、医師でないのに素人の趣味でやっていたような営利目的の自死幇助組織「社団法人ロジャー・クッシュ博士の自死幇助」とか、スイスのルドヴィヒ・ミネリが行っているような「ディグニタス」に身をゆだねるのは、まったく容認できません。わたしの眼から見れば、これらの組織は、自殺を決心した患者さんに緩和医療についての情報を与えることもできなければ、緩和医療の選択肢について十分に啓蒙することもできません。秘密のペンションとか駐車場の中で、自家製の自殺装置やヘリウムで満たした紙袋を用いて末期患者を内密にひそかに死の世界に送りこむようなことを怯《ひる》むことなく行っています。このような行為は、わたしが医学的に責任を持って行おうとしている「自死幇助」とはまさに正反対の行為です。

むしろそれは、わたし個人としては、医師の援助による自死は医師と患者さん（可能な限りご家族やその他の懇意な間柄の人々を含めて）の親密な空間に属する事柄です。それが意味するところは、患者さんとじっ懇な医師だけが、そのような支援を引き受けることができるということです。大抵の場合「かかりつけ医」です。かかりつけ医は、自分の患者さんをよく知っています。病気に寄り添って一緒に経験を積んできました。病気を克服するための患者さんの試みと苦しみの程度を判断できます。とりわけ大切なことは、かかりつけ医は自死を犯罪にしないようにするための必要な専門知識を持っているということです。一言で言えば、かかりつけ医は、自殺願望を抱いている自殺志願者の個人的な苦悩が間違いのないものであって、それが持続していることについて素早く適切にイメージできる人に他なりません。もし、そのかかりつけ医が疑念を抱いたならば、どのような結果になるかにかかわらず、それに相応しい州医師会に置かれている倫理委員会と相談する機会があれば良いと思います。

　新たに任命された厚生大臣の就任以来、医師による自死幇助についての議論が再び燃え上がり、二〇一五年内にはドイツ連邦議会で新たな法律を定めてその合法性の条件について決めようとしています。この法案に反対する人も賛成する人も、数十年も前からその倫理的立場の相違はわかっており、その根拠も本質的にはあまり変わっていなかったのですが、改めて議論が交わされています。最初の頃に比べると、状況は幾分過激となっており、自死幇助反対論者は、自死幇助は絶対に禁止すべきであり、組織的であれ営利目的であれどのような形の自死幇助であっても制裁を加えて罰すべきであると考えています。その一方で、自死幇助賛成論者は、憲法を引き合いに出して自死幇助を根本的に明文化し、特に医師の自死幇助を容認することを求めています。更に、二〇一一年にキールで開催されたドイツ連邦医師会大会で議決して地方医師会にまで提案した自死幇助制裁決議を撤回することを要求しています。この提案を実行に移した州は、今のところドイツ一七州中の一〇州の医師会です。一方、バーデン・ヴュルテンベルク州、バイエルン州、ベルリン、ラインラント・プファルツ州、ザックセン・

アンハルト州、シュレースヴィヒ・ホルシュタイン州、ヴェストファーレン・リッペ地方の七州の医師会は実行に移していません。この文脈で未解決な問題点は、刑法が許可していることを医師の職業規範が差し止めることができるのかということです。この場合、将来的には最上級の司法判断が必要不可欠だと考えられます。

現在のところ、ドイツ共和国議員団の各党派から出された五つの提案について議論がなされており、それらは恐らくはいくつかのグループ提案にまとめられて二〇一五年中にはこれらについて連邦議会で審議をして評決される見通しです。どのような状況においても、ドイツの緩和医療を強化することは別として、もっぱら自死幇助が目的で自死幇助が利益をもたらすとする団体の存在を阻止する点において、更に、医師による自死幇助も絶対的なものではなく、どのような状況なら禁止すべきなのかという点において、ドイツの国会議員は共通の認識を持っています。その一方で、いくつかのメディアは、自死幇助を完全に禁止すべきだとしています[14]。見解の相違は、連邦議会が自死幇助を明確に容認するのか、または法的に定めるのかという点にあったと思われます。国会議員の中には、このような規定をすることは社会に対して間違ったシグナルを発信することになると考えている人もいます。

自死幇助を許可することに厳しく反対を表明している教会と教会に近い数多くの連合会や団体と並んで、あまり知られていない社会的組織があります。あとに述べる二つの社会的組織は、倫理的な問題に特別詳しい専門知識があると認められており、自死幇助に賛成の意を明らかにしています。すなわち、「ドイツ倫理審議会」と社団法人「医の倫理アカデミー」に属する「人生の終末における倫理勉強会」がそれに相当します。この二つの社会的組織は、自死幇助を行おうとする良心的な医師の決断を、最終的にはおろそかにしてはならないとしています。

わたしは、緩和医療と医師による自死幇助とは互いに排除する関係ではないと理解しています。わたしの見解では、両者は終末期を医師が支援するに当たって、互いに敵対するのではなく相互補完であるべきものです。わたしが言いたいことは、自死幇助は最終緩和処置であるということなのです。

わたしたちは、新しい法律を必要としていません。とりわけ、公共機関が研ぎ澄ました刃で医療の可能性や限界を定めるような刑法を作って規制するような法律は要りません。そうではなくて、医師が持っている個人的でまったく自分だけの良心で判断する意思が必要なのです。この良心を患者さんの考えに沿って正しくかつ適切に用いれば良いのです。わたしは、このことについては誰の異論も許しません。

ジグムント・フロイトは人生の終末期に口腔がんで酷く苦しめられました。フロイトは友人のマックス・シュール医師に自死幇助を懇願してそれを手に入れました。これは、嘱託殺人であり自死幇助を超えています。フランツ・カフカの場合もこれに劣る話ではありません。カフカは肺と喉頭を結核菌で食い荒らされていました。カフカは友人のローベルト・クロプシュトック医師に死んでも良いからモルヒネの注射をして自分の苦しみを終わらせて欲しいと頼みました。「いつでもやってあげると約束してくれたでしょう。クロプシュトック君、わたしを殺してくれないか。殺してくれないなら、君は殺人者だ！」クロプシュトック医師は、カフカの望みを適えました。一体誰が、シュールとクロプシュトックを非難できるのでしょうか。

わたしの友人で優れた哲学者でエッセイストでもあるクラウス・コッホ氏は、八一歳を迎えた二〇一〇年に重症な病気の兆候がはっきり出てきたので、自分の人生に終わりを告げました。コッホ氏は、まだ生きている間に自己決定による自死を肯定する議論をしています。コッホ氏は「自死幇助」という言葉の概念にはお粗末な側面があるので、その狭い意味から逃れようとしたのです。わたしはこの熟慮された姿勢に尊敬の念を抱いています。

「安楽死」という言葉は、多くの人々にとっては不快感を伴う嫌な言葉ですが、それにもかかわらず、わたしはこの言葉にこだわり続けるべきだと考えています。実は、この言葉は実存的な疑問へと視野を拡大してくれる言葉です。一方で「自死幇助」という言葉は、実際には、医療概念に限定されています……。

いずれにせよ、安楽死という概念に対しては、理性的にのみ議論することが欠かせません。この言葉を、既に死刑判決を受けた人々への慈悲的行為というイメージを振り払うことによって、つまり、極端に煩わしくのしかかっているこの闇から追放してのみ、安楽死を理性的に論じることができるのです。このように考えれば、安楽死が同情心のるつぼの中で行われるという一般的な疑念は払拭できます。これは、死ぬ権利についての問題であり、身体と生命の不可侵性と同様に死ぬ権利もまた成人に達した個人個人に与えられるべき権利です……。人間は、よりにもよって、徹底的な資本主義社会の中で、窒息しそうな人生を余儀なくされています。このことは、依然として生命の自由の根幹を削ぎ落しています。自分自身と社会に対する個人の責任は、その人の人生の根源的自由に由来するのです。[15]

展望　真摯で人間的で将来性のある医療への七つの提言

医師として三五年以上にわたって働いてわたしが歩んできた道には、医療の中の未開地を開拓してその錯綜した状況を解きほぐしたいとの想いがありました。時には間違った道を歩んだこともありましたが、わたしには、雑草が伸びほうだいになったような医療の姿から解き放たれて、手入れが行き届いた庭のような医療に足を踏み入れたいという願望があります。わたしは、いつも現在の医療の成果と功績は、高い評価に値すると考えています。確かに、医療は素晴らしい贈り物でした。現在でもその通りです。医療は、驚嘆すべき被造物です。この被造物は、毎日のように、世界中で命を救い、健康を取り戻し、患者さんが抱いている計り知れない心の悩みや体の障害を和らげてきました。わたしもその一人ですが、それにもかかわらず、現在の医療の状況は、医療の根本原則を担っているとは思えません。それどころか、わたしの眼には、もはや阻止できないような腐敗へのプロセスを歩んでいるように見えてなりません。わたしは、医療が危険を孕んだ堕落への道程を歩んでいることをもはや見過ごすことはできません。現在の医療は、人間である患者さんが基本的に必要としていることを、以前にも増して無視しています。わたしには時折、医療は「アウゲイアースの家畜小屋」〔三〇年放置された家畜小屋をヘラクレスが一日で掃除したというギリシャ神話〕のように腐敗して見えます。この小屋では、あまりにも多くの狼藉者が何十年も前から狼藉を働いており、強力な正義の手のみがこれを取り除くことができるのです。(このようなことが、現実とはかけ離れた想像であることは、わたし自身百も承知しています!) 現代医療は、患者さんが望んでいるにもかかわらず、あまりにも頻繁に患者さんの苦悩や孤独を無視しており、病気や苦悩や死は克服可能であるような虚像を一層言葉巧みに演出しています。

更に加えて、現代医療は、健康な人々の中に患者さんを見つけ出しています。現代医療は、古典的な意味での患者さんの治療をはるかに超えたところに魅力的な金儲けの標的を見出しており、この領域は、ほとんど考えられないような力で増え続けています。希望を満たす医療、本来的な医療の限度を超えた医療は、人々に思いもよらなかった望みを抱かせています。それらは、アンチエイジング、美容外科、ニューロ・エンハンスメント(治療の範囲を越えて向精神薬で精神機能を向上させる医療)や遺伝子ドーピング(特定遺伝子を筋肉内に注入して局所的なホルモン生成基地を作る医療)などです。「義務としての基本医療」と「健康の最適化によって利潤を得る自由演技としての医療」、この両者が未来の医療の姿なのでしょうか。わたしたちは、果たしてこのような医療を望んでいるのでしょうか。

更なる解明と方向感覚を見極めるために、わたしは、この際、天空に舞い上がった鳥が地上をみるように自分の眼で見て、医療の進歩に妥当性があるのか、時代を超えて通用する信憑性があるのか、人間性が備わっているのか、その医療のパラダイム(理論的枠組み)は本当に適切なのか、このような事柄を識別しておきたいと思います。病院の日常業務的なルーティン作業は、あまりにもしばしば焦点がずれていたり、大切なことが隠されたりしています。これらはペルーの砂漠の謎めいた「地上絵」のように、天空を飛んで見なければそれとわからないようなものなので、十分に距離を置いて俯瞰的に観ることによってはじめて見出すことができるとわたしは考えているのです。

わたしは、医師としての個人的な経験と知見から、以下の七つの提言をまとめてみました。この中で、ドイツが抱えている現在および将来の医療の基本的な問題点と課題を解決するために何が必要なのかについて考えてみたいと思います。医療が営利目的の投資家の道具になったり、偽預言者の道具になったり、ひとを操ったり、偽救世主の手によって操られたりするようなことがあってはなりません。

1 より健康であるためにはもはや医療に頼ってはいけません!

医療は手厚ければ手厚いほど健康になるという方程式は、身近にまで行き渡っていますが、実はこれが間違った考えであることは、健康関連の専門家の間ではよく知られています。しかしながら、その一方で、ほとんどの市民や患者さんや多くの政治家には知られていません。同様に、医師の間においてもこの方程式が目指していることに対する心構えができている医師はわずかに数えるほどしかいません。それがどのような結果を産み出すのか、そこにどのような悪影響が隠されているのかということと直接向き合おうとする医師はごくわずかしかいません。それどころか、住民の健康水準に影響を与えるもっと効果的なアプローチと手段を取るならば、その結果として医師が提供する仕事は減り、医師の収入も減ることを意味しています。(いわゆる個人負担分医療費を差し引いた収入よりもはるかに減ります！）

通常、医療が影響を及ぼす健康水準指数は最大限一〇％程度であって、残りの約九〇％は医療の影響力とは関係がありません。国民の健康水準と関係が深い事柄は、個人個人の遺伝的素因、ニコチン、運動、栄養や精神的社会的な状況、水分や空気の質、騒音、収入や住居や労働条件などの社会的環境要因であり、そして最も決定的なことは、その人がどのような教育分野にアクセスできるかということに左右されます。(1)

個人の教養レベルと、個人の健康状態および平均余命と、社会全体の健康状態および平均余命と、教育レベルの関係は、詳細にわたって十分に調査されているわけではありません。それにもかかわらず、その他の多くの研究と並んでベルテルスマン財団〔メディア事業を展開するドイツ最大規模の財団〕の研究が示しているように、この両者の間には明らかに相関関係があります。教育が不十分な場合と、運動不足や、ニコチン消費量には直接重大な関連が認められています。これらは、心臓や血管の病気の重大なリスクファクター（危険要因）です。論文の著者らによれば、不十分な教育しか受けていない場合では、直接的ではないにしても、すべての病気のリスクファクターとなっており、これらは、社会参加の機会や生活環境を決定する要因にもなっているとのことです。(2)

これらの研究結果は、ドイツのある大都市で確かめられた統計指数、例えば、二〇一三年度に発表されたベルリンの社会構造白書などによって支持されています。それによれば、教育程度の低い地区と教育程度の高い地区とを比べて見れば、教育程度の低い地区では、罹病率や早期死亡者数が明らかに高い結果となっています。

教育と健康との関連の核心的な部分は、その人が自己責任で行動する態度を自覚しているかどうかという点にあります。この態度は、個人の健康ばかりではなく国民全体の健康と大きく関わっており、教育レベルとも決定的な関係があります。子供たちがまだ小さい時に、健康に対する習慣を身につけさせておくには、若者たちが少なくともある程度の教育を得られるようにする必要があります。このためには特に数倍の努力を払わなければなりません。

この際、これによって健康にかかる費用がどの位節約できるのかを評価することは困難であり、健康のために増やした投資が医療費を節減するに至るまでには長い期間がかかることをだまってみていることはできません。それにもかかわらず、ドイツのような先進国にとって、先見の明のある教育政策が何倍もの効果を示すことは確かなことに違いありません。このような教育政策は人間の自由の開花と社会参加を展開するための前提条件であるばかりではなく、この教育政策は、最も優れた意味で病気の予防と医療費のコスト削減のための健康政策なのです。

2　医療費の無駄使いを減らしてより公正な分配を!

体質的な許容限度をとっくに超えた医療財源の無駄使いは、それ自体、即刻終わらせなければなりません。健康政策専門委員会は、既に一〇年以上前に医療にかかる費用を総合的に調査しており、その無駄使いの規模は約五〇〇億ユーロ程度と見積もっています。洪水のように押し寄せてくる医薬品は、ドイツの「ポジティブリスト」〔効能・効果が認定されている薬品のリスト〕に基づいて、数年前に医薬品の抑制がなされただけでした。膨れ上がる重複検査の費用は、見積もることさえ困難な位です。この国で毎年行われている一億枚にも及ぶレントゲン検査のうちの半数は不必要なものです。心臓カテーテル検査装置、MRI、胆石粉砕装置、その他の大規模な医療機器の提供はとっくに飽和状態を超えています。巨大な製薬コンツェルンの役員はとんでもなく高額な報酬を得ており、もはや正当化できない位にまで膨れ上がり、医療財源の消費にとってゆるがせにできない負担となっています（最終的には被保険者がそれを負担しているのです）。例えば、スイスの製薬企業ノヴァルティスの指導的マネジャーであるダニエル・ヴェセラ医師は、国際的な医薬品事業における偉大な、いわば「大金獲得名人」の一人ですが、彼は自分の長年にわたる仕事に対してここ数年で四億スイスフラン（日本円で四〇〇〇億円相当）の報酬を得ています[3]。

このような途方もない中間搾取スキャンダルは、個人企業または一定の企業の不節制ではありません。むしろ、これは政治と納税者が無為かつ無力であって、適切な処置を行わなかったからです。特に力を持っている健康保険組合に責任があります。これまでの健康保険組合は、それに期待されているような方法でその義務を果たして来なかったからです。なぜならば、健康保険組合は、保険者が掛けたお金を運用する権利を受託しているからには、その国の人口統計の変化に伴って、用意周到に、注意深く、先見の明をもって、それを行う義務があるのですが、健康保険組合自体がこのような浪費好きな組織の一部に組み込まれている以上、健康保険組合を当てにすることはできません。

結局のところ、野放しになっている財源の無駄使いを是正して、それを最も必要としているところに回して具体的に持続的に用いるために、政治に責任のある人々は健康保険政策を必要に応じて変えるべきです。なぜならば、慢性病を持つ患者さんがどんどん増えており、介護が必要な人々の生活を保障すると同時に、特に若い人々が病気にかからないように予防しなければならないからです。医療全体の姿を視野に留めて、その範囲の中で公平な医療費の配分を行うことが政治家の役目でないとしたら、一体誰がその責任を負うのでしょうか。

健康政策における財源の無駄遣いという困った状態は、より一層肥大化する社会全体の害悪の一部に組み込まれています。既に数十年前から、西欧社会は、「過ぎたるは及ばざるがごとし」という風潮に飲み込まれています。この風潮は、ほとんどすべての人生の領域に広がっています。とりわけ、健康や医療の分野でも同様です。多すぎるカロリー摂取、太り過ぎ、薬の飲み過ぎ、多すぎる膝や腰や脊柱の手術、多すぎる心臓カテーテル検査、多すぎる病院の数、多すぎる都市開業医、病気の早期発見への異常なこだわり、多すぎる健康関連アプリ、老人や介護が必要な人々への多すぎる処方薬、若返りと自己をできるだけ最善の状態にしておきたいという自己最適化幻想が渦巻いている時代を迎えて、健康は人生の手段であって人生の目的ではないことが完全に無視されているように見えます。このような訳で、大部分の医師にとっては、新しいパラダイムは願ったり適ったりの状況になっており、医師らの社会的な役割は著しく高く評価され（おまけに所得も）増加しています。

特に医師という職業は、社会的地位を持っているが故に特権を享受している以上、医師は、公共の福祉に寄与するために本来の任務に立ち返って自制心を示す責任と義務を負っているのです。医療が何を意味しているのか、どこまで治療をすべきか、これらを強く視野に入れておくことが期待されています。医師が身につけている責任感と専門性をしばし立ち止まって考え直し、批判的に問い正し、正しい医師の責務を指し示さなければなりません。患者さんだけが自己最適化状態への欲求を持っているることを正しいとするならば、医師からの供給が誘い水となって需要が増える状況を、責任感とプロ意識のある医師は、一時期立ち止まって批判的に質問を投げかけ、自分の使命は何であるのか述べるべきです。その使命とは、健康を維持し、避け得る病気を予防し、病気が明らかになったならばその病気を治療することです。

3　将来の医師には幅広い教養が不可欠

公共生活だけでなく個人生活までが医療化する傾向はますます身近になっています。健康産業や心身の快適さを求める所謂ウェルネス関連産業が一般市民に情報を浴びせかけており、一般市民は病気やその病気の治療法についての知識が肥大化しています。病気の診断、治療、病状の経過に決定的な影響を及ぼす医学の技術革新についても、多岐にわたって情報が溢れています。その影響は、医師の自己理解だけではなく、個々の市民や社会全体の期待にまで及ばない筈がありません。

今日の医師には、このような変化を遂げた社会にあって、患者さんがどのような道を歩むべきか、どうすれば病気を克服して更なる人生を歩めば良いのかという質問に対して信頼でき説得力のある答えや助言を与えることができるかどうかが求められており、医師は、広範囲な医学的専門知識だけではなく高い教養も合わせ持っていなければなりません。このことが医師の判断能力と患者さんに心の拠り所とオリエンテーション（方向づけ）を与えるための前提条件なのです。

わたしたちの社会は、高度な教育を受けた専門医には恵まれていますが、その一方で、教養が深い医師に恵まれてはいないというマイナス面を持っています。わたしにはわかるのですが、教養それ自体を評価することは難しく、教養の有無を査定するには微妙なところがあります。それにもかかわらず、わたしは教養にこだわっています。それは、わたしが所属している医師の倫理職能グループにおける数多くの情報交換から得た主観的な判断に基づいています。

教養深い医師の本質をなす特性と能力とは一体何なのでしょうか。わたしの考えでは、自分が行っている医療について反省や省察を加えることができること、自己批判の用意があること、自分が犯した過ちを自分の業務を改善する糧《かて》として捉えることができること、汚職や堕落への誘惑に耐える力があること、更に患者さんの治療に際して、利益相反行為については、通常、競合する二つの倫理的価値観のバランスが十分に考慮されておらず、一方では、個人または組織の収入、他方では、患者さんへの誠実さが互いに拮抗するからです。教養深い医師には、後者がより重要な行為規範であることを見抜く能力が欠かせません。医師という専門領域のあるべき姿として要求されていることはヒューマニズムに裏付けられた教養です。営利に意味がないとは決して言いませんが、収入だけに人生の満足が得られるわけではありません。

医師と患者さんとの関係において、二人の人間の出会いに当たっては、医師側の教養がその姿を顕します。この関係は非対称的で、さまざまな力関係が生まれてきます。このことは、人間の尊厳、思いやり、礼儀正しさに表れるだけでなく、これらは治療にとって欠かすことができない前提条件となります。医師が患者さんを高く評価していればいるほど、治療効果があがることに間違いはありません。なぜならば、教養の高い医師ほどより優れた臨床医だからです。

体外受精、出生前診断、慢性病や心身障害者の病気との共生、肉体的精神的能力や物事を楽しむ能力を向上させるような医療の問題、臓器提供や臓器移植に対する姿勢、治る見込みのない患者さんに集中治療がどの程度意味があるのかという問題、患者さんのリビング・ウイルの枠内で人生の終末期をどのように形造っていくかという問題など、医師が患者さんという存在の最も重大で最終的な問題に関わる治療を行ったり助言をしたりする場合には、医師が幅広い教養を身につけていることが不可欠な前提条件です。

教養は処方して得られるものではありませんが、教養の意義を強調し、教養に向けての道筋をつけ、その道筋を発展させるために必要な条件を造り出して、既に存在している教養の萌芽を育てることは可能です。大学は病院勤めをしている見習い医師に、将来的には専門分野についての包括的知識を保証するだけではなく、それを超えて、個々の医学生の教育カリキュラムに相応しい細部にわたる幅広い人間形成を明白な形での提供に挑戦しなければなりません。医師の養成に当たって考え直すべき中心課題は、文科系の要素を医学教育に組み入れることです。その中心には、哲学、倫理、文学、経済学、政治哲学の講義とゼミナールが必要不可欠です。その対抗処置としては、当面は不必要であって将来習得すれば良い数学を含めた自然科学の教育をやめれば良いのです。医学部前期課程修了試験と医師国家試験とは別に、哲学とか文学などの人文科学の試験を含めなければなりません。そうしなければ、医学教育は時代の要請と患者さんの期待に応えることができない不完全なプロジェクトに留まってしまうでしょう。

4　将来の患者さんには自己責任が不可欠

クラウス・コッホは、彼の著書『自然性の終焉』で一つの社会を描いています。現在のところ、まだ初期段階にあるバイオテクノロジーの進歩の結果として、個人の生殖、健康、生命維持、病の克服、人生の終末など、人生形成のすべてが市民の手に委ねられる社会が出現してくると記載しています。[4] その際、自己啓発、自己能力開花のシナリオには二つのことが考えられます。その一つは、個人個人の病気予防の権限が、福祉官僚機構による全体主義的な支配に従属させられ、市民はある種の福祉国家の一員として強制的に行動させられるというシナリオです。しかしながら、もう一つのシナリオとして、啓蒙思想プロジェクトを完成させる機会でもあると考えられます。「偶然の成り行きから練り上げられ、今や必然となった進化の過程から、自分を切り離す可能性を広めるチャンスは、新たな希望の光ではないか？　長きにわたって期待されていたのではないか？　新しい社会への空想力から解放されて羽ばたくことは、根本的に素晴らしいことではないか？」とクラウス・コッホは述べています。

ずっと以前から、啓蒙が適うためのプロジェクトよりも、将来的に人間の医療を財政的に支える問題に対して圧力がかかっており、健康政策についての討議の中では、更に自己責任を要求することが当たり前になっています。実際、その通りです。なぜならば、既に述べたように、健康政策の決定要因の大部分が今では古典的医療の埒外にあり、個人個人と社会や政治が行動を起こしてどのような領域を作りあげるべきか選び取らなければなりません。健康政策は、この国ではほとんど利用し尽くされており、この状態を放置したままで良いと主張することは誰にもできません。これは政治的な失敗であり、それも刑罰に値する位の大失敗です。なぜわたしたちの社会は、学校で「健康教育と疾病学」を必須科目として導入する機会を逸してきたのでしょうか。なぜ子供や青年に自分たちの健康という最も大切な財産を培って守るための知識と行動を伝える機会を逸したまま放置してきたのでしょうか。このような事柄を実行することによってのみ、よく話題になってはいましたが、今まではまぼろしに過ぎなかった「一人前の患者」が現実となってあらわれてくるのです。

この際、とりわけ若者向けの予防医学講義で、「何かを止めさせる」というやり方で個人の自由を制約するのは望ましいことではありません。例えば、喫煙者と非喫煙者、肥満者と正常体重者を区別する場合には、後者の方が肉体的にも精神的にも生活の質と量がより良くなると思わせることが上手なやり方です。このような授業では、科学的根拠がある予防医学と、いわゆるウェルネス関連商品、更に、やたらに多く市場に出回っているパラメディカルな商品との鑑別も教える方が良いでしょう。

若い人々が健康な生活をするために予防医学を学ぶことは、もちろん望ましいことですが、それを健康のために義務化してはいけません。わたしたちの憲法は、自由と自己決定が人間の尊厳の中核であるという人間像を描いています。それは、個人個人が自己の責任において物事を決定する権利を持っているということです。自己決定が正しく理解されていれば、自分自身に対しても他者に対してもその責任を免れることはできません。自己決定は、第三者の利益と抵触する場合にのみ制約を受けます。このことは、自分の利益や理性に反して物事を決めたり行動したりすることもできるということを意味しています。例えそれが命を救うための医療措置であっても、人はそれを拒否することができます。人は、自分自身に危害を与えることもできるし、病気を予防するための情報や授業を受ける機会を遠ざけることもできます。人は、知らないでいる権利も持っているのです。

人間的な医療は、これらの権利を尊重しなければなりません。これがわたしの見解です。健康に費やす費用が増大し先制医療が進歩する時代にあっても、自己決定権は尊重されなければなりません。更に加えて、病気を予防するための情報を手に入れる機会が乏しい患者さんに対して（医療の提供を拒否したり、ハイリスク患者に高負担を強いたり、長い間待たせたりするような）制裁措置を科すことは、いかなる理由があっても避けなければなりません。問われていることは、制裁措置ではなくて、協力して病気の予防知識を分かち合うことと寛容の精神です。健康の保持に重要な情報を提供し、どのような生活や行動をとるべきかについての情報を提供するための一層の努力を怠ってはいけません。その一方で、わたしたちの社会は、寛容の精神を培う努力をしなければなりません。なぜならば、社会を構成している人々には非常に大きな多様性があり、遺伝的素因はさまざまであり、家族背景は非常に異なっており、教育を受ける機会は平等ではなく、困難を克服するための戦略も個人個人で違います。一言で言えば、わたしたちの社会を構成している人々の中には強い人と弱い人がいるということです。弱さ故に罰したりしないことが、わたしたちの社会と医療にとって相応しいことなのです。

5　医療倫理と専門性は患者さんの信頼を得るための基本

パラメディカルな治療法やメディカルウェルネス関連分野が益々増加するならば、誇張されているとは言え、さながら宗教的な救いへの期待に加えて、益々明らかになってきた成果主義社会への圧力が自分の精神的身体的状況をできるだけ最善に保とうとさせているだけでなく、患者さんと医師の間の信頼関係の危機にまで及んでくることに疑いの余地はありません。例えば、医師の横柄な態度、思いやりの欠如、尊敬の念の不足など多くの面で医療への不満が噴出しています。これらの不満は正当な不満です。実際、専門知識に欠けていたり、欠けていると思われたり、面談をしても十分に説明できなかったり、間違いを隠したり、わからないように経費をごまかしたりしているのです。多くの患者さんは、医療を信じなくなっています。いいえ、時には絶望させられています。がっかりして眼をそらしているのです。その結果、患者さんたちは、古典的な医療知識に乏しく自分の利益のために治療をしているような医師から離れていき、怪しげな治療者に近づくことになるのです。彼らの医療がいかに間違った医療であっても、少なくとも患者さんを大切にしています。患者さんの話に耳を傾け、患者さんと話し合うことを治療のプロセスの一部として大切にしています。これほどまでに信頼を失った医療を正しい姿に取り戻すために不可欠なことは、医師自身が新たな基本原理を持つことです。

わたしは、どのような医師にもパターナリズム（父権主義）との決別を勧めます。患者さんに助言をして、同じ目線に立つ同伴者となり、最も成功した場合、患者さんの友人であり弁護士となるという新たな役割を果たすことができれば、「自己愛憤怒」（自己愛への脅威に対する激しい怒り）から報われて患者さんに受け入れられるでしょう。十分な経験がある医師、専門的知識のある医師、友人のような医師には、自然な権威が備わっているので、どのような患者さんでもその医師を評価して受け入れるでしょう。

現在の医学と医療には、何が可能で何が不可能なのかがはっきりしない場合があります。医師には自分の患者さんに、その患者さんがどのような病気に罹っていてどのような治療や処置が必要なのかを適切に説明しなければなりません。患者さんに病状説明をする目的は免責のためではありません。その目的は、患者さんが情報を得て決断をする準備を助けることに他ならないのです。

医師に期待されていることは、結局のところ、勇気を持って間違いやミスを認めることです。医師は、誠心誠意治療を行っても思い違いをしたり間違いを犯したりします。人間は間違いを犯す動物ですから医師も間違いを犯します。間違いを認めることは、医師の精神的負担を軽くし、むしろ患者さんの信頼を増すことになっても、信頼を損なうことはありません。場合によっては、その間違いによって発生した事柄に責任をとらなければならないとしても、自尊心さえ失わなければ患者さんや同僚の尊敬を失うことはありません。

もし医学や医療が人々の信頼と安心を危険にさらしたくなければ、このような影の部分や間尺に合わない医療分野を刷新しなければなりません。「古典的な科学的医療」は驚くべき成果を挙げており、毎日のように華やかな成果を挙げ続けていますが、一般労働者の日々の労苦に対してはほとんど注意を払っていません。病気に罹っても身近に感じる医師がいて、患者さんがその医師と精神的な結びつきを実感するようになることを新たに学ばなければなりません。

6　統合医療

緩和医療は、人生の終末期を生きる人間のための包括的で多次元集学的な医療です。ドイツでは一〇年以上前から健康政策の一翼とされており、病棟型緩和医療と在宅型緩和医療およびホスピス型緩和医療が行われています（問題は大きな地域格差を解消しなければならないことです）。治癒を目的とする医療と異なって、緩和医療が提供するケアの目的は、終《つい》の病を治療するのではなく、人間を、肉体的・精神的・社会的・スピリチュアルな存在と捉えて人生の余命の長短にかかわらず主観的な生命の質を回復させることなのです。

この意味で、治る見込みのない人生の終末期の病気の症状を包括的に治療することには特別な重要性があります。しかしながら、医師が患者さんやその病気に対して病気の種類や病状に関係なく人間全体を診て医療を行うという緩和医療の考え方は、一つの治療概念を超えた態度です。この物の見方を習得すべきか否かを問題にすることは決して的外れではありません。今日、非常に困難で複雑な障害を抱えている患者さんは、病気の病態生理学的理解を超えた事柄の解決を必要としており、患者さんはそれを求めて医師や医療機関を訪れているのです。

緩和医療の考え方を、治癒をめざす臨床現場にまで更に拡大することは、患者さんだけではなくて現場の医師や看護スタッフにも見られる根強い不満を減らすための重要な鍵を握っています。それだけでなくて、緩和医療を根治医療より優先させることによって、逆立ちしている医療を再び刷新することができるのです。医療における二つの考え方、つまり緩和医療と根治医療は、しばしばお互いに密接な関係があります。しかしながら、それにもかかわらず明らかなことは、まずは患者さんを悩ませたり苦しませたりしている症状から解放してあげることであって、医師には、その次の段階として症状の原因を解明することが期待されているのです。緩和医療医であるジャン・ドメーニコ・ボラージオの言葉を借りれば、緩和医療は、医療全体を——トロイの木馬作戦のように——内部から改革していく潜在能力を持っています[5]。臓器別医療、技術重視医療から離れて、精神的、社会的、スピリチュアルな次元の医療へと変遷していく過程がうまくいけば、いわゆる「統合医療」の意味していることが現実となる可能性が生まれてきます。統合医療は、人間的で共感ができる眼差しと科学的な根拠に基づく診断と治療とが組み合わされている医療です。患者さんが医師から人間全体として認識され治療を受けるようになれば、人間を臓器に分解する作業は終焉を迎えるでしょう。

7　医療は「人間工学技術」ではない

それとも、医療の中心に緩和医療の考え方をしっかり据えて統合医療を発展させる考え方は袋小路に入っているのでしょうか。転轍機のポイントは既に別方向に切り替えられているのでしょうか。技術に秘められた可能性を引き出すために、患者さんの体や心や人の暖かい気持ちやコミュニケーションは捨て置かれ、効率が悪く、お金にならないものはまるで棚晒し物のように処分されてしまうのでしょうか。昨今では、効率が上がって楽しみが増すような多彩な神経を調整する薬品が錠剤になって到るところに登場してますます複雑に分化しています。このような錠剤を飲ませておけば、生きる苦しみや、鬱状態に陥った時に味わう思いやりのある言葉や慰めを求める気持ちは消え失せ、医師とその仲間にとって患者さんとの時間のかかる心遣いや息苦しくなるような話し合いの負担も軽くなるのでしょうか。

今までは、医療行為と言えば、それによって病気を治して健康を取り戻すことであるとされており、医療はその範囲でのみ正当化され限定されていました。この間、このような治療原則は蝕まれ、現在では未熟な状態であるにもかかわらず威勢の良い先制医療や願望を充足する医療が忍び寄っています。このような医療は、従来の伝統医療を周辺に追いやろうとしないまでも次第に押し除けていき、このようにして、医師は予測できない医療の介入を含めて、潜在的に無限と考えられる予測もできない治療法をその任務とすることになります。健康であることは数ある目的の中の一つの目的に過ぎなくなるでしょう。医療は本来的にはもはや不可欠ではない価値観とか目的に同意せざるを得なくなり、そのための道具となってしまうでしょう。医療は、単なるサービス業に突然変異してしまい、医師は国家主導の健康管理政策の現場監督かその助手になり下がって報酬をもらい個人的な要求を満たすだけの仕事の手先となってしまうでしょう。

このようなことは、医師の職業規範とか本物の医療が終焉を迎えることを意味しています。これに代わって登場するのが、哲学者ペーター・スローターダイクの命名による「人間工学技術」(Anthropotechnik)です。最近の趨勢を見れば、これらには、これまでの医療と並んで実行可能で望ましいと思われる生物医学的なすべての成果が含まれています。健康を自己管理するために電子工学を応用したり、目的に従って遺伝子操作をしたり、母体出産を止めて人工子宮に代理出産をさせたり、延命のためには際限なく人工機器を体に埋め込んだりします。「人間と器械の共生」を樹立させて身体の完全性を踏みにじることを容認しているのです。例えば、身体の完全性というアイデンティティを妨害する「アポテムノフィリー」(Apotemnophilie, 切断愛好症)のように、手足を切断することなどを容認しています。このような生体の内部環境を乱す医療は、どのような、そして誰によって設計された規範なら行われても良いのでしょうか? または行われるべきなのでしょうか? そこには、一体どのような脅威が潜んでいるのでしょうか? これらの疑問に対しては、このような行為が人間性を完璧なものにするために貢献するのかどうかという疑問を心に留めておかなければなりません。

わたしはこのような試みには断固として異議を唱えます。なぜならば、人間工学技術は、人間存在には限度があっていずれは死すべき運命にあるという人間に特徴的なアイデンティティと関係しており、このアイデンティティは人間工学技術の中で失われてしまうでしょう。更に、この概念は将来大きく変質するでしょう。わたしの考えでは、このような概念は、人間工学技術の進歩やその実現をいかに擁護しても、所詮は人間の自律性という前提条件を崩壊させるという点において既にその限界が見えています。従って、その道を辿っていけば、最終的には人間らしさの終焉を招くことになるでしょう。医療が人間工学技術の進歩に奉仕する立場に立つと仮定しても、科学的臨床医学の代弁者が目論んでいるように、人間が死すべき存在であることを、あたかも「人類が進化する過程で見られる事故[6]」であるとするかのような考えに捕らわれている限り、医学は自分自身を滅ぼすことに他ならないでしょう。医学は、今まで続けてきた行為を保護し守ろうとしている人間とその尊厳を裏切ることになるでしょう。

エピローグ

それは一九九〇年八月三〇日のことでした。バートボルでのプロテスタントアカデミー大会の講演を終えてフランクフルト発の飛行機に乗ってベルリン空港に着いた時のことでした。この飛行機は空港の搭乗ゲートを確保できなかったので、滑走路に止まったままでした。乗客は移動タラップで降りていました。わたしも小さな旅行カバンを手に持って足を階段にかけたばかりでした。その時、右の鼠蹊部に激しい痛みが走ったのです。その痛みは、右大腿部前面から右足背外側まで放散していきました。

タラップを降りたところで、わたしは機内で無理な座り方をしていたのではないかと思って立ち止まって足を伸ばしたりぐるぐる回したりしてみました。もしそうであれば、痛みが急に走った時のように痛みはすぐに消えるに違いないと考えたからです。しかしながら、この奇妙で激しい痛みは私を苛立たせ、不安にさせました。筋肉と関節は影響を受けていませんでした。背骨や腰や膝の動きは制限されていないし痛くもありません。

空港のトイレに入ってズボンを脱いで脚を調べてみました。皮膚に異常はないか、青あざはないか、無意識にどこかを傷つけたのか、何かが刺さったのか。しかしながら、そのような形跡はどこにも見つかりませんでした。急性循環障害なのでしょうか。それともエコノミー症候群でしょうか。指で触って確かめてみましたが、右のふくらはぎは柔らかくて圧痛もありませんでした。鼠蹊部の大腿動脈や足背動脈は力強く拍動していました。

わたしはタクシーに乗り込みました。大腿部がイラクサの束に覆われているにように鼠蹊部と脚が焼け、何千もの小さい吸盤を備えた逆さ鉤がわたしの大腿部の皮膚に食い込んでいるような感じでした。額には汗がにじんでおり、心はパニック状態でした。

家に帰ってからはベッドに横たわっていました。大きく深呼吸をして自分を過呼吸状態においてみました。気を静めて落ち着きを取り戻そうとしてみました。呼吸トレーニングと自律訓練法は、しばしば困難でしたが、以前は興奮と不安に境界を設けることで自分自身を再びコントロールできていました。一体何が起こったのでしょうか。雲一つない空から一体何が突然やって来たのでしょうか。わたしは、病気だとも不幸だとも感じていなかったし、肉体的にも精神的にも重荷を感じていませんでした。アカデミーでの大会は成功裏に終わって良い気分で帰路についていたのです。

自律訓練は何の効果ももたらしませんでした。わたしは、パラセタモール、アスピリン、ノヴァルギンに手を伸ばしていました。しかしながら、このような一般的な薬を飲んでも全く効き目はありませんでした。運動をすれば良いのでしょうか。こんな思いが浮かんできたので、運動をしようと思いました。走れば良くなるのでしょうか。腰や膝を伸ばしたり縮めたりしてみました。運動靴を履いて家を出て、三〇分位暗闇の道路を走ってみました。その間に、腰と膝関節を延ばしたり曲げたりしてみました。しかし、これもわたしの痛みに何の影響も及ぼしませんでした。

汗をかいて家に戻ってシャワーを浴びました。冷たい水を腰から脚に掛けたところ、驚いたことに痛みが和らぎました。痛みが和らぐ効果を発揮したのは水そのものではなくて水の冷たさでした。よく知られているように、寒気には麻酔効果があります。飛行機の中にいる時から疑っていたのですが、ここに至ってその疑いが強くなりました。その原因は皮膚の表面を走っている神経を直接的に障害したための急性末梢神経障害でした。

わたしの推測は当たっているのでしょうか。このような突然の障害はどのような性質を持っているのでしょうか。神経障害は、さまざまな感染症、中毒性障害、あるいは整形外科的病変で起こってきます。しかしながら、多くの場合、その原因ははっきりしていません。そのような場合では、特発性神経障害と呼ばれている疼痛症候群の一つであり、その治療は多くの場合で満足の行くものではありません。

その後、何週間も何か月にもわたって、わたしは自分をあのように苦しめた原因を探し続けました。内科的、整形外科的な詳しい検査も行いました。何人かの神経内科医とも相談しました。相談相手は、わたしが疑った診断名は正しいと認めてくれましたが、その原因を解明することは結局できませんでした。脊柱と腰臀部については神経伝達速度を測定しました。同様に、筋電図も撮り加えてＭＲＩ検査も行いました。しかしながら、結局のところ何の成果も得られませんでした。

仲良くしていた神経内科医の説明が最も説得力に富んでいました。それは「絞扼《こうやく》現象」（絞扼性末梢神経障害）と関係があるのではないかという話でした。腱を跨っている神経が、ある部位で長期にわたって機械的刺激を受けているか、それとも骨突起を横切っている神経が同様の機械的な刺激を受けているというのです。しかし、これを証明することはほとんど不可能であり、仮にそれができたとしても、その神経の障害部分を（手術的に）切除できる見込みはほとんどありません。医師仲間はわたしに同情してくれました。しかしながら、時々感じたのですが、深刻に受け止めてくれているというよりは、むしろアブノーマルな人だと思っているようでした。誰かが痛みで魂の苦しみを背負っている場合に、医者の間の俗語では「大袈裟だな！」と言っていますが、実際に体験している症状より大袈裟な話になりがちな場合には、そのような評価を受けることがあります（実は、白状しますが、わたし自身患者さんらを同様に見下していたところがあります）。

同僚の処方は、ビタミン剤、向精神薬、皮膚に塗布するパプリカ由来のアルカロイドゲルでした。推奨されたことは、一生懸命スポーツをすること、瞑想、ヨガを始めることでした。わたしは、これらの助言を試みてみましたが効果はありませんでした。わたしの痛みは、二年経っても何の説明もできなければ持続的に痛みを和らげる有効な薬もないということがわかってきました。わたしは、慢性疼痛患者でした。今でもそうです。

一九九〇年八月三〇日のあの日以来、わたしの痛みが去った日は一日もなく、この文章を書いている今でも、痛みはまるで足元の忠実な犬のようにわたしの傍にいます。痛みはわたしに住み付いており、人生に深く介入し続けています。この痛みは、わたしの心の中に誰も近寄れない部屋を作り出していて、ここには誰も入り込めないし、他の誰もこの部屋を使うことはできません。その部屋は、絶対に外に出られない地下牢のような所で、何も外部に漏れない寂しい部屋です。この状態は、孤独、寂しさとも同じではありません。その他の精神的な悩みのように、他人も共感できる内容であれば説明することもできるし、言葉にして客観化することもできるでしょう。しかしながら、慢性疼痛はそれを許しません。痛みは無言です。そして人を無言にさせます。痛みは不可分で伝達できません。その本質は独特の絶望なのです。

もう一つわかったことは、わたしの体は、コントロールが効かない独自の命を歩んでいるということです。まるで専制君主に猿ぐつわをかませられて侮辱されているようなものです。痛みを感じないで済むように自分の脚を切断してもらって、眼がさめたら片足だったというような夢を見ることもあります。

わたしが経験した痛みを含めて、どのような痛みも鎮めることはできません。疼痛患者さんの少なからぬ人々が、無言のうつ状態に陥っていて、なかには自殺する人さえいます。わたしは、力を振り絞ってこのような状況に対抗しました。決して人間嫌いになりたくなかったし、決して痛みに屈服したくなかったのです。わたしは痛みと一緒に生きていくこと、その際、人間であり続けて、楽しむことも働くこともできて、他人に対しても自分の心を閉ざさないで生きることを何とかして成し遂げたかったし、成し遂げなければなりませんでした。

家族というお城の中で病気と向き合った子供の頃の繭の中にいたような高揚した思い出が、遠くの世界からわたしの心に再三再四あらわれてきました。あの繭が今また出てきて欲しいと憧れています。体がいうことをきかなくなった自分への同情が、失ったものを悼むセンチメンタルな気持ちにさせるのでしょう。現在の医療は、何の役にも立ちませんでした。医療とはお別れしなくてはなりません。先生方は最善を尽くしてくれました。しかしながら、結局のところ、先生方もわたしも医療の限界を受け入れなければなりませんでした。

それにもかかわらず、わたしは一つの道を見出しました。その道は険しく際限のない道でした。今でもそうです。その道には目的地がありません。その道自体が目的地なのです。わたしは痛みに逆らおうとして長らくこのことを諦めていました。今ではむしろ逆に痛みを自分に引き寄せています。痛みを抱きしめています。痛みを自分の存在の一部だと受け止めています。自我との共生です。痛みとわたしは、時々お互いに話し合っています。読者にとっては奇異に響くかもしれませんが、友人として話し合っています。それは、わたしと彼（痛み）をなだめたり、疲れさせたりします。その結果、夜の数時間、何にも邪魔されることなく安心して眠れる場合があります。

更に加えて、わたしは、自分の痛みから何かを勝ち取ることを学びました。痛みは悩ましく不快なだけではなく、逆に、一定のやり方でわたしを鼓舞していることを発見したのです。痛みは、ある種の興奮剤であることを体験したのです。刺激という言葉は、ヤヌスの顔のような両面性を備えた疼痛体験の核心を突いている言葉です。それは陰険な苦しみ（刺激）であると同時に、激励であり幻想（興奮）という贈り物でした。痛みは、わたしを孤独という牢獄に閉じ込めましたが、その一方で新しい空間を開いていきました。それは「豊富な着想」の空間であり「創造的な姿をした空間」でした。フョードル・ミハイロビッチ・ドストエフスキーは『罪と罰』の中で、疼痛の両面性について、「苦悩と痛みは、常に包括的洞察力と深い心情の前提条件として存在するものである」と書き記しています。

注

序文

（1）ドイツ連邦共和国統計局、プレスリリース〇七五号（二〇一四年三月五日付）。

（2）「個人負担分医療費」（Individuelle Gesundheitsleistungen, ＩＧｅＬ）。多くの場合、余分で不必要な医療費で、健康保険から差し引くことができないため、個人的に支払わなければならない。

（3）「先制医療」分子レベルの遺伝子検査に基づいて、まだ症状があらわれないうちに病気の素因を解明して予防できるようにする医療のこと。

（4）John D. Lantos, *Do We Still Need Doctors?*, New York/London, 1997.

（5）例えば、二〇〇九年三月一一日に緩和医療医のジャン・ドメーニコ・ボラージオがフランクフルター・アルゲマイネ紙に掲載した記事。

＊1「美容外科」筋肉の神経を遮断して筋肉の動きを止めることにより、しわの原因となる皮膚のたわみを抑えるボトックス注射（ボツリヌス毒素の皮下注射）をすることから、原著では Botox to go と表現されている。「気軽な美容整形」という意味合いが感じられる。

＊2「医学部前期課程試験」医学部二年次以降に、生物、物理、化学、数学、解剖学、生理学、心理学、

その他の教養科目を修得した者が受験資格を得て行われる試験。不合格率が高く、三回までしか受験することができない。

＊3　「ペピニエール」日本において東大医学部の前身である東校のカリキュラムは明治四年（一八七一年）に着任したプロシア陸軍軍医ミュラーとホフマンによるペピニエール由来のものであった。

第1章

（1）　混乱や狼狽している状態、周囲を誤認して心配や妄想を伴う。脱水によって発症する（通称「せん妄」。急性の錯乱状態を引き起こすため周囲に「このままでは死んでしまう」と誤認させることがある。だが、水分投与によって落ち着きを回復させることができる」。

（2）　「静脈カニューレ」　末梢静脈に挿入固定して水分や薬物を投与するための管（カニューレ）。

（3）　「ラザロ症候群」　一見して〈イエスの復活〉を思わせるような身体の直立姿勢（硬直姿勢）、脳死患者で時折見られる。イエスを死者のなかから蘇らせた聖ラザロに因んで名付けられた。

＊1　鎮静剤投与の後にインスリン注射をする治療法は、日本では一九五〇年代から抗精神病薬の開発が進んだこともあり、現在は行われていない。

＊2　「多発性硬化症」　神経難病に指定されている中枢神経脱髄疾患の一つ。多くは若年成人に発症し、中枢神経障害により、麻痺、感覚障害、視力視野障害、複視、眼振、失調、構音障害、対麻痺、膀胱直腸障害など、さまざまな症状があらわれ、再発と緩解（症状が治まる）を繰り返す。

第2章

（1）「レーゲ・アルティス」（ラテン語 lege artis, 標準的技能） 既に良く知られた専門的規範に沿って行われることを指す。

＊1 「モルヒネ」 一八〇六年にドイツの薬剤師ゼルチュルナー（Sertürner）によってアヘンから抽出、精製されたアルカロイド（毒性などの強い生物活性を持つ有機塩基＝アルカリ化合物）。アヘンに含まれるアルカロイドの主成分で麻薬性鎮痛剤の代表格。アヘンは、ケシの果実からとれる茶褐色の粉末で鎮痛催眠作用がある。

＊2 「ケース・ミックス・インデックス」（Case-Mix-Index, ＣＭＩ） 個々の患者の重症度と入院期間を病院の総収入に反映させる仕組み。ＣＭＩの特徴は、医療経済学的な患者分類システムを構成しているところにあり、長期入院は病院の収益減となる。

第3章

（1）「肝臓皮膚兆候」 重症肝疾患に特有な皮膚変化。例えば、手掌紅斑（手のひらが赤くなる）、クモ状血管腫（肝硬変由来の星印）、メズサの頭（腹部皮膚に多数見られる静脈怒張）、女性化乳房（乳腺組織の増殖）など。

（2）Richard J. Baron, "Bridging Clinical Distance: An Empathic Rediscovery of the Known", *Journal of Medicine and Philosophy*, 6 (1981), pp. 5-23.

＊1 ドイツでは、医学部三年次から Student Doktor として現場の医師と同様に働いている。

＊2　「乾癬」　赤く膿んだ湿疹（紅斑性浸潤性病変）が全身の皮膚に多発する炎症性角化症の代表的な皮膚疾患。銀白色に厚く覆われた皮膚の表面の角質細胞が細かくはがれ落ちる鱗屑《りんせつ》と呼ばれる状態になり、広範に強烈な痒みを伴う。

＊3　北インドのロマン系に由来する中東欧に居住する移動型民族。かつての呼称「ジプシー」は差別語とされる。

＊4　ナチにより「安楽死センター」が設置された町。精神疾患者さん、精神障害者、身体障害者、五年を超えて療養施設に監禁された個人、犯罪者、ドイツ人またはドイツ人に関連する血統を持たない個人を「生きるに値しない命」としてガス室で殺戮した。ほかに、ベルンブルク、ブランデンブルク、グラフェネック、ハダマル、ゾンネシュタインにあった。https://encyclopedia.ushmm.org/content/ja/article/euthanasia-program

第4章

（1）　Ernst Schweninger, *Der Arzt*, Frankfurt am Main, 1906.〔Karl E. Rothschuh. *Medizinhist.* J.18(1-2): 137-144, 1983 も参照〕

＊1　ラテン語で caveat emptor.「顧客」と「患者」の違いを重視するよう注意を喚起している。

第5章

（1）　二〇一四年一月二二日に行われたドイツ地域健康保険組合（ＡＯＫ）の記者会見によると、患者の安全に関する行動協定の評価において、二〇〇八年には約一七〇〇〇人の患者が避けることができる医療ミスで死亡したと査定されたことが確認された。ベルリン日刊紙ターゲスシュピーゲル、二〇〇八年二月二九日参照。

（2） Charles Vincent et al., "Adverse Events in British Hospitals: Preliminary Retrospective Record Review", *British Medical Journal*, 322/2001 (7285), pp. 517-519; D. M. Berwick, "Continuous Improvement as an Ideal in Health Care", *New England Journal of Medicine*, 320 (1), Januar 5, 1989, pp. 53-6（C. Vincent et al および D.M. Berwick 論文参照）。

（3） 患者の安全に関する行動協定およびドイツ連邦医師会による共同声明、二〇〇八年一月。

余談　診療ガイドライン

（1） David Sackett et al., "Evidence based medicine: what it is and what isn't", *British Medical Journal*, 312/1996 (7023), pp. 71-72.

（2） フランクフルター・アルゲマイネ紙、二〇〇一年一〇月四日。

（3） "Charta zur ärztlichen Berufsethik", *Medizinische Klinik*, 97 (2002), S. 697-699.

（4） S. J. Masters et al., "Skull X-Ray Examinations after Head Trauma", *New England Journal of Medicine*, 316 (1987), pp. 84-91.

（5） Michael Berger, "Evidence-based-medicine. Eine Medizin auf rationaler Grundlage", *Internist*, 38 (1997), pp. 344-351.

第6章

（1） Volker Hess, “Des Menschen‘heiliges Organ’. Der Einfluss der Romantik auf das physiologische Verständnis des Herzens”, https://www.fu-berlin.de/presse/publikationen/fundiert/archiv/2000_01/00_01_hess/index.html〔二〇二〇年八月一八日アクセス〕

（2） それゆえ、シッダールタ・ムカジーの読む価値のある著書の題は「すべての病気の王」とされた（ケルン、二〇一二）〔Siddhartha Mukherjee, ***Emperor of All Maladies: A Biography of Cancer***, Scribner, 2010. 邦訳『がん――４０００年の歴史』（上・下）田中文訳、ハヤカワ文庫、二〇一六年〕。

（3） 心循環系疾患は、何年も前から様ざまな病気のなかでその支出の頂点に立っている。連邦上級官庁の統計によれば、二〇〇八年には心血管疾患の予防、治療、リハビリテーション、看護介護に必要とした費用は三七億ユーロを占めており、それは総ての疾患の医療費の一四・六％に相当する（最新データ未入手）。

（4） W. C. Roberts, “We Think We Are One, We Act as if We Are One, but We Are Not One”, ***The American Journal of Cardiology***, 66（1990）, p. 896〔この論文には、動物性コレステロールを摂取し過ぎると心臓病に罹って早く死ぬという警告として「先ずわたしたちが彼らを殺すが、後で彼らがわたしたちを殺す」と記されている〕。

（5） Preventive Cardiology: How can we do better? Proceeding of the 33rd Conference. Bethesda, Maryland, USA. December 18, 2001. ***Journal of American College of Cardiology***, 40（2002）, pp. 580-651.

＊本節のタイトルはフランク・プレトリウス博士（Frank Praetorius）が一九九〇年に寄稿した論文 “Ärztliche Diagnose: Bilder machen oder Gedanken”, *Merkur*, Heft 3, 1990 に由来する。

（1）T. B. Graboys, “Coronary Angiography. A long look at a short queue”, *Journal of the American Medical Association,* 282 (1990), pp. 184-185. また Caldwell B. Esselstyn, “Updating a 12-Year Experience With Arrest and Reversal Therapy for Coronary Heart Disease (An Overdue Requiem for Palliative Cardiology)”, *The American Journal of Cardiology,* 84 (1999), pp. 339-341 も参照。

（2）Wolfgang Dissmann/Michael de Ridder, “The Soft Science of German Cardiology”, *Lancet,* 359 (2002), S. 227-229〔Soft Science は科学的とは言い難い科学、虚学と訳されることもある〕。

（3）Pascal Nicod, Urs Scherrer, “Money, Fun, and Angioplasty,” *Annals of Internal Medicine,* 116(9): 779, 1992.

（4）Eric Topol, “Coronary Angioplasty for Acute Myocardial Infarction”, *Annals of Internal Medicine,* 109 (1988), pp. 970-980.

（5）二〇一三年八月三一日—九月四日にオランダ・アムステルダムで開催されたヨーロッパ心臓病学会（ＥＳＣ）会議。ユーロアスパイア調査（EUROASPIRE-Studie）とは、一九九五年以来、ヨーロッパ心臓病学会がヨーロッパ各国で一定の間隔をおいて行っているもので、冠動脈疾患患者に同学会が推奨する二次予防（血圧降下、体重減少、肉体活動、禁煙、コレステロール値低下）の進捗状況を調査するものである。

(6) John Mandsrola, "Progress in Cardiology? A Sober Second Look"（ウェブサイト *Medscape* 二〇一三年十月三〇日のニュース。

(7) D. Ornish et al., "Intensive Lifestyle Changes for Reversal of Coronary Heart Disease", *Journal of the American Medical Association,* 280 (1998), pp. 2001-2007.

*1 「医療政策諮問委員会」 多職種による医療費節減のための委員会。一九六七年から二〇〇三年まで法律に基づいて任命された委員が審議を行った。現在では「医療体制の発展に関する専門委員会」の名で同様の審議が行われている。

第7章

(1) Michael de Ridder et al., "Zwei Todesfälle nach Zelltherapie", *Deutsche Medizinische Wochenschrift,* 112 (1987), S. 1006-1009.

(2) 「大学医学」(Schulmedizin, 従来型の医療) という概念は厳密な意味では避けるべきである。何故ならば、この概念には軽蔑的で不快な後味があり、古典的医学の包括的使命を矮小化している。それにも拘わらず、著者はこの概念には市民権があるものとして引き続き使用する。

(3) Sean O'Cathail/Justin Stebbing, Ayurveda: Alternative or Complemtary? *The Lancet Oncology,* 13 (2012), p. 865.

(4) 「あなたは奇蹟を信じますか?」との質問に、二〇〇六年では五六%のドイツ人が「はい」と答えたが、その六年前にはたった二九%であった。フランクフルター・アルゲマイネ紙、二〇〇六年九月二〇日、五頁参照。

（5）イヨルク・ブレーマー（Jörg Bremer）「バチカン　国際エクソシスト協会を公的に認可」フランクフルター・アルゲマイネ紙、二〇一四年七月三日、六頁参照〔「国際エクソシスト協会」司教の許可を得て、医師立ち合いのもと祓魔を行う〕。

（6）M. Bitsori et al., "The Question of Futility and Roger C. Bone", *Medicine, Health Care and Philosophy*, 4 (2009), pp. 477-481からの引用〔ボーン氏は集中治療医でがん患者。治る見込みのない患者に集中医療を行わなかった〕。

（7）ブリギッテ・シェーラー（Brigitte Scherer）「不老長寿へ旅立つ休暇旅行者」フランクフルター・アルゲマイネ紙、二〇〇六年一月二六日。

（8）ローレンス・J・シュナイダーマン（Laurence J. Schneiderman）と著者との個人情報（二〇〇三年）。

＊1　「ホメオパシー」　一八世紀末から一九世紀初頭にかけて、ドイツ人医師のハーネマンが唱えた臨床医学。その病気や症状を起こしうる薬を使用して、その病気や症状を治すことができるという。例えば、それ自身発熱を起こさせる作用をもつキナ皮を発熱時に使用して解熱効果を期待するようなもので、ワクチン療法もその一つと考えてよい。正統派医学から疎外視されたが、欧米を中心として世界各地でなお根強い支持層をもっており、専門病院もある。

＊2　「グル」（Gru）　サンスクリット語で「師匠」、シーク教では「教団の統率者」。

＊3　「無」による治療法。「無」を意味するギリシャ語オウデノス οὐδενός から命名された。

＊4　ホメオパシーでは、植物、動物組織、鉱物などを水で一〇〇倍希釈して振盪《しんとう》する作業を一〇数回から三〇回程度繰り返して作った水を、砂糖玉に浸み込ませたものを治療薬《レメディー》として使用する。また、希釈度の基本単位は、Centesimal（一〇〇分の一）の頭文字からCとされる。

＊5　「バッチフラワー療法」　植物の持つエネルギーを身体に取り込むことにより、気分の改善を図ることができるという思想に基づく療法。提唱者のイギリス人エドワード・バッチに因んで名づけられた。ホメオパシーとよく似た治療法に、ウイリアム・ハインリッヒ・シュスラーが提唱した塩を希釈して飲む「シュスラー塩」がある。そのほかの代替医療として、水晶の光と波動によってエネルギーのバランスを図ることにより治すとされている「パワーストーン療法」、身体の運動を科学的に研究して行う運動療法「キネジオロジー」などがある。

第8章

この章は、著者が若干の変更を加えた形で二〇一四年二月二〇日発行の週刊新聞ツァイト紙（三七頁）に発表したものである。

（1）　ドイツ科学医学専門学会連合（AWMF）、ドイツ癌協会（DKG）およびドイツ癌支援協会（DKH）のワーキンググループによる腫瘍学ガイドラインプログラム、二〇一二年。https://www.leitlinienprogramm-onkologie.de/leitlinien/prostatakarzinom/

第10章

（1）「熟成」現象については、例えば次の文献参照。Patrick Biernacki, *Pathways from Heroin Addiction. Recovery Without Treatment*, Temple University Press, 1986.

（2）Michael Gossop, *Living with Drugs*, Farnham, Ashgate Publishing, 1990〔版を重ねている有名な本〕。

＊1　「動機付け面接」　アメリカのウイリアム・R・ミュラーとイギリスのステファン・ロルニックが主になって開発したカウンセリング・アプローチ。アルコール依存症の治療法として開発され体系化された。クライエント（来談者）の中にある矛盾に注目して相反し両面性を持っている複雑な感情である「アンビバレンス」を探索してクライエントが矛盾を解消できるよう援助する。それにより、クライエントの中から動機付けを呼び覚まして自から行動を変えることを促進できると考えている。クライエント中心かつ準指示的な面接スタイル。

第11章

（1）S. D. Halpern, "Perceived Inappropriateness of Care in the ICU; ...", *Journal of the American Medical Association*, 306 (2011), pp. 2725-2726. また R. D. Piers et al., "Perceptions of Appropriateness of Care among European and Israeli Intensive Care Unit Nurses and Physicians", *Journal of the American Medical Association*, 306 (2011), pp. 2694-2703 参照。

＊1　ハンガリーの精神分析医マイケル・バリント（Michael Balint）が一九四五年に始めたグループセッション。提示された症例について議論をし、医師が患者さんとの関係を振り返る機会を作ることに

より、医師患者関係を改善する教育方法。日本の精神医学者、土居健郎も『「甘え」の構造』（弘文堂、一九七六年）で同様の指摘をしていた。

＊2　二〇一三年の移植スキャンダルとは、臓器移植待機者リストが操作されていたことが発覚した出来事を指す。このことから、多くの人が「臓器提供証明書」や「リビング・ウイル」に臓器提供の賛意を示すことを躊躇するような事態を引き起こした。

第12章

（1）　医師の「保障義務」について、最近までは（特に医師、近しい人／家族に対して）事故や自殺に際して救助義務が課されていたために、自殺幇助の刑の免除は広範囲に制限されていた。しかしながら、ごく最近の法解釈では、自由で責任ある意思行動として意図された自殺に対して生命維持よりも高い法益が与えられている。これは生命保護を相対化するものであり、言い換えれば、「自由で責任ある自殺意思がある場合では保障義務は制限される」ということである。詳しくは次のプッツ論文を参照。“Einschränkung der Garantenpflicht durch freiverantwortlich gefassten Selbsttötungswillen”, *Medizinrecht,* 29（2011）, S. 291-293.

（2）　*Oxford Textbook of Palliative Medicine*（2009）, pp. 315-316.

（3）　J. Schildmann et al., “End-of-life practice in palliative care: a cross sectional survey of physician members of the German Society for Palliative Medicine”, *Palliative Medicine,* 24(8), 2010, pp. 820-827.

（4） Karl Jaspers, *Philosophie*, Bd. II: *Existenzerhellung*, Berlin, 1932, S. 308-309（カール・ヤスパース『哲学Ⅱ　実存開明』草薙正夫・信太正三訳、創文社、一九九七年）。
（5） Gisela Klinkhammer, "Assistierter Suizid: Hoppe für Liberalisierung", *Deutsches Ärzteblatt*, 108（1-2），（2011），（ギゼラ・クリンクハンマー「自殺幇助――ホッペ氏は自由化に賛成」）より引用。
（6） 第六六回ドイツ法曹会議、シュトゥットガルト、二〇〇六年。
（7） ドイツ連邦医師会記者会見、二〇一二年七月三一日。
（8） 医師新聞（*ÄrzteZeitung*）二〇〇八年一一月二五日付より引用。
（9） シュヴェニンゲン健康保険組合による標本調査「人生の終末期――病気、苦悩、死について」二〇一四年六月一七日実施。
（10） 著者への個人的な情報。
（11） ヨッヘン・ヴォルマン（Jochen Vollmann）「死への旅路」南ドイツ新聞、二〇一一年一一月一八日、二頁。
（12） http://public.health.oregon.gov/ProviderPartnerResources/Evaluationresearch/DeathwithDignityAct/Documents/year16.pdf.
（13） 医師新聞（*ÄrzteZeitung*）二〇〇六年五月一一日。
（14） 特に、ドイツ連邦健康省大臣ヘルマン・グレーヘ（Hermann Gröhe）との対話「どのような形の自死も禁止すべきである」フランクフルター・アルゲマイネ紙、二〇一四年一月二〇日参照。
（15） クラウス・コッホ（Claus Koch）「最終目的地」南ドイツ新聞、二〇〇一年六月二二日。

＊1　回復の見込みのない患者さんが「生きていても病苦にさいなまれるだけ」との意思表明が明らかであって、担当医を含めた関係者もその正当性を認めた場合、それ以上の延命措置を打ち切ったり、致死量の薬物を使用したりして患者さんの意思を貫徹させることを指す。改善の見込みのない苦痛よりも主体的に責任をもって死を選択することに加担すること。これまでは「自殺幇助」という文言が使われていたが、日本の現行法では、「自殺幇助」は殺人罪（刑法第二〇二条）に問われる。本書では、この文言の負のイメージを払拭する意味を込めて「自死幇助」との文言を選択した。

展　望

（1）A. Wildavsky, "Doing better and Feeling Worse: The Political Pathology of Health Policy", *Dædalus*, 106 (1977), pp. 105-123.

（2）A・ミエルク（A. Mielck）他「健康にとって不十分な教養が招いた結末」ベルテルスマン財団、ギュータースロー、二〇一二年。

（3）ユルゲン・デュンシュ（Jürgen Dunsch）「一二倍で十分でしょう」フランクフルター・アルゲマイネ紙、二〇一三年二月二三日、一三頁より引用。

（4）Claus Koch, *Ende der Natürlichkeit*, München, 1994, S. 14-17.

（5）Gian Domenico Borasio, *Über das Sterben*, München, 2012, S. 14-17（ジャン・ドメーニコ・ボラージオ『死ぬとはどのようなことなのか――終末期の命と看取りのために』佐藤正樹訳、みすず書房、二〇一五年）。

（6）ヨルダン・メヒアス（Jordan Mejias）「すべての人のための不老長寿」フランクフルター・アルゲマイネ紙、二〇一一年八月八日、三一頁。

訳者あとがき

二〇一六年一〇月に、わたしたちはミヒャエル・デ・リッダー著『わたしたちはどんな死に方をしたいのか?——高度先進医療時代における新たな死の文化の提言』（Michael de Ridder, *Wie wollen wir sterben?: Ein ärztliches Plädoyer für eine neue Sterbekultur in Zeiten der Hochleistungsmedizin*, DVA, 2000）の翻訳書を教文館から出版させていただきました。その際、ドイツと日本の違いを知って欲しいと考えて日独終末期医療訴訟の比較を行った長い解説を加えました。ところが、意外なことにドイツに住んでいるＤＶＡ出版社の出版代理人から、翻訳書に加えて訳者の章を追加するとは何事かとクレームが付きました。大変戸惑いましたが、その時日本に住んでいるドイツ人代理人のお骨折りで最終的には原著者のデ・リッダー医師の了承を得てそのまま出版することができましたが、同時に、翻訳業界には複雑な仕組みがあることに驚きを覚えました。『わたしたちはどんな死に方をしたいのか?』は、ドイツでは有力な週刊誌シュピーゲルの絶賛を得てベストセラーとなった書物です。この本は、現在ではパンテオン社（Pantheon）からポケット版となって安価で手に入れることができます。その好評を背景に、デ・リッダー医師は二〇一五年になって『わたしたちはどんな医療が欲しいのか?』（*Welche Medizin wollen wir?: Warum wir den Menschen wieder in den Mittlepunkt ärztlichen Handelns stellen müssen?* DVA, 2015）を世に問うています。その中で現代医療の問題点を鋭く分析し、現代医療に対して厳しい問題提起を行っています。わたしたちは、原著者の真摯な態度に深く共感を覚えただけでなく、その文章力に感銘を覚えてこれを翻訳する決心をしました。

ドイツ語の Medizin という言葉は、医学とも医療とも訳すことができますが、わたしたちは、医学と医療の間に非常に大きな違いがあることに気づきました。誤解を恐れずに言えば、医学は科学であり医療は人間学です。現代医療者の陥りやすい罠は、科学の範疇でしか物を考えられなくなっていることではないでしょうか。科学が医学の中心を占めるようになってから既に約一〇〇年が経過しました。この間「命には神秘が織り込まれている」（医師レイチェル・レメン）という考えは、いずれは科学によって解明されると信じられてきましたが、一〇〇年の歳月を経た現在でも生命の神秘が解明されるどころかむしろ一層深まっています。

原著者は本書の中で、特に生命の神秘が渦巻いている「終末期医療」についても多くのページを割いています。日本でもこの分野の著書は数えきれないくらい出版されていますが、その中に、二ノ坂保喜・後藤勝彌著『逝くひとに学ぶ——在宅医が看取りを通して語る』（木星社、二〇一七年）があります。その中で後藤医師は「現代社会では政治や経済などと同様に、医療も人々の手の届かないところにある巨大なシステムによって管理、運営されています。科学が医学の中心を占めてから久しく、今や医療従事者の多くは科学の範疇でしか命を考えられなくなっています。そのようななかで、個人が大病院中心の今の医療体制に疑問を持ち、そこで行われている医学・医療の核になるものが欠落していることに気づいたとしても、結局のところ一人では何もできないという無力感や焦燥感にとらわれがちです。

しかし、人は人と繋がりたいという自然な欲求を持っているものです。人の繋がりの中で発信された情報はネットワークを通じて広がり、コミュニティの構成員の成長を促すように思います。そして、やがては社会の風潮や仕組みを変えていく力を持っていき、いつか、終末期の命は病院からコミュニティの中へ、そして命の担い手の主力は「市民」へと移っていくのではないかと思います」（一八〇頁）と述べています。

わが国の社会では死についての教育が行われることはほとんどなかったし、多くの国民は無宗教を自認して死についての話題は避ける傾向があります。医療費削減計画によって長期入院は困難になり、終末期患者はどんどん家に戻されています。人が死ぬのを見たこともない子供たちが、急に親を看取ることになっても、どうしたら良いのかわからないので、ただうろたえるばかりでしょう。日本人の約半数以上は自宅で死にたいと思っています。余命数か月の患者さんの七〇％以上は自宅での最期を望んでいます。家族もその六〇％は家庭でのケアを支持しており七〇％は自宅での死を望んでいます。しかし、実際に自宅で最期を迎えることができる人は全体の一〇％強しかいないのが現状です。看取りの方針を決定するのは誰でしょうか。多くの先進国では七〇％以上の人が「本人主導が理想」と考えていますが、日本ではわずかに一〇％強です。現実は理想と大きくかけはなれています。

哲学者アルフォンス・デーケン教授（上智大学名誉教授）は、大学生に向けて死生学の講義を行い、更に世界のホスピスを訪ねる旅を企画実行して大きな反響を呼び、医学が人間学であることを一般に周知した方です。日本人より上手な日本語で書かれた多くの著書があります。人間の尊厳を説くデーケン先生の薫陶を受けたお弟子さんの高橋誠氏は、慶応高校で「死生学」を教えてマスコミにも取上げられ、退職後も現役時代の生徒との交流を深めて「ジャミ会一〇周年記念誌」を発行しています。この高橋誠氏を紹介して下さったのは、高等学校の同級生の松井亮輔（法政大学名誉教授）夫人の松井弘子さんでした。高橋氏は、わたしとアーデ教授を連れてイエズス会の老人ホームに入所しておられたデーケン先生を訪れてくれました。デーケン先生は、わたしたちの翻訳書『わたしたちはどんな死に方をしたいのか？』と、今回の翻訳原稿「わたしたちはどんな医療が欲しいのか？」について大いに興味を示してくださり、ご自身の写真や文章などを頂戴しました。また、デーケン先生は、ご自分が世界の知識人二〇〇〇人の一人に選ばれたと喜んでおられました。その時、ドイツの、"geteilte Freude ist doppelte Freude"（喜びは分かち合えば二倍になる）とか"geteilte Leid ist halbes Leid"（悲しみは分かち合えば半分になる）という言葉がわたしの脳裏をかすめました。デーケン先生には二回にわたってお会いすることができました。その後デーケン先生は再び大病に罹られたので、現在では高橋氏を含めてほぼ全員が面会謝絶とのことです。ここにメモとしていただいた感想文と共に、後にアーデ先生宛てに下さったドイツ語の手紙（次頁図版）とその日本語訳を紹介させていただきたいと思います。この手紙は、今では貴重な手紙になっています。

謹啓

Welche Medizin wollen wir? という本をいただいて心から感謝いたします。

この本はとても面白いと思います。貴方にも「新年おめでとう。」とお伝えします。小生は、今年は多分二冊の本を出すでしょう。新しい翻訳が成功するように願っております。貴方の方で時間があれば、またお会いできれば大変嬉しく存じます。その場合、時間が許せば、念のために小生の時間が空いているかどうか一本電話をくださるよう提案いたします。こころより

謹白

アルフォンス・デーケン

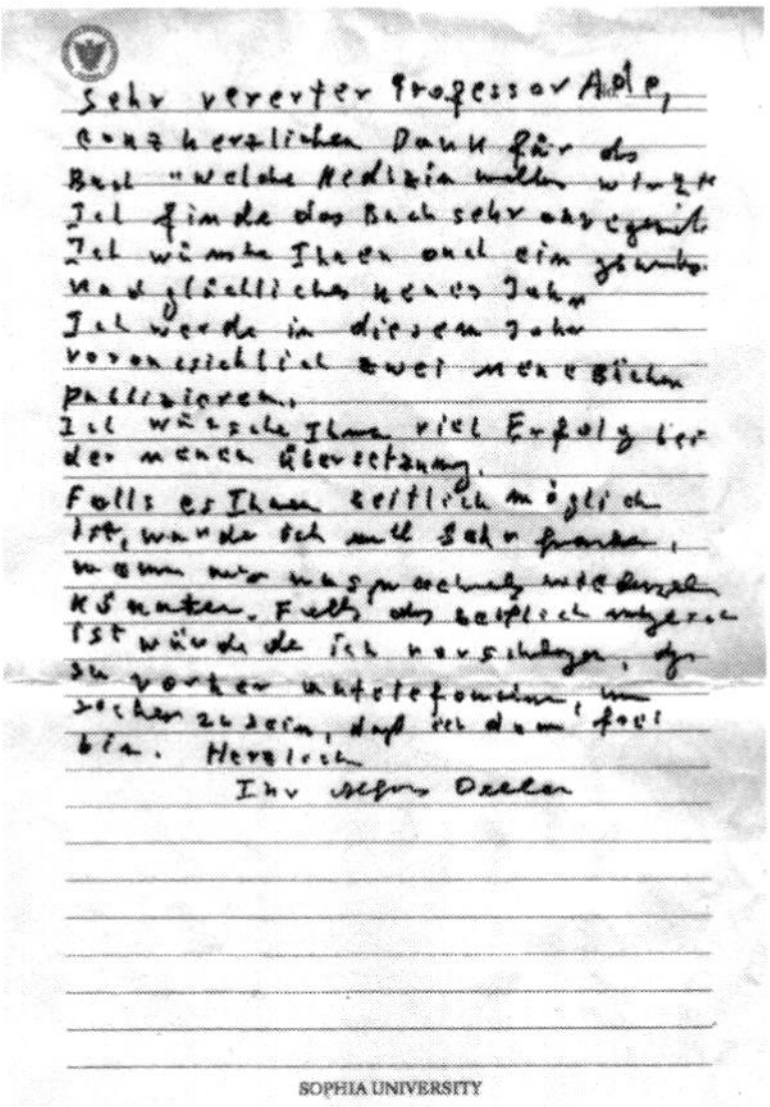

Sehr vererter Professor Ade,
ganz herzlichen Dank für das
Buch „Welche Medizin wollen wir?"
Ich finde das Buch sehr anregend.
Ich wünsche Ihnen auch ein gesundes
und glückliches neues Jahr.
Ich werde in diesem Jahr
voraussichtlich zwei neue Bücher
publizieren.
Ich wünsche Ihnen viel Erfolg bei
der neuen Übersetzung.
Falls es Ihnen zeitlich möglich
ist, würde ich mich sehr freuen,
wenn wir uns persönlich wiedersehen
könnten. Falls das zeitlich möglich
ist würde ich vorschlagen, dass
Sie vorher anrufen, um
sicher zu sein, daß ich dann frei
bin. Herzlich
Ihr Alfons Deeken

SOPHIA UNIVERSITY

ところで、ドイツはヒトラーによる安楽死作戦（T４作戦）が実行された過去を引きずっています。ユダヤ人のみならず多くの精神身体障害者が犠牲になりました。反ヒトラー派の牧師や軍人も犠牲になりました。ですから〈安楽死〉という言葉を使うことはほとんど禁忌です。原著者はドイツ人なので〈安楽死幇助〉という言葉は使われておらず、〈自死幇助〉という言葉が使われています。日本には〈日本安楽死協会〉から〈日本尊厳死協会〉へと名前を変えた過去を持つ協会がありますが、日本語の「安楽死」と「尊厳死」は、識者らの間では明確な区別があっても、一般大衆の間では識者らの区別は浸透しているとは思えません。依然として多くの人びとの間では混同されています。オレゴン州の「尊厳死法」（Death With Dignity Act）は、英語では明らか

に〈尊厳死法〉ですが、この法律ができたときに日本のマスコミは、オレゴン州の〈安楽死法〉と報道しました。日本の一般人にとっては、このことをそのまま理解することに抵抗感が強く、〈尊厳死法に反対する市民の会〉やNPO法人〈日本障害者協議会〉は〈尊厳死法〉の成立にはあくまで反対の立場を取っています。

二〇二〇年七月二五日、ほとんどの新聞が驚くべき事件報道をしました。神経難病「筋萎縮性側索硬化症」（ALS）の女性（五一歳）が、自宅を訪れた医師によって（計画的に）殺害されたのです。医師は「嘱託殺人」の容疑で京都府警に逮捕されました。女性はSNSを介して「安楽死」を受け入れてくれる医師を探し、密かに連絡をとっていました。女性と医師は初対面でした。付き添いのヘルパーを別室に遠ざけた後で、医師は女性に致死量の薬剤を与えました。医師が患者宅に滞在したのは一〇分程度であったと書かれています。スマホ時代ならではの信じられないような事件です。

この事件は東海大学安楽死事件（一九九一年）や川崎協同病院事件（一九九八年）を受けて横浜高裁が示した安楽死の基準の一つ、「死が近い」を満たしておりません。この事件に対して明治時代に制定されたまま現在に及んでいる刑法二〇二条（嘱託殺人）が適用されれば、医師は告訴されて殺人罪の判決が下る可能性が高いと思われます。この事件は今後、大きな波紋を広げることになるでしょう。

現在、日本で起こる延命治療中止例に対して、検察は「理解できる」として起訴しなくなっていますが、刑法二〇二条を厳密に適用すれば、関わった医師はすべて殺人罪に問われます。この明治刑法は既に「ざる法」になっています。この法律を補うためにはリビング・ウイル法（患者医療指示法）が不可欠ですが、日本の国会はこの問題を議論の対象にさえしていません。

この事件の背景にある重大な歴史的事実を紹介しておきたいと思います。ケープタウンで世界最初の心臓移植がバーナード博士によって行われたのが一九六七年でした。延命医療の終着駅は「臓器移植」です。その一方で、近代ホスピスの先駆けとされるセント・クリストファー・ホスピスがシシリー・ソンダース医師らによってロンドンに開設されたのも一九六七年でした。緩和医療の終着駅は「安楽死」です。臓器移植は既に日本でも法制化されており、正当な医療行為とされています。しかしながら、「自死幇助」は今なお殺人罪（明治刑法二〇二条）の対象です。臓器移植では患者の同意が必要ですが、自死幇助については患者の意思はほとんど顧みられておりません。日本には、緩和医療の法的根拠となるリビング・ウイル法さえ法制化されておらず、自死幇助や安楽死問題は霞がかかったまま、今なお宙に浮いています。健康保険証や運転免許証には、臓器提供の意思を問う欄がありますが、リビング・ウイルを問う欄はありません。法的なバランスを欠いたままです。患者の意思が明確で揺るぎがなく、家族や周囲の人びとに加えて担当医も自死幇助に理解を示しているならば、自死幇助は容認できる時代になっていると私は考えています。超高齢時代に突入している日本は、しっかりとしたリビング・ウイル法を制定すべきです。国会は患者、政治家、法律学者、医療者、その他の関係者の意見をまとめて、この法律の制定に向けて真剣に議論すべきです。この国にリビング・ウイル法が制定されていないのは世界の多くの国々から見れば、異常以外の何者でもないでしょう。私は法律学者らも患者の意思を第一に考えて、この問題に対処していただきたいと願う者の一人です。

約半世紀前、わたしは中川米造先生の「医療倫理」に関する書籍を読んでいました。その頃から人工臓器や臓器移植などの科学的医療が飛躍的に進歩するのを目の当たりにするに及んで、医療倫理に関心がある人々の声は次第にかき消されていきました。眼を見張るような医学の進歩は、当時の若い医学徒にとってまるで革命の春にも似た心弾む高揚感を与えていました。しかしながら、その後約半世紀を経た現在、その高揚感は次第に変貌を遂げ、高齢社会の到来とともに革命の秋も到来しました。現代社会では、救命延命医療の進歩だけが医療の使命ではないとの想いが強くなっています。「革命の秋は、革命の春とは似ても似つかぬものである」という言葉は二〇世紀初頭に活躍したロシアの宗教哲学者、ニコライ・アレクサンドロヴィッチ・ヴェルジャーエフが残した言葉ですが、これが一層の真実味を持って響いてきます。この言葉は過去の言葉ではなく、将来にわたって人類が繰り返す歴史の姿を的確に言い表している言葉だと思います。この象徴的な言葉の意味するところをわたしたち自身に重ねてみれば、二〇代の若者が夢を叶えて実現した科学的医療の光の部分が、七〇歳を超えて振り返って見た時に、その陰の部分がより強く見えてきたということでしょうか。

わたしたちは「時代の子」です。医療の世界も同様です。時代の波に飲み込まれている頭脳は、現代の医療の姿を俯瞰的客観的に捉えようとしても、思考範囲が制約されている限りその先に踏み込むことはなかなかできません。この点、本書の著者は、長年にわたって医療倫理と取り組んできた医師であり、加えて、現在では自身治る見込みのない神経因性の痛みを抱えながら生きている医師として医療の現状を見据えています。医療は常に発展途上にあって多くの矛盾を秘めています。この視点が本書を生み出す原動力の一つとなっていると思われます。著者は現代医療の問題点を見事に浮き彫りにしており、訳者はこのことにある種の感動を覚えながら翻訳に取り組んできました。しかしながら、最終章である「展望」の中には難しい哲学用語や法律用語が処々に用いられており、それらを的確に

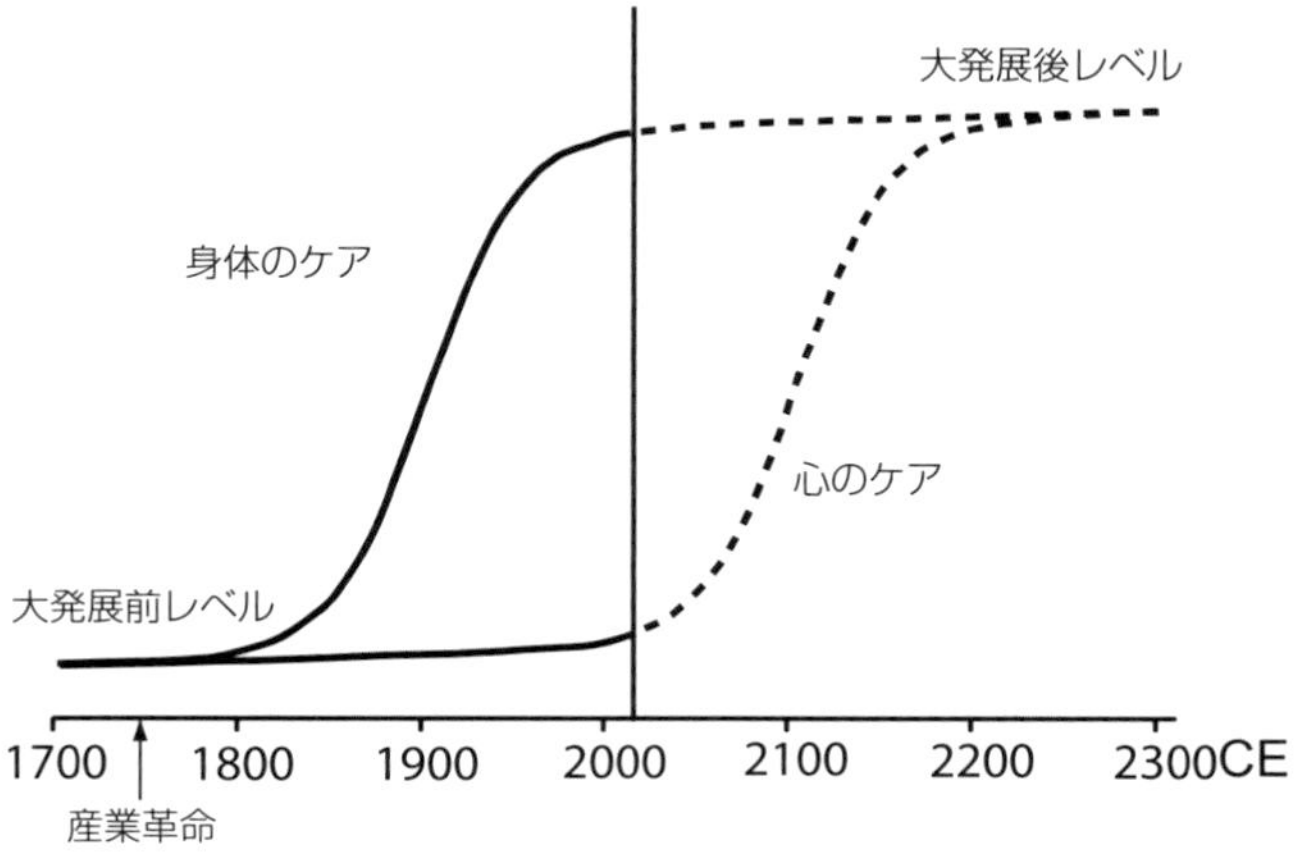

出典：戸川達男、人類史の中の医療の現状と今後の課題、鈴木良次（主査）、中谷医工計測技術振興財団委託事業、医工計測技術動向調査「良く生きるための医工計測学」2019.1.16.121-160. https://www.nakatani-foundation.jp/wp-content/themes/nakatani-foundation/module/pdf/report/nf_2019.pdf『生体医工学』57(4-5):131-136, 2019, 300 号記念特集

邦訳することにはいささか困難を覚えました。諸賢者のご指摘をいただければ幸いです。

　わたしたちの心の恩師、須磨幸蔵先生（心臓外科医）が一九六三年に本邦最初のペースメーカーの臨床応用をされた際に、そのペースメーカーを設計された畏友で工学博士の戸川達男先生は、同時に、遠未来の人類まで視野に入れて思考を重ねて、生命倫理に関する多彩な著作や文献を残しておられ、その中で象徴的な図（上）を示しておられます。

　この機会に強調しておきたいことは、ペースメーカーの父とも呼ばれている田原淳《たわらすなお》の業績です。田原はドイツのマールブルク大学留学中にルドヴィヒ・アショフ病理学教授の指導を得て、哺乳動物の心臓が一生の間自律的に規則的に動くメカニズムを発見しました。人類が誇る大発見です。田原は、一九〇六年にその発見をドイツ語で二〇〇頁の単著として著しました。田原は、キース・フラックによって翌年の一九〇七年に発見された洞房結節を除くすべての心臓刺激伝導系の第一発見者なのです。田原は、師アショフに宛てた第一の手紙の中で、当時でも既に時代遅れと言われていた光学顕微鏡の所見と格闘して過ごした三年間の研究生活で、楽しい日は一日もなかったと述懐しつつ師の援助を願い出ています。幸いなことに、その後の師弟愛の発展は、田原がアショフに宛てた心臓刺激伝導系発見後の六通の手紙に残されています。一九九九年以来、特に不整脈を専門とする両国の医師の間で田原・アショフ・シンポジウムが開催されています。田原の偉大な業績は、紙幣の肖像となっても何ら不思議ではないほど偉大です。田原の業績はドイツでは正当に評価されていますが、肝心の日本では、田原結節（房室結節）の発見者として矮小化されているのは、原著がドイツ語で書かれたからでしょうか。須磨幸蔵先生の熱意が実って、一九九〇年に日本語訳『哺乳動物心臓の刺激伝導系――房室束とPurkinje 繊維の解剖学的・組織学的研究』（須磨幸蔵・島田宗洋・島田達生訳、丸善）が出版され、さらに二〇〇〇年には英訳版 S. Tawara, *The Conduction System of the Mammalian Heart. An Anatomico-histological Study of the Atrio-ventricular Bundle and the Purkinje Fibers* (forwarded by L. Aschoff; translated by Kozo Suma, Munehiro Shimada; preface by R. H. Anderson) がロンドン大学出版会から世に出され、現在ではアメリカで出版されています。田原の発見後一世紀以上を経て、現在の不整脈治療は眼を見張る進歩を遂げています。さて、本題に戻りましょう。

現代医療は眼を見張るような進歩を遂げていますが、この進歩の陰の部分として出てきた問題は、人間の心の科学的理解が足りないことに起因しています。現状では、健康でない期間の医療の質の向上も、終末期のケアも、心の科学の支援がないまま現実の問題にとりくまなければならないところに本質的な困難があります。更に、心の科学の基礎には、おそらく今日の医療の発展の基礎となった身体の科学に匹敵する学問体系が必要であって、その振興は一朝一夕に達成できるとは考えにくく、長期的なビジョンをもって取り組まなければなりません。言い換えれば、救命延命医療と緩和医療が手を携えて現場の医療を支えなければ本来の医療の名に値しないと考えられます。

わたしたちは、謎だらけの資本主義社会に住んでおり、命に貴賤がない筈の医療までが営利目的で行われている不気味な現状に慣らされています。新自由主義が容認している競争社会は、富者を更に富ませる仕組みになっており、必然的に格差社会が生まれます。新自由主義が医療の世界に土足で踏み込んできた結果、医療の中心的な存在であるはずの患者さんは、次第に医療の辺縁に追いやられています。「衣食足りて礼節を知る」という古代の思想家管子（紀元前七二〇—六四五）の言葉がありますが、経済が大発展した現代においては、名誉欲と金銭欲によって必要をはるかに超えた富を得た者は、礼節を知る心を失いました。この考え方が行き着くところは弱肉強食の破滅の世界でしょう。富める者は手厚い医療を受け、貧しい者は満足な医療はおろか医療の恩恵を受けることさえできなくなるでしょう。この現象は経済大国を誇る国々で顕著に見られます。

新自由主義経済は、「悲しみを分かち合う」とか「優しさを与え合う」という視野を持っていません。将来の社会は、分かち合うことを目指す社会へと転換していくべきではないでしょうか。世界一幸福度が高いといわれているスウェーデンでは、宇沢弘文氏や神野直彦氏らの理論経済学者が提唱しているように、「分かち合う」「面倒を見る」を意味するスウェーデン語のオムソーリ（omsorg）の考え方が社会に浸透していると聞いています。高い付加価値税も、政府が国民の期待に応える運用をしている限り大きな問題にはならないでしょう。日本の文化も社会通念もスウェーデンとは正反対かもしれませんが、このような社会は日本にとっても学ぶべき多くの事柄を秘めていると思います。医療の主役は患者さんです。患者さんの命を助けようとできることをすべてやった結果、自分が生きているのか死んでいるのかさえもわからないような植物人間になってしまう医療は、もはや医療の名に値しません。このような医療は人間性を侮辱しています。

これからの医療は、社会資本を十分に活用しつつ人間の尊厳を回復させるための医療へと再構築をする必要があります。富を人間が幸福になるために相応しい形で再分配することを可能にする信頼できる政府によって医療改革が進められるべきでしょう。日本は国民皆保険制度を持っています。この宝物を失うような事態に陥ってはなりません。この世界に範たる制度を投げ出してはなりません。

多くの病院で「わたしたちの病院は、患者様に満足していただけるような医療を心がけています」という文章を病院の使命として掲げていますが、実際の病院運営を見る限り、この決まり文句の背後にあるものは病院の生き残りに一喜一憂する経営者の姿であって、患者さんの幸せを考える医療は二の次に追いやられていると思えてなりません。患者さんと腹を割って話し合い、本当の医療の姿を伝え、患者さんが「それで良いですよ！」と判断した場合にのみ、「本来の医療の姿」が見えてくるのではないでしょうか。原著者は、まやかしの標語ではない真の意味で患者の立場に立った医療を取り戻そうと論陣を張っているのです。

現代医療の一側面に、資本主義が生んだ〈医療化〉があります。医療化（Medikalisierung）という言葉は、社会生活のなかで起こっているさまざまな現象を医療の対象として利益を生み出すことを意味しています。人間の欲望を医療の対象にしているのです。患者様という言葉には、商業主義の匂いが込められています。口先だけの空虚な世界の言葉です。テレビで、「ここでちょっとコマーシャル」と言って有名タレントを登場させて美辞麗句を並べたて、あらゆる分野の商品を宣伝している姿にはあまり誠実さは感じられません。これらはすべからく営利目的の行為であって倫理感覚が欠如していると思います。日本人は、元来このような身勝手なことを嫌う倫理感覚を持っていたはずですが、新渡戸稲造が描いた武士道の精神はいつの間にか背後に退きました。社会の舵取りは「商工農士」の序列でなされているように思います。

学生時代に東大ＹＭＣＡ寮で一緒に数年間起居を共にした理学部出身の畏友、中川徹氏は、創造的問題解決の方法論（TRIZ/CrePS）について国際的な研究と普及活動を続けている学者です。中川氏によれば、「人類文化は、『自由』と『愛』を主要指導原理としています。自由は自分（たち）の幸福を追求し、愛は（自分が考えている範囲の）みんなの幸福を追求しようとします。しかし、その両者内にも両者間にも未解決の根源的な矛盾があります。自由と愛を動機づけて調整できるものは『倫理』です。倫理は、すべての人に幸福追求の権利があることをベースにした指導原理です。自由を伸ばし、愛を広め、倫理を深めることの三者を並立させることが（各人にとっても社会にとっても）必要な『善』なのです。自由だけ／愛だけ／倫理だけの主張・固執は『善』ではありません」と述べています（http://www.osaka-gu.ac.jp/php/nakagawa/TRIZ/）。このような考え方は、とりわけ医療の世界では最重要課題として認識されなければならないと思います。

本書の内容は、主として医療者が対象であると考えられますが、原著者は「多くのドイツ人は何でも知りたがる」ことを考えて、一般書として出版しています。ドイツ人と違って、日本人は、医療の内容は医療者にお任せするのが良いという情緒的な雰囲気が未だに強く残っています。しかしながら、本書を読んでいただければわかるように、現代医療の中身は、今や一般の人々にも是非知って欲しい時代になっていると考えられます。日本でも超高齢時代となって、人々の医療に対する考え方に変化が見られるようになっている点を考慮すれば、本書を専門書としてではなく一般書として世に問うことの意義は大きいと考えられます。諸般の事情からこの翻訳書の出版までには原著が出版されてから約五年が経過しています。この機会にお世話になった方々のために原著を数冊購入しておきたいと考えて洋書専門店に注文をしたところ、原著は既に売り切れて絶版になっていました。現在では、キンドル社から電子版になって出ているそうです。時代の変化の速さに驚きを禁じ得ませんが、その一方で、いずれは再び紙媒体の書籍が復活することを願っております。

『わたしたちはどんな医療が欲しいのか?』という日本語タイトルは、日本人の感覚では、『わたしたちはどんな医療を望んでいるのか?』とする方が相応しいのかもしれません。しかしながら、原語では、wollen（欲する）という言葉が使われており wünschen（望む）ではありません。わたしは、タイトルには著者の意思が強く働いていると考えています。明瞭な意思表示と控えめな意思表示の違いです。著者は非常に慎重な表現を用いながら現代医療の問題点を鋭く指摘していることに鑑みて、最終的には『わたしたちはどんな医療が欲しいのか?』というタイトルを選んだことをお断りしておきます。

最後に一言。二〇二〇年三月以降、COVID−19がまたたく間に世界を巻き込んで未曽有のパンデミックとなり、八月五日には、世界全体で一八三五万四三四二人が新型コロナに感染しており、六九万六一四七人が死亡するという大変な事態になりました。新型コロナによる世界的惨事は国家間の戦争ではありません。今後の世界はこのウイルスと共存を目指す他に最善の選択肢はないでしょう。人類は自然を破壊し続けており、その対価として今後も引き続き自然の脅威と向き合わねばならないでしょう。このような状況では、国家間抗争などは害こそあれ一利もないでしょう。将来的には、国際連合を中心に国家を超えた人類統合システムを構築して世界的視野で自然の脅威との共存を考え直さなければならなくなるでしょう。その一方で世界はグローバリズム、ITテクノロジーの席巻によって目まぐるしく変化しており、これが人類の将来にどのような危機を引き起こすのか予断を許しません。わたしは、偶然、五月一三日の午前三時五〇分から一〇分間放送されたNHK総合テレビの「視点論点」で社会学者、大澤真幸氏の主張を耳にしました。「第二次世界大戦後に世界と日本の頭脳が日本に生み落とした日本国憲法第九条（戦争の放棄）は、今後の世界にとって極めて重要な宝である」と語った大澤氏の言葉がわたしの脳裏を離れません。人類の過去には全くなかった民主主義を中核とする新しい国際秩序を構築すべきだと大澤氏は提言されました。世界的惨事に世界が一つとなって対処するには、このような国際秩序が必要です。今回のような世界的惨事を防ぐには不可欠な秩序ではないでしょうか？　これからの世界市民は、これを夢想、空想と切り捨てるような政治指導者を選挙で選ばないようにして欲しいと願っています。

謝辞

高久史麿先生は、この翻訳書への序文を快く引き受けてくださいました。ごく最近まで医学会の頂点に立っておられた先生と訳者らとの間には、個人的な接点はごくわずかしかありません。大学の医局に入局した経験もない世代を過ごした者のお願いは、ある意味で、無謀に近かったにもかかわらず、先生は、原著者が指摘している現代医療が見失っている視点と提言に大いに賛同してくださいました。また、先生はドイツと日本の医療の現状には共通点も多々あることに注目しつつ、原著者の考えを多くの日本人、とりわけ医療者に伝えたいと考えて序文を認めてくださいました。無名の素人翻訳者にとって先生からいただいた援助に心強さを感じつつこころより感謝申し上げます。

また本書の最終章「展望」には、特に多くの哲学用語が用いられており、その翻訳に大変苦心しました。学生時代を過ごした東大ＹＭＣＡ寮の大先輩である東北大学名誉教授、宮田光雄先生（ヨーロッパ思想史、特にドイツ思想史）は、訳者の願いに応えて、でき上がった最終章の訳文に眼を通してくださり、肯定的な感想を寄せてくださいました。

更に、本書の翻訳に当たって終始激励をいただき、翻訳原稿の細部まで眼を通してくださりワープロミスまで指摘してくださった心の恩師、須磨幸蔵先生（東京女子医科大学名誉教授、心臓外科学）と、やはり原稿のすべてに眼を通してくださり、より適した用語や文章を指摘してくださった戸川達男先生（東京医科歯科大学名誉教授、前・早稲田大学人間学部教授、医療工学専攻、工学博士）には大変お世話になりました。戸川先生は、原著に登場している麻薬患者さんが、原著者の人間的な治療で自力更生に至ったことに感銘を受け、原著者の承認を得てご自分のホームページに紹介してくださいました。また、本書の邦訳の全体に眼を通して感想や質問をいただいた救世軍清瀬病院内科の間榮《はざまさかえ》先生、精神科の飯塚幸子先生、同、川岸真知子先生、その一部を読んで貴重な助言をいただいた救世軍清瀬病院院長の稲葉裕《ゆたか》先生、内科の村井善郎先生に感謝します。なお、獨協医科大学語学・人文教育部門の寺田雄介先生にも深甚の謝意を表します。

学生時代に寮で一緒に過ごした経緯があり『南原繁の生涯』(教文館、二〇一二年)の著者である山口周三氏には、わたしどもの前回の翻訳書『わたしたちはどんな死に方をしたいのか?』(教文館、二〇一六年)を出版するに当たっては、実際にはほとんど出版を諦めていた矢先に教文館を紹介してくださり、今回も良き相談相手として多大のご支援をいただきました。教文館会長の宮原守男氏、教文館社長の渡部満氏、同出版部課長の髙木誠一氏は、今回も本書の意義を認めてくださいました。そして、原稿の細部にまで詳細に眼を通して適切なコメントをくださった出版部の倉澤智子さんに心からの謝意を表します。

この他にも前回と同様、多くの皆様のお世話になりました。ここに心からお礼を申し上げます。

二〇二〇年八月吉日　千葉県旭市聖母療育園ゲストルームにて

島田宗洋

ヴォルフガング・R・アーデ

《著者紹介》

ミヒャエル・デ・リッダー（Michael de Ridder）

救急医療専門医。2011年までベルリン市のヴィヴァンテスリニック・アム・アーバン病院で救命救急部門主任医師として勤務。ヴィバンテス・ホスピスを共同設立し、マネージングディレクターとして働くほか、緩和医療財団理事長を兼務。近年ではツァイト紙（*DIE ZEIT*）やフランクフルター・アルゲマイネ・ツァイトゥング紙（*Frankfurter Allgemeine Zeitung*）、キケロ誌（*Cicero*）など、メディアにむけて医学の進歩や健康政策上の諸問題について発信している。著書『わたしたちはどんな死に方をしたいのか？』（*Wie wollen wir sterben?* DVA, 2010）はドイツでベストセラーとなり、多くの議論を呼んだ。

《訳者紹介》

島田宗洋（しまだ・むねひろ）

1939年、兵庫県生まれ。東京大学医学部医学科で学ぶ（医学博士）。国立小児病院心臓血管外科医長、国立療養所多磨全生園循環器科医長、救世軍清瀬病院長などを歴任。現在は、救世軍清瀬病院名誉院長、獨協医科大学特任教授、公益財団法人日本国際医学協会評議員。

著　書　『世界の心臓病学を拓いた ── 田原淳の生涯』（共編、ミクロスコピア出版会、2003年）。

訳　書　ミヒャエル・デ・リッダー『わたしたちはどんな死に方をしたいのか？ ── 高度先進医療時代における新たな死の文化の提言』（共訳、教文館、2016年）。

ヴォルフガング・R. アーデ（Wolfgang Roland Ade）

1947年生まれ。ホッヘンハイム大学医学部、ルプレヒト－カール大学医学部、ドイツ国立がんセンター細胞腫瘍生物学研究所、エバーハルト・カール大学医学部などで学ぶ（医学博士）。サノフィ・アベンティス（株）を定年退職後、現在は、獨協医科大学特任教授、公益財団法人日本国際医学協会評議員。

訳　書　ミヒャエル・デ・リッダー『わたしたちはどんな死に方をしたいのか？ ── 高度先進医療時代における新たな死の文化の提言』（共訳、教文館、2016年）。

わたしたちはどんな医療が欲しいのか？
人間中心医療を取り戻すための提言とその理由

2020年9月30日　初版発行

訳　者　島田宗洋／ヴォルフガング・R. アーデ
発行者　渡部　満
発行所　株式会社　教文館
〒104-0061 東京都中央区銀座4-5-1 電話03(3561)5549　FAX 03(5250)5107
URL　http://www.kyobunkwan.co.jp/publishing/

印刷所　モリモト印刷株式会社

配給元　日キ販　〒162-0814　東京都新宿区新小川町9-1
電話03(3260)5670　FAX 03(3260)5637

ISBN978-4-7642-6743-5　Printed in Japan